Der Feind in meinem Mund

Unbekannte und unerkannte Gefahren für die Gesundheit durch Zahn- und Kiefer-Störfelder

Ein Ratgeber für Betroffene aus Sicht der Ganzheitichen Zahnheilkunde

Dr. J. Lechner
Zahnarzt und Heilpraktiker

ISBN 13: 987-3-00-020048-9
ISBN 10: 3-00-020048-7

Printed in Germany

Jede medizinische Maßnahme ist zum Wohle des Patienten gedacht. Doch gleichzeitig bringt sie bestimmte Nachteile und Nebenwirkungen mit sich. Es ist eine völlig normale Entwicklung, dass die Erkenntnisse über negative Wirkungen im Lauf der Zeit zunehmen und „bewährte" Methoden wieder verschwinden, während neue entstehen. In eine solche kreative Weiterentwicklung von Medizin und Zahnmedizin möchte ich mich mit diesem Buch einbringen. Fatal und unverantwortlich wäre es, sich diesen Prozessen zu verschließen. Wissenschaft ist letztlich das, was Wissen schafft.

Wissenschaft ist das Gegenteil von Aberglauben, aber da wo sich Wissenschaft neuen Erkenntnissen verweigert, wird sie selbst zum Aberglauben.

„Ich will nicht warten bis die Männer in ihren weißen Kitteln mit ihren weißen Mäusen mir beweisen wollen, was ich jeden Tag als richtig und wahr sehen kann."

Dr. Richard Mackarness

Ich betrachte es daher als meine persönliche Pflicht, mit diesem Buch Interessierte und Betroffene über Lücken und Mängel der gegenwärtigen Praxis der Zahnheilkunde aufzuklären. Viele chronisch Kranke leiden an einem Krankheitsbild, das ihnen als solches im Augenblick noch gar nicht bekannt ist: Chronische Belastungen aus dem Zahn- und Kieferbereich. Jeder sollte Bescheid wissen darüber, was ihn belastet oder schädigt oder schädigen kann, damit er sich schützt und schützen kann.

Im Patientenschutz ist Vorbeugung ohne Information nicht möglich.

Was soll dieses Buch? Eine Frage und mehrere Antworten

Was manchen Kollegen als harsche Kritik am eigenen Berufsstand erscheinen mag, ist das genaue Gegenteil: Die Falldarstellungen dieses Buches sollen Patienten, Medizinern, Zahnärzten und gerne auch Politikern zeigen, welch dramatischer Stellenwert einer unter ganzheitlichen Gesichtspunkten betriebenen Zahnheilkunde zukommt. Wer Zahnmedizin auf mechanistisches Flickwerk reduzierter Kauwerkzeuge beschränken möchte, darf die Kritik ruhig annehmen. Allen anderen Lesern kann dieses Buch eine neue, bislang verkannte systemische Dimension der Zahnmedizin vermitteln. Die augenblickliche Diskussion in einer so genannten „Gesundheitspolitik" offenbart nichts anderes als die Ratlosigkeit aller Beteiligter das zu gestalten, was Gesundheit im Wesen ausmacht. Fast manisch starren alle Beteiligten nur auf die Kosten des Gesundheitssystems. Vom Patienten, der eigentlich im Mittelpunkt stehen sollte, spricht niemand. Die Frage nach den Inhalten des praktizierten Gesundheitssystems beinhaltet auch die Frage nach seiner Effizienz: Dieses Buch gibt eine leicht verständliche Antwort darauf,

- mit welchem Aufwand an Geld und fehlgeleiteter Leistung einerseits

- und mit welchem Leidensdruck und Einschränkungen von Arbeitskraft und Lebensqualität andererseits

die Fehlorientierung des Therapieansatzes aus meiner Sicht verbunden ist. Die Frage verdichtet sich, ob das was der normale Zahnarzt heute praktiziert

- nicht möglicherweise chronische Erkrankungen produziert, die

- einen unbekannt hohen Prozentsatz unserer Bevölkerung betreffen.

Die tägliche Begegnung mit kranken Menschen, mit beschädigten sozialen Biografien und gleichzeitig die täglich erlebte Linderung von Symptomen und sogar Heilung durch das, was ich in diesem Buch als „Ganzheitliche Zahnheilkunde" beschreiben möchte, bringt mich dazu, die herrschende Rezept- und Medikamentenmedizin verwandeln zu wollen. Ich möchte beitragen, das dominierende medizinische Modell in eine Praxis umzugestalten, in der Vorbeugung, Verhütung und Arbeiten an den Ursachen im Vordergrund stehen.
Denn Kritik ist angebracht, angesichts des allgemeinen Unwohlseins bei vielem, was Gesundheit und Gesellschaft betrifft. Nach einer Statistik – veröffentlicht in der renommierten medizinischen Zeitschrift JAMA (Journal American Medical Association July 26, 2000;284(4):483-5), welches die weltweit am weitesten verbreitete medizinische Zeitschrift ist, sind Ärzte die dritthäufigste Todesursache in den USA, nach Herzkrankheiten und Krebs – die jedes Jahr 250.000 Todesfälle verursachen. Die gleiche Zeitschrift veröffentlicht eine Untersuchung mit dem Titel „Beziehungen zwischen Autoren von Praxisrichtlinien und der Pharmaindustrie". Ergebnis: 87 Prozent der Autoren hatten eine Form der Verbindung mit der Pharmaindustrie. 58 Prozent hatten finanzielle Unterstützung erhalten, um die Forschung auszuführen und 38 Prozent hatten vorher und gleichzeitig als Angestellte oder Berater gedient für eine Pharmagesellschaft. Man schätzt, dass in den USA durch Nebenwirkungen der Medikamente Erkrankungen und Sterblichkeit pro Jahr verursacht werden, die über 136 Milliarden Dollar kosten. Diese Schätzungen sind höher als die Gesamtkosten der Therapie von Herz-Kreislauf- Erkrankungen oder der Diabeteskranken. Zu einem bemerkenswerten Schluss kommt eine Gruppe um Thomas Kaiser und Peter Sawicki vom Kölner Institut für evidenzbasierte

Medizin (Diem). „94 Prozent der Aussagen in Werbeprospekten der pharmazeutischen Industrie sind nicht durch valide wissenschaftliche Untersuchungen belegt", schreibt die Gruppe im aktuellen Arzneitelegramm (Bd. 35, S. 21,2004). Ist vor diesem Hintergrund nicht Platz für meine persönliche Vision, ein krankheitsorientiertes System durch ein gesundheitsorientiertes System abzulösen? Das Problem scheint zu sein, dass wir ein verfehltes, auf Krankheit basierendes Gesundheitssystem pflegen. In diesem System warten wir am Fuß einer Klippe darauf, dass die Leute herunterstürzen und sich verletzen. Wenn wir den Vorschlag machen, einen Zaun zu bauen am Rand der Klippe um ein Herunterstürzen von vornherein zu vermeiden, kommt die lautstarke Antwort vom Fuß der Klippe zurück:

- „Wir können uns das nicht leisten. Wir brauchen all unser Geld hier uuuuuunten!"

Ist es nicht Zeit für einen Wandel? Ist unser augenblickliches Gesundheitssystem in der Lage einen neuen Weg zu gehen? Die Frage ist: Wer gewinnt in einem solchen krankheitsorientierten System? Ein altes chinesisches Sprichwort beschreibt eine gesundheitsorientierte Medizin: „Ein schlechter Arzt behandelt die Krankheit, wenn sie auftritt. Der mittelmäßige Arzt verhindert, dass die Krankheit wieder ausbricht. Der gute Arzt sorgt dafür, dass die Krankheit überhaupt erst gar nicht auftritt."

Für den Patienten beim Zahnarzt gibt es für jede Füllung und für jede Krone, jede Brücke und für jeden Zahnersatz in vorderster Linie drei verständliche Bewertungskriterien:

- Erstens: Der Ersatz hält und fällt nicht gleich wieder heraus.

- Zweitens: Der Zahnersatz sieht gut aus und die Kosmetik der Zähne und des Lachens sind verbessert.

- Drittens: Der Zahnersatz erfüllt die mechanischen Belastungen als Kauwerkzeug. Beißen und Kauen der Nahrung laufen schmerzlos und mechanisch störungsfrei ab.

Selbstverständlich sind diese Forderungen berechtigt und das primäre Ziel einer zahnärztlichen Tätigkeit. Aber: Sollten wir nicht über diesen Horizont hinaus weitere Fragen stellen, im Interesse der Gesamtgesundheit? Dieses Buch gibt die Antworten mit Fällen, in denen kein einziger Patient mit seinem Zahnersatz nicht zufrieden war, aber sehr unzufrieden mit seinen Gesundheitszustand. Dieses Buch soll deshalb auch all den Patienten Mut machen, die vergeblich nach Hilfe suchen mit chronischen Leiden, die alle nicht direkt spürbar mit Zähnen zu tun haben. Der Mut sollte darin bestehen, die chronischen Belastungen im Zahn- und Kieferbereich als eine der krankheitsrelevantesten Belastungen anzusehen und diese zu beseitigen.
Die Hoffnung, dass alles und jede Krankheit und jedes Missempfinden seine Ursache im Zahn-Kieferbereich haben könnte, ist naturgemäß ebenso falsch, wie die modische Missachtung der „Zahnstörfelder und Zahnherde".

Dieses Buch zeigt auch ein Defizit: In unserem Gesundheitswesen dominiert eine ganz bestimmte Sicht der Medizin: Nach den triumphalen Jahren, in denen Antibiotika, Cortison, Chemotherapeutika, Organverpflanzungen und Herzschrittmacher alles möglich und machbar erscheinen ließen, in denen Computertomographen und Kernspin-Aufnahmen alles darstellbar erscheinen ließen, ist eine große Ernüchterung eingekehrt:

- Ärzte mussten erkennen, dass sie eher nur lindern statt heilen können.

- Untersuchungen zeigen, dass die Zahl der chronisch Kranken dramatisch steigt.

- Parallel dazu steigt auch die Zahl derer, die sich krank fühlen, bei denen aber die Ärzte keine Organstörungen erkennen können.

So wird denn dieses System immer weniger finanzierbar, weshalb die Politiker ebenso erfolglos nur an den Finanzen „herumdoktern". Wer könnte an erster Stelle die Frage nach einer inhaltlichen Neuorientierung der Medizin beantworten, wenn nicht die Patienten, die ich in diesem Buch zu Wort kommen lasse? Dieses Buch beantwortet wichtige Fragen für alle Zahnpatienten:

- Gibt es unerwünschte Wirkungen der Materialien, die der Zahnarzt in den Mund einbringt, um die Karieslöcher in den Zähnen zu stopfen?

- Gibt es Folgen der Materialien, die der Zahnarzt in den Mund einbringt, um künstliche Kronen und Brücken anzufertigen?

- Gibt es Folgen, wenn ein belebter Teil des Körpers – nämlich der Zahn mit seinen Nerven und seinen Blutgefässen – abgetötet wird?

- Gibt es Folgen der Materialien, die der Zahnarzt in den Mund einbringt, um bei Kindern Zahnregulierungen durchzuführen?

- Wo belastet der kunstvolle Zahnersatz – also die künstliche Nachahmung und Imitation der natürlichen Schönheit und Intaktheit des Kauwerkzeuges – die Gesundheit?

- Wo erfolgt der Umschlag vom „Ersatz der Natur" zu Störung und Zerstörung der natürlichen Gesundheit?

- Wo führt die Dauereinwirkung von zahnärztlichen Fremd- und Zahnersatzmaterialien zu weiterreichenden chronischen Veränderungen an anderen Stellen des Körpers?

Ist nun alles falsch, was Zahnärzte machen? Selbstverständlich nicht! Dieses Buch ist keine generelle Aburteilung, dessen was in der Zahnheilkunde tagtäglich passiert. Der Grundsatz dieses Buches ist ein völlig undogmatischer:

- Es gibt in der Medizin kein absolutes „richtig" oder „falsch": Alle Maßnahmen müssen unter individuellen Aspekten gesehen werden: „Was den einen belastet, macht dem anderen nichts".

- Ganzheitliche Zahnheilkunde klärt, welche Zahnmaterialien, tote Zähne, Kieferentzündungen speziell IHRE Leistungsfähigkeit, Immunlage und Stressresistenz verschiedenster Organe mindern.

- Ganzheitliche Zahnheilkunde kümmert sich auch um die Hintergrundbelastungen, wie Umwelttoxine, Nahrungsmittelallergien und Emotionen, soweit sie Beschwerden im Zahn-Kieferbereich auslösen oder fördern.

- Ganzheitliche Zahnheilkunde erstellt für den Einzelnen ein Diagnose- und Behandlungskonzept, das diese Grundsätze in individueller Abstimmung anwendet.

Demzufolge zeigt dieses Buch keine „andere" oder „bessere" Zahnmedizin. Aber es deckt verkannte Zusammenhänge auf und bietet neue

Lösungen für eingeschränkte Befindlichkeiten, chronische Krankheiten und leistungsmindernde Symptome. Diese Lösungen sind keine Werbung für bestimmte Verfahren oder bestimmte Personen. Sie sind Teil eines Behandlungsplans, der die erkrankten Einzelteile zu einem gesunden Ganzen integriert. Dankbar übernehme ich für dieses Buch die Berichte meiner Patienten, die die Wichtigkeit des medizinischen Ansatzes zeigen, für den ich seit dreissig Jahren kämpfe und arbeite:

- Die Einbindung der Gesamtgesundheit in zahnärztliche Maßnahmen und Behandlungen.

Die Patientenberichte zeigen, warum es sich lohnt zu überlegen, welche chronischen Belastungen aus dem Zahn- und Kieferbereich Gesundheit und Wohlbefinden unserer Patienten einschränken; warum es sich lohnt, diese Belastungen zu entfernen, auch wenn der Aufwand an Arbeit, Zeit und Kosten beträchtlich ist. Der Nutzen für Beschwerdefreiheit, für Allgemeinzustand und Vitalität kann beträchtlich sein.

Ich verzichte in diesem Buch auf detaillierte wissenschaftliche Ausführungen; wer sich fachlich gründlicher informieren möchte, den verweise ich auf meine zahlreichen Fachbuchpublikationen oder auf meine Themen-Websites im Anhang. Ebenso verzichte ich auf Röntgenbilder und medizinische Abbildungen, die den betroffenen Laien nur verwirren und nur wenig zur Motivation beitragen. Ebenso verzichte ich auf Untersuchungsergebnisse, Statistiken, Laborwerte und histologische Befunde, die selbstverständlich für jeden einzelnen Patientenfall vorliegen. Denn dieses Buch ist kein wissenschaftliches Werk und keine statistische Untersuchung.

Dieses Buch ist mein persönlicher Erfahrungsbericht aus dreißig Jahren Praxis als ganzheitlich denkender und handelnder Zahnarzt und Heilpraktiker. Wer weitere fachliche und medizinische Informationen haben möchte, den verweise ich auf das umfangreiche Literaturverzeichnis am Ende dieses Buches oder auf meine website www.dr-lechner.de/Publikationen. Dort sind meine sieben Fachbücher aufgelistet und auch zu beziehen.

Ein Ratgeber für Betroffene
aus Sicht der Ganzheitichen
Zahnheilkunde

Dr. J. Lechner
Zahnarzt und Heilpraktiker

Der Feind in meinem Mund

Unbekannte und unerkannte Gefahren für die
Gesundheit durch Zahn- und Kiefer-Störfelder

K1

K2

Neues Denken - ganzheitliches Denken

1. Neues Denken – Ganzheitliches Denken

Allen Theorien zum Trotz, entwickelt sich Wissenschaft im Allgemeinen und Medizin im Besonderen aus Beobachtung. Eines der vielen Schlüsselerlebnisse ganzheitliches Denken in mein tägliches Handeln zu integrieren, war die Gesundung des Notars I. D. im September 1996:

Er sucht mich auf wegen folgender dramatischer Krankengeschichte: In den 60er Jahren zunehmende Kreislaufschwäche, die sich zu Beginn der 90er Jahre in Form von Herzrhythmus-Störungen und Vorhofflimmern verschlechtern. Im März 1993 findet die erste einwöchige stationäre Krankenhausbehandlung statt mit Medikamenten, Untersuchungen und Herzkatheter. Trotz ständiger Medikamenteneinnahme kommt es im September 1995 zu starken Rhythmus-Störungen, Vorhofflimmern und Hirnschlag mit kurzzeitiger Lähmung des linken Beines. Er wird sofort auf die Intensivstation eingeliefert und das Herz wird mit Elektroschock behandelt. Im März 1996 wird er wieder in das Krankenhaus eingeliefert zu einer Intensivbehandlung mit Elektroschock. Weiterhin nimmt er Gerinnungshemmer. Trotzdem kommt es im August 1996 zu einer Neuauflage des Krankenhausaufenthaltes mit weiterer Behandlung auf der Intensivstation mit Elektroschocks und Isoptinspritze des Notarztes. In der Zeit von September 1995 bis Dezember 1996 verbieten die Kardiologen dem Patienten sich jemals weiter als 15 Minuten Wegstrecke von der nächsten Klinik zu bewegen: Für einen vielbeschäftigten Notar eine erhebliche Einschränkung beruflicher und natürlich auch privater Lebensqualität.

In seiner Not beginnt sich der Patient umzuorientieren: Die zunehmende Erfolglosigkeit der intensivmedizinischen Bemühungen, bringt den Notar in Verbindung mit der Ganzheitsmedizin. Im dem von mir im November 1996 durchgeführten Störfeldtest zeigt der untere linke Weisheitszahn deutliche ganzheitliche Wirkungen auf den Herz-Meridian und die vegetative Steuerung des Herzens. Im Dezember 1996 wird auf meine Einweisung hin der Weisheitszahn im linken Unterkiefer in einer Klinik in Stuttgart wegen möglicher Herz-Komplikationen entfernt.

Das äußerst befriedigende Ergebnis:

- **Die Herzrhythmusstörungen reduzieren sich fast völlig.**
- **Die nächsten Jahre sind keine weiteren Klinikaufenthalte, Intensivbehandlungen und Elektroschocks mehr notwendig.**
- **Zusätzlich deutliche Besserung des Allgemeinzustandes mit sichtbar besserer Durchblutung.**

Ein für jeden Laien und auch viele Mediziner erstaunliches Ergebnis: Ein einzelner Weisheitszahn ist in der Lage, Gesundheit, Leistungsfähigkeit und Lebensqualität eines Menschen zehn Jahre lang dramatisch einzuschränken. Ist es auch für ganzheitlich orientierte Mediziner ein fast unglaubliches Ergebnis, dass die Entfernung eines Weisheitszahnes Herzhythmusstörungen fast schlagartig beseitigt? Die verblüffende Antwort muss lauten: Nein, denn bereits vor mehr als fünfzig Jahren erstellten der Arzt Dr. Voll und der Zahnarzt Dr. Kramer eine Tabelle mit Beziehungen zwischen Zähnen und Organen.

Und dort ist seit mehr als einem halben Jahrhundert nachzulesen, dass speziell der untere linke Weisheitszahn eine besondere Beziehung zum Herzen besitzt. Die Existenz dieser Tabelle beweist, dass der Fall meines Patienten kein Einzelfall sein kann, dass er nicht nur meiner persönlichen Phantasie und meinem persönlichen Wunschdenken entspringt, dass er nicht auf einer Placebowirkung beruht und dass meine Idee, bei Herzproblemen auf den linken unteren Weisheitszahn zu schauen, nicht eine isolierte Außenseiterposition repräsentiert, sondern auf verfügbaren medizinischen Informationen beruht.

Für den weiter Interessierten:

Dieser Fall ist in medizinischer Ausführlichkeit dokumentiert im Buch:
J. Lechner: Störfelder im Trigeminusbereich und Systemerkrankungen, 1999

Die eben angesprochene Tabelle der Zahnbeziehungen ist zu finden in dem Buch:
J. Lechner: Herd, Regulation und Information Hüthig-Verlag Heidelberg 1998 2.Auflage

Da verwundert es doch, wenn ein Zahnheilkundeprofessor im Spiegel 8/2002 unter dem Titel: „Störfelder im Gebiss" als Vertreter einer „wissenschaftlich orientierten" Medizin schreibt: „Mit obskuren Tests und Therapien richten alternative Zahnärzte oftmals schwere Schäden an: Im Kampf gegen schlechte Schwingungen oder giftige Plomben verstümmeln sie Zähne und Kieferknochen. Dennoch verzeichnen die vermeintlich sanften Biodoktoren regen Zulauf." Dieser Kommentar verblüfft auf vierfache Weise:

- Er möchte glauben machen, dass Therapien – wenn sie nur nicht „alternativ" sind – keine Schäden verursachen, was vor dem Hintergrund von Contergan, Vioxx, Lipidsenkern und anderen Medizinskandalen zur Stimmungsmache verkommen muss.

- Er möchte glauben machen, dass ganzheitliches Denken im Kampf gegen „schlechte Schwingungen" Magie und Zauberritualen nahe steht.

- Er möchte glauben machen, dass trotz „regen Zulaufs" alle diese verzweifelt nach Heilung suchenden Patienten dumm und irregeleitet sind.

- Er möchte glauben machen, dass jeder Therapeut, der die Informationen über die in diesem Buch genannten Zusammenhänge aufgreift, nicht im Interesse der Gesundheit des Patienten handelt, sondern „Zähne und Kieferknochen verstümmelt".

Für den Betroffenen ist die Tatsache, dass chronische Erkrankungen in den modernen Industriegesellschaften in starkem Maße zunehmen, ein schwacher Trost. Gleichzeitig wird für die meisten chronisch Erkrankten erkennbar, dass sie mit den bisherigen Methoden der Medizin immer weniger therapierbar sind. Es ist nicht zu leugnen, dass Rheuma und Gelenksentzündungen ebenso weit von einer Heilung mit herkömmlichen medizinischen Mitteln entfernt sind, wie der Bereich der bösartigen Krebserkrankungen und anderer Krankheiten des Immunsystems und der körpereigenen Abwehr. Aktuelle Viruserkrankungen wie AIDS, SARS oder Vogelgrippe zeigen, dass die Aufrechterhaltung eines intakten Abwehrsystems wichtiger ist denn je. Warum nicht die Abwehr stärken, statt in spezifische „Totschlagstrategien" zu investieren? Für den ganzheitlich-systemischen Ansatz ergibt sich aus der Wunschvorstellung eines intakten Immunsystems die zweifache Forderung nach

- unspezifischer Förderung der Abwehrmechanismen – denn niemand weiß, welche spezifischen Infektionen auf den Einzelnen zukommen werden und

- Beseitigung aller störenden Einflüsse, die die Abwehr weiter schwächen können.

Bedauerlicherweise ist die Medizin geprägt von der Suche nach schnellen Patentlösungen für jedes Gesundheitsproblem mit chemischer Pille und chirurgischem Messer. Dies ist sehr verständlich, denn

- der Schmerz kann mit einem Schmerzmittel,
- die Gelenksentzündung mit einer Cortison-spritze und
- die entzündungsfördernden Bakterien mit Antibiotika

schnell aus der Welt geschafft werden. Aber bei den großen chronischen Erkrankungen unserer Zeit ist die Schulmedizin mit ihrem Latein oft am Ende:

- Mit der Suche nach „dem Mittel gegen den Krebs" wurden bislang vergeblich Milliarden verschleudert.
- Mit dem Versuch der schnellen Symptom-unterdrückung durch Cortisone wurden bislang Folgekosten in Milliardenhöhe verursacht.
- Mit dem Versuch der schnellen Bakterien-bekämpfung durch Antibiotika wurden widerstandsfähige Bakterienstämme gezüchtet, so dass auf Antibiotika unempfindliche Keime heute jährlich 40.000 Patienten in deutschen Krankenhäusern töten.
- Man muss nur an die Berichte von Cholesterin-senkern und Schmerzmitteln erinnern, mit weltweit geschätzten 60.000 tödlichen Herz-infarkten und 160.000 anderen Herzanfällen.

Die Schulmedizin kennt ungefähr 50.000 Krankheitsbilder und versucht diese als voneinander unterscheidbare Erscheinungen zu definieren. Sie versucht die Rückführung jedes Krankheitssymptoms auf eine letzte Ursache. Ist diese gefunden, werden Symptom und Ursache zu Recht gezielt bekämpft. Das mag im spürbaren Endstadium einer Krankheit richtig und notwendig sein. Aber unberücksichtigt bleiben dabei in aller Regel die bahnenden Bedingungen für diesen Endzustand.

Merksatz für den Betroffenen

- *Wenn Sie annehmen, Sie seien heute kerngesund, aber dann haben Sie morgen einen Herzinfarkt, waren Sie dann gestern nicht krank?*
- *Wenn Sie annehmen, Sie seien heute kerngesund, aber dann entdeckt der Arzt morgen einen Krebs, waren Sie dann gestern nicht krank?*
- *Der ganzheitlich-systemisch orientierte Ansatz versucht diesen Fehler zu vermeiden: Er setzt nicht Ursache an die Stelle von Bedingung und*
- *verwechselt nicht eine einzelne symptomauslösende Ursache mit der letzten, krankheitsauslösenden Bedingung.*

Wo liegt also der Unterschied im Denken? Wenn es für jede Krankheit gleich das passende Mittel zu ihrer Ausschaltung gibt, dann gibt es vermeintlich nur einen Weg in der Medizin: Vom Symptom geht es direkt zu seiner Ursache. Dieser Weg ist sehr beliebt wegen seiner Einfachheit und Direktheit. Dieser Weg ist deshalb auch fest in den Gehirnen der Ärzte verankert. Ist er aber auch für die Sicherung langfristiger Gesundheit der richtige? Wie sonst könnte eine große Privatversicherung in einem Schreiben vom Januar 2006 an einen meiner Patienten behaupten:

Die verschiedenen Schulen, die das Konzept der Störfeld- oder Herdlehre vertreten, bieten unterschiedliche Erklärungsmodelle an, die zum Teil auch widersprüchlich sind. So gelten z. B. Narben als Herde. Hat der Zahnarzt einen herdverdächtigen Zahn gezogen, entsteht an dieser Stelle eine Narbe, damit kann er einen neuen Herd gesetzt haben. Bis heute ist auch nicht eindeutig definiert, was ein Herd oder Störfeld ist und welche Krankheiten sie möglicherweise hervorrufen. Die Lehre von solch fiktiven Herden konnte bis jetzt trotz eingehender Auseinandersetzung wissenschaftlich nicht bestätigt werden.

Die Beihilfestelle schreibt dem gleichen Patienten:

Da für die Störfeldsanierung diesbezüglich keinerlei Wirksamkeitsnachweise vorliegen, muss die Beihilfe für diese Methode abgelehnt werden. Bei der geplanten Störfeldsanierung werden vitale Zähne und Teile von Kieferknochen entfernt.

Bei soviel öffentlich geäußertem und offensichtlichem Unverständnis darf Wert auf Korrektur gelegt werden: Die systemisch-ganzheitliche Medizin orientiert sich an einem vernetzten Denken und gibt sich nicht mit schneller Symptomunterdrückung zufrieden. Warum besteht dieser Gegensatz zwischen Schulmedizin und systemisch-ganzheitlicher Medizin? Diese künstliche Trennung hat seinen Ursprung im herrschenden Denkschema der Schulmedizin – wie obige Zitate belegen: Danach ist Fortschritt ausschließlich von Spezialisierung abhängig und eine ganzheitliche Sichtweise unwissenschaftlichen Esoterikern vorbehalten. Ganz allgemein liegt der Kardinalfehler des modernen – westlichen – Denkens in der Überbewertung des Zerlegens, des Analysierens, des Spezialisierens bei gleichzeitiger Unterbewertung des Zusammenfügens und der synthetischen Gesamtschau.

Die moderne Quantenphysik weiß längst, daß im Universum jedes Teilchen mit jedem anderen – direkt oder indirekt – wechselwirkt. Wie sonst hätte der Name „Universum" einen Sinn? Ganzheitliche Heilmethoden fußen auf Denkansätzen, die sich lückenlos ins moderne quantenphysikalische Weltbild einfügen. Gleichwohl stellt sie die Schulmedizin von vornherein unter den Vorbehalt der Unwissenschaftlichkeit und ignoriert sie geflissentlich (zitiert nach A. Rosenschon).

Merksatz für den Betroffenen

- *Die Schulmedizin pflegt die Zerlegung eines Gesamtorganismus in seine strukturellen Bestandteile.*
- *Medizin macht für den Betroffenen ohne Synthese der Einzelteile wenig Sinn, denn das Individuum besteht aus einem komplexen Netzwerk verschiedenster Lebensfunktionen.*
- *Das Problem für den Erkrankten ist also das eindimensionale Denken der Medizin.*
- *Moderne ganzheitlich-systemische Medizin versucht, sich den Blick auf das Ganze nicht durch isolierte Problemstellungen zu verbauen.*

Unter einem biologischen System versteht die ganzheitlich-systemische Medizin ein integriertes Ganzes, dessen wesentliche Eigenschaften sich aus den Beziehungen zwischen seinen Teilen ergeben und aus den Wechselwirkungen zwischen den Teilen hervorgehen. Diese Eigenschaften werden vernichtet, wenn das System entweder physisch oder theoretisch in isolierte Elemente zerlegt wird. Die einzelnen Teile selbst lassen sich nur im Zusammenhang des größeren Ganzen verstehen. Ihre wesentlichen oder „systemischen" Eigenschaften sind die „organisierenden Beziehungen" der Teile untereinander.

Dieses vernetzte Denken ist ein wichtiges Merkmal des ganzheitlichen Systemdenkens.

Merksatz für den Betroffenen:

- *„Systemdenken" versucht das Wesen einer Krankheit innerhalb des Kontextes eines größeren Ganzen darzustellen.*
- *Die hohe Vernetzung aller organischen Bestandteile eines Organismus zwingt geradezu zu einem ganzheitlichen Denken.*
- *Dementsprechend konzentriert sich ganzheitlich-systemische Medizin nicht auf Einzelbausteine, sondern vielmehr auf Grundprinzipien der Organisation des Ganzen.*

Jeder Mediziner, der die Sinnhaftigkeit einer ganzheitlich-systemischen Medizin in Zweifel zieht, muss sich fragen lassen, warum die Gesundheitskosten nicht sinken, sondern unaufhörlich steigen. Dies insbesondere in Ländern mit der höchstentwickelten Medizin, den USA. Der Mensch ist ein sich selbst regulierendes biologisches System: 100 Billionen Zellen bilden ein gigantisches Netzwerk und müssen ihre Aktivitäten untereinander so abstimmen, dass das Ergebnis ein wohlfunktionierendes Gesamtsystem ist. So ein System kann nur funktionieren, wenn es hochkomplex vernetzt ist. Es besteht deshalb aus zahlreichen Unter- und Teilsystemen. Zwischen diesen besteht intensive Wechselwirkungen in Form von

- materiellem Austausch – deshalb essen wir, um nicht zu verhungern,
- biochemischem Austausch – deshalb vermeiden wir Schadstoffe, um uns nicht zu vergiften,
- informatorischen Austausch – deshalb schlafen wir, um nicht in innere Unordnung zu zerfallen.

Die Wechselwirkung auf materieller und biochemischer Ebene ist von unserem Stoffwechsel und der Nahrungsaufnahme von Fetten, Eiweißen und Kohlehydraten bis hin zur Verdauung abhängig. Neben seinem materiellen und biochemischen Wirkungsgefüge ist die Dynamik des lebenden Organismus vollständig informationsgesteuert. Ein hochkomplexer Organismus kann nur existieren, wenn er seine biologische Ordnung aufrechterhalten kann. Aufrechterhalten kann er diese Ordnung nur dann, wenn die einzelnen Bausteine untereinander eine Form der Kommunikation zur Verfügung haben und gleichzeitig einer übergeordneten Ordnungsvorstellung verbunden sind. Für die interne Kommunikation zwischen den Zellen und Organen stehen dem Organismus mehrere Systeme zur Verfügung, die nach sehr unterschiedlichen Prinzipien arbeiten:

- Ein materiell-chemisches System, bestehend aus den Hormonen, den Neurotransmittern und den neu entdeckten Botenstoffen aus der Reihe der Zytokine und Interleukine.
- Ein elektrisches System, bestehend aus dem Nervensystem, das über ein eigenes Netz elektrische Impulse transportiert.
- Und ein alles verbindendes System der inneren Ordnung und Organisation: Das sogenannte Grundsystem.

Leider kümmert sich die augenblickliche Medizin viel zu wenig um dieses Grundsystem:
Es ist eine verbindende Substanz, die außerhalb der Zelle liegt und in dem die einzelnen Zellen

schwimmen, wie in einem „See“. Die Substanzen in diesem See können sich verdichten oder geschmeidiger werden, was einer Erschwerung bzw. einer Erleichterung der Stoffwechselprozesse und der Transportleistungen zur Organzelle hin oder von ihr weg entspricht.

- Die Grundsubstanz enthält Gefäße, Nerven, Lymphbahnen und wichtige Zellen zur Steuerung ihres eigenen Zustandes.

- Durch die Grundsubstanz wird das Lebensmilieu für die Organzelle optimal eingestellt.

- Die Grundsubstanz bildet ein alles umfassendes Kommunikations-Netzwerk.

Für den augenblicklich weltweit am meisten anerkannten Forscher im Bereich des Grundsystems Professor Heine gibt es gar keine Zelle: Es gibt nur Zellen in einem umgebenden Milieu, in dem sie leben können. Und: Die Zelle als Einzelnes ist eine Abstraktion. Übereinstimmend kommen bereits 1968 die Professoren Hauss, Junge-Hülsing und Gerlach an der Universität Münster zu gleichen Forschungsergebnissen. Bei Krebs oder Aids reißt dieses Netz ab (Professor Heine). Dieses Grundsystem ist jeder Zelle vorgeschaltet und damit für die Stoffe und die Impulse, die die Zelle erreichen müssen, extrem wichtig. Die Grundsubstanz ist die Matrix, in die alle anderen Zellen eingebettet sind. Warum ist die Grundsubstanz bei der Diskussion von Störfeldern von entscheidender Bedeutung? Die Grundsubstanz selbst ist abhängig von verschiedensten Einwirkungen: Chronische Belastungsfaktoren führen zu einer Verdickung der Grundsubstanz, wie beispielsweise Fehlernährung, psycho-emotionaler Stress, chronisch toxische Belastungen aus der Umwelt und viele andere. Das gesamte Grundsystem eines Organismus ist direkt verknüpft mit

- allen vegetativen Nerven,
- dem gesamten Hormonsystem
- und dem Gehirn

Was bedeuten diese Tatsachen für einen erkrankten Patienten? Sie bedeuten, dass eine Veränderung des Grundsystems das gesamte Vegetativum, das gesamte Hormon-System und das gesamte Nervensystem beeinflusst. Es arbeitet sich damit der Unterschied im Menschenbild zwischen Ganzheitlicher Medizin und Schulmedizin heraus: Vernetzte Abläufe können nicht die Form lebenserhaltender Prozesse annehmen, wenn sie nicht auf der Basis ungestörter Information und Kommunikation ablaufen. Gesundheit ist die

- ungestörte Integration hochvernetzter Impulse aus ungezählten Einzelzellen vom Einzelnen zum Ganzen

- und die ununterbrochen korrigierende Kommunikation vom Ganzen zum Einzelnen.

Substanz und Biochemie sind die materiellen Grundlagen eines Lebensprozesses, Gesundheit im Sinne wohlorganisierter Lebensprozesse garantieren sie nicht. Diesen „blinden Fleck“ auf der unbestritten erfolgreichen Landkarte moderner Medizin beleuchtet mein Buch:

- Unbekannte und wenig beachtete chronische Einflüsse aus dem Zahn- und Kieferbereich stören die Ordnungs- und Organisationsprozesse des Körpers

- und werden damit zu Gefahren für leistungs- und anpassungsfähige Lebensprozesse auf körperlicher, seelischer und geistiger Ebene;

- diese werden im Allgemeinen als „Gesundheit“ bezeichnet.

Bedenkt man diese Zusammenhänge, sind die Erfolge meiner Sanierungseingriffe sofort zu akzeptieren, von jedem anderen Zahnarzt nachzuvollziehen und müssen nicht mehr einem mystischen Vorgang zugeordnet werden. Ein beeindruckendes Beispiel für diese Verbindungen ist die Kranken- und Genesungsgeschichte meiner Patientin Frau C. N.:

Frau N. kann seit 9 Monaten die rechte Schulter praktisch nicht mehr bewegen. Sie kann seit einem Jahr „kein Gurkenglas mehr öffnen". Der behandelnde Orthopäde schickt sie – nachdem die Schulter durch Massagen und Injektionen sich nicht bessert – zum Neurologen. Dieser äussert den Verdacht auf Parkinson und verordnet Levodop.

Frau N. gibt sich damit aber nicht zufrieden und lässt sich in meiner Praxis auf Zahnstörfelder untersuchen. Wir werden fündig und einige Tage später wird das chronisch entzündliche Störfeld im Unterkiefer rechts in einer 30-minütigen Operation ausgeräumt. Dabei wird kein einziger Zahn entfernt, sondern nur der erweichte Kieferknochen (siehe Kapitel 2). gesäubert.

Ergebnis: Schon am nächsten Tag ist die Schulter um 70 % besser

Dieser Fall lohnt sich, näher diskutiert zu werden:

Was ist „Parkinson"? Parkinson ist eine Bewegungsstörung und zählt zu den Erkrankungen des Nervensystems. Die Parkinson-Krankheit ist eine fortschreitende Erkrankung, deren Verlauf derzeit nicht zu stoppen ist. Bei der Parkinson-Krankheit fehlt dem Gehirn der Botenstoff Dopamin. Es braucht diesen Stoff jedoch, um die Bewegungen des Körpers zu kontrollieren.

Parkinson wird auch „Schüttelkrankheit" genannt wegen dieser unkontrollierter Bewegungen. **Was macht Levodop?** Mit Levodop ist über lange Zeit eine wirksame Therapie der Parkinson-Krankheit möglich. Wie alle Medikamente haben auch die Parkinson-Medikamente Nebenwirkungen. Es ist noch nicht geklärt, ob Levodop nach jahrelanger Behandlung selbst parkinsonähnliche Symptome hervorruft. Zusätzliche Nebenwirkungen können Übelkeit, aber auch Überbewegungen (Hyperkinesen) und Halluzinationen sein. Halluzinationen sind Trugbilder: Man sieht also Dinge, die andere nicht sehen können.

Was hat die 30-minütige Kieferoperation bewirkt? Zunächst hat sie Frau N. wieder in den Zustand versetzt „Gurkengläser zu öffnen". Das ist schon ein ordentlicher Zuwachs an Lebensqualität. wenn man bedenkt, dass das Öffnen von Gurkengläsern beileibe nicht die einzige Tätigkeit ist, die wir mit rechtem Arm und rechter Schulter ausführen. Aber man stelle sich vor, Frau N. hätte den Verordnungen des Neurologen gefolgt und jahrelang Levodop eingenommen! Dann hätte sie womöglich erst die Krankheit bekommen – siehe oben unter Nebenwirkungen von Levodop – die eigentlich mit dem Mittel bekämpft werden sollte, obwohl gar kein Dopamin-Mangel bei ihr vorlag, sondern nur ein chronisch entzündliches Kieferstörfeld im Unterkiefer rechts. Lassen Sie uns das Szenario weiterdenken, damit wir erkennen, warum die Gesundheitskosten aus allen finanzierbaren Rahmen fallen müssen: Frau N. war zum Zeitpunkt des Eingriffs 57 Jahre alt. Angenommen die Fehlbehandlung mit Levodop hätte zur Ausbildung eines Parkinson-Syndroms bei ihr geführt, dann wäre Frau N. zum bewegungsgestörten Pflegefall geworden und dies für die nächsten 25 Jahre mit allen damit verbundenen Kosten. Dem gegenüber stehen die Operations-

und abwehrsteigernden Nachbehandlungskosten meiner Kieferoperation von circa 800 €, die die Krankenkasse nicht bezahlt hat – Begründung siehe oben. Die Erstattung der Levodop-Verordnung hätte sie selbstverständlich übernommen – und auch die Kosten für einen möglicherweise selbsterzeugten Parkinson-Pflegefall. Natürlich ist die Kieferoperation ein weniger bequemes Gesundheitskonzept als die Pilleneinnahme. An diesem Fall zeigt sich deutlich das Dilemma einer Medizin, die sich in erster Linie auf das medikamentöse Ausschalten eines Symptoms spezialisiert hat und weniger auf die Beseitigung chronisch störender Bedingungen.

Merksatz für den Betroffenen:

- *Das bei Frau N. praktizierte Störfeldkonzept orientiert sich an einem ganzheitlichen Menschenbild und betreibt vernetzte Ursachensuche statt schneller Symptomunterdrückung.*
- *Aufgrund der Vernetzungen des Organismus ist jedes Krankheitssymptom vordergründige Folge eines gestörten systemischen Hintergrundes.*
- *Aufgrund der Vernetzungen des Organismus ist jeder ärztliche Eingriff in das System des Organismus zwangsläufig ein ganzheitlicher.*
- *Zum ganzheitlichen Ansatz in Therapie und Diagnose besteht deshalb keine Alternative; ob der Therapeut die Zusammenhänge nun berücksichtigt oder nicht, sie sind stets vorhanden und wirksam.*

Ist es nicht besser durch Störfeldsanierung die Fähigkeiten des „Inneren Heilers" zu stärken, als mit hightech-Medikamenten das feinregulierende System „Mensch" mit schrecklichen Folgen durcheinander zu bringen?

Daraus entsteht das Dilemma der modernen Medizin: Je wissenschaftlich genauer der Therapeut im Detail wird, desto ungenauer wird er in den ganzheitlich-systemischen Beziehungen. Je mehr richtige wissenschaftliche Details der Arzt in eine Krankheit einbezieht, desto weniger richtig handelt er demnach im Interesse des Ganzen des Patienten. Ein erschreckendes Beispiel zum Konflikt zwischen detaillierter Genauigkeit und ganzheitlicher Katastrophe liefert uns die aktuelle Biotechnologie mit ihren Wunderwaffen. „Vier Monate der Hölle" ist eine Zeitungsmeldung tituliert, in der der Medikamententester Ryan Wilson der BBC von seinen Qualen berichtet:

Von den sechs Männern hatte es Ryari Wilson am schlimmsten getroffen. Sein Kopf schwoll an „wie beim Elefantenmenschen", als der 20-Jährige im März gegen Geld ein neues Medikament in London testete. Auch die anderen fünf Männer, denen die Arznei TGN 1412 der Würzburger Biotechfirma Tegenero gespritzt worden war, erlebten Furchtbares, aber Wilson litt am längsten: Drei Wochen lag er im Koma, nachdem die Arznei, die eigentlich unheilbare Krankheiten wie Rheuma (siehe hierzu Kapitel 2.4 dieses Buches) **und Leukämie lindern sollte, fast seine inneren Organe zerstört hatte; nach dem Aufwachen verspürte er unerträgliche Schmerzen. Nun erzählte Wilson dem Fernsehsender BBC von seinen „vier Monaten der Hölle". Mit schwarzen, verwachsenen Fingerspitzen berichtete der Londoner von seinem Leid – und auch von seinem Ärger über den Hersteller des Medikaments, dem die britische Arzneimittelbehörde MHRA inzwischen bescheinigt hat, er habe sich „keine Unregelmäßigkeiten" zuschulden kommen lassen. „Ich wünsche niemandem, dass er das durchmachen muss", sagte Wilson. Vermutlich wird der Installateur nie mehr seinen Beruf ausüben können.**

Schwacher Trost für ihn: Auch Tegenero ist mittlerweile pleite (Meldung FTD vom 5.Juli 2006). Die lebensgefährlichen Nebenwirkungen der Mittel deuten auf eine Überreaktion des Immunsystems hin. Daraus ergeben sich mehrere Fragen:

- Ist es anzuraten, in ein offenbar so komplexes System, wie das menschliche Immunsystem mit künstlichen Antikörpern einzugreifen?
- Oder ist es besser, das Immunsystem von chronischen Reizungen zu befreien, um eine Stabilisierung und Selbstregulation zu erreichen?
- Oder weniger medizinisch, aber dennoch richtig ausgedrückt: Ist es nicht besser durch Störfeldsanierung die Fähigkeiten des „Inneren Heilers" zu stärken, als mit hightech-Medikamenten das feinregulierende System „Mensch" mit schrecklichen Folgen durcheinander zu bringen?

1.1 Störfeldlehre ist die Lehre von der inneren Ordnung

A] Wie Gesundheit erhalten bleibt: Die Salutogenese

Gesundheit ist mehr als das Fehlen von Krankheit. Beide Zustände bilden die Pole eines Feldes, in dem sich das bio-psycho-öko-soziale System „Mensch" hin und her bewegt: In diesem Feld gibt es Kräfte, die den Menschen in Richtung „Gesundheit" ziehen. Diese Kräfte nennen wir „gesundheitsbildend" und bezeichnen diese Gesundheitsbildung als „Salutogenese". Urlaub und Kuraufenthalte sind im Allgemeinen salutogenetisch. Kräfte, die den Menschen Richtung „Krankheit" ziehen, nennen wir „krankheitsbildend". Der entsprechende Vorgang der Krankheitsbildung wird als „Pathogenese" bezeichnet. Rauchen wird heute gesellschaftlich als pathogenetisch angesehen und ist deshalb in öffentlichen Räumen untersagt. Welche Kräfte in unserem Leben zum Tragen kommen, hängt von verschiedenen Faktoren ab:

- Konstitution und genetisches Profil
- Lebensführung und Lebensstil
- Ernährung und Genussmittel
- Unfälle
- Infektionen
- Psycho-emotionale Belastungen

Salutogenese oder Gesundheit entstehen also nicht einfach von selbst: Gesundheit ist Ausdruck des rhythmischen Wechsels zwischen der Schöpfung gesundheitsbildender Werte und angemessener Regeneration und Erholung. Dies klingt sehr abstrakt. Wie können wir uns diesen Prozess im biologischen Alltag vorstellen? Zunächst besteht unser Dasein darin, dass unser Organismus sich in jeder Sekunde mit zahlreichen Reizen auseinandersetzen muss:

- Temperatur und Licht, Berührung und Schlag, Bakterien und Viren, Gifte und Umweltbelastungen und nicht zuletzt psycho-emotionaler Stress aus privater und beruflicher Umwelt.

Da ein belastungsfreies Leben nicht möglich ist, gibt es zwei Möglichkeiten des Umgangs mit diesen Belastungen: Zum einen gibt es die Vermeidungsstrategien, das heißt wir versuchen

- Belastungen aller möglicher Art zu vermeiden.

Dies ist selbstverständlich ein vernünftiges Konzept, das wir täglich praktizieren in Form von warmer Kleidung im Winter und Sonnenschutz im Sommer und Hygiene durch Händewaschen. Die Medizin setzt diese Strategie um in Form von Impfungen gegen Infektionskrankheiten. Die grundsätzliche Idee ist, spezifische Belastungen und Reize mit spezifischen Schutzmaßnahmen zu vermeiden. Es gibt aber auch noch einen zweiten Weg: Dieser Weg ist nicht der der Reizvermeidung, sondern der Weg der

- Kompensation des Reizes.

Auch hierzu ein Beispiel aus unserem Alltag: Sie und Ihr Arbeitskollege sind im Betrieb der gleichen Umwelt und der gleichen Bakterienwelt ausgesetzt. Trotzdem erkranken Sie an Schnupfen und Ihr Kollege nicht. Dem Reiz der Infektion waren Sie beide in gleicher Weise ausgesetzt. Sie reagieren aber höchst unterschiedlich auf diese Reize: Sie mit Nichtbewältigung des Reizes und Ausbrechen der Infektion. Der andere mit Kompensation des Reizes und Aufrechterhaltung seiner Gesundheit. Was entscheidet nun über Infektion oder Gesundbleiben? Gesundheit bleibt erhalten, wenn die inneren Prozesse in der Lage sind, Störungen auszugleichen. Diesen Ausgleich bezeichnen wir als gelungene Selbstregulation. Ein gesundes System weist also verschiedene Merkmale auf:

- Ein gesundes System ist lernfähig: Seine innere Ordnung erhöht sich durch die provozierte Reaktion. Dies nennt man „Trainingseffekt".

- Ein gesundes System ist dynamisch: Es kann auf Reize – egal welcher Art – mit Anpassung reagieren. Dies nennt man „erfolgreiche Selbstregulation".

- Ein gesundes System hat eine hohe „innere Ordnung", und weiß von selbst, was es tun muss, um Störungen dieser Inneren Ordnung zu verhindern.

- Als Ergebnis kompensiert ein gesundes System schädigende Reize und bleibt auch unter Reizeinwirkung „gesund".

Merksatz für den Betroffenen:

Gesundheit bleibt erhalten, wenn nach Abklingen des Reizes kein Ordnungsverlust zurückbleibt.

Ein ganzheitliches Denken setzt sich zum Ziel, in erster Linie die Selbstregulation – oder die innere Ordnung - eines biologischen Systems zu fördern.

B] Wie Krankheit entsteht: Die Pathogenese

Zur Wiederherstellung und Aufrechterhaltung seiner inneren Ordnung besitzt das System „Mensch" so genannte Regulationssysteme. Schädliche Irritationen, die dauernd die innere Ordnung und die Regulationssysteme stören, werden als Störfaktoren oder Störfelder bezeichnet. Sie belasten die innere Ordnung im System.

Störungen, Reize und Irritationen können akut oder chronisch sein. Die Wirkungen akuter Einflüsse sind linear: Sie wirken vorhersehbar und primär direkt am Einwirkungsort. Eine akute Erkrankung wie ein Beinbruch beim Sport hat natürlich einen direkten Zusammenhang von Ursache und Wirkung. Solche akuten Störungen werden in aller Regel von der Medizin hervorragend beherrscht und fördern und rechtfertigen unser Vertrauen in die moderne Medizin. Akute Störungen sind für unsere Störfelderkrankungen eigentlich unwichtig, denn bei der Betrachtung von Störfeldkrankheiten ist deutlich zu unterscheiden zwischen akuten und chronischen Erkrankungen.

- Akute Erkrankungen treten plötzlich mit starken Krankheitszeichen auf. Meistens ist die Ursache leicht erkennbar.

- Chronische Erkrankungen entstehen langsam, ihre Ursachenfindung ist schwierig. Die Therapie kann lange dauern, da der Zusammenhang zwischen den Schmerzen, dem bahnenden Störfeld und dem auslösenden Bereich nicht ohne weiteres erkennbar ist.

- Störfelderkrankungen sind Störungen, deren Ursache nicht am Ort der Störung zu suchen ist. Die Ursachen sind häufig medizinisch unauffällige Stellen.

Biologische Systeme verhalten sich nicht wie Taschenrechner: Die Wirkungen chronischer Belastungen, addieren sich nicht einfach zu einer bestimmten Summe: Sie sind grundsätzlich nicht linear. Im Gegensatz zu direktem – also linearem – Verhalten bei akuten Störungen, führen chronische Belastungen zu „fraktalem" Verhalten. Das bedeutet, dass kleinste Irritationen sich je nach den vorliegenden systemischen Bedingungen

- einmal bis zu einer Krankheit aufschaukeln,
- ein andermal ohne Probleme bleiben können.

Welchen Weg ein Organismus in einer gegebenen Situation einschlägt, ist durch den nicht-linearen Charakter von Störfeldprozessen nicht vorhersehbar. Dies macht die wissenschaftlichen Nachweise von Störfeldern so schwierig: Weder die Ursache noch die Wirkung lassen sich direkt und objektiv – also linear – reproduzierbar nachweisen.
Die direkte Ursache der Entstehung von chronischen Erkrankungen ist demzufolge sehr schwierig zu erkennen, wenn sie denn überhaupt als „Ursache" besteht. Denn die chronische Erkrankung entsteht nicht am ursprünglichen Einwirkungsort eines chronischen Störfaktors, sondern in den Organen, die die Kompensationsleistungen nicht mehr erbringen können.

Merksatz für den Betroffenen:

- *Störungen der Selbstregulation oder der inneren Ordnung können durch äußere Reize oder fehlerhafte innere Prozesse ausgelöst sein.*
- *Die chronische Erkrankung lügt! Sie weist nie direkt vom Ort der Beschwerden auf den Ort der Ursache hin.*
- *Der Ort der Beschwerden entspricht nicht dem ursprünglichen Ort der chronischen Störimpulse.*
- *Die fraktalen Beziehungen entsprechen der hochgradigen inneren Vernetzung und der hochgradigen Individualität jedes Patienten.*

C] Wie werde ich selbst wieder gesund? Der Weg von der Pathogenese zur Salutogenese

Chronische Krankheit ist grundsätzlich das Endergebnis eines Summationseffektes, der mehr einer Potenzierung entspricht und in seinen Auswirkungen nicht linear berechenbar ist und nie einen direkten Zusammenhang von Ursache und Wirkung hat: Es stapelt sich vielmehr Belastung auf Belastung und erst die letzte auslösende Bedingung wird zu der Ursache hochstilisiert, auf die sich dann die Medizin mit geballter Macht von Chemie – Antibiotika, Cortisone, Antirheumatika, Schmerzmittel – und Chirurgie stürzt. Ganz anders der systemisch-ganzheitliche Ansatz: Die den Störfeldaspekt integrierende Regulationsmedizin sieht den Organismus als großes Fass: Die ersten Tropfen – oder Belastungen – die in das Fass fallen, bringen es noch nicht zum Überlaufen. Wohlgemerkt: Wir sprechen hier von Belastungen, die der Körper nicht verarbeiten kann; Belastungen, die sofort abgebaut werden, spielen bei der Störfeldbetrachtung keine Rolle. Es entsteht durch diese paar Tropfen auch kein Symptom. Der Betroffene merkt also noch nichts, weil der Körper diese unverarbeiteten Belastungen über einen gewissen Zeitraum soweit ausgleicht, dass keine „Krankheit" entsteht. Ist aber das Fass voll, dann ist die Krankheit da. Erst wenn es dem Therapeuten gelingt, die Stadien der Pathogenese in eine systemgerechte Rückentwicklung der Belastungsfaktoren zu überführen – also das überlaufende Fass schrittweise zu leeren – kommt es langfristig zu einer Wiederherstellung der Gesundheit, also zur Salutogenese.

- Krankheit ist Erstarrung der dynamischen Regulation auf Reiz.

- Dahinter steht die Blockade innerhalb der dynamischen Netzwerke eines Gesamtorganismus.

- Die Komplexizität und Unvorhersehbarkeit der systemischen Zusammenhänge macht ein Heilungsversprechen einer Störfeldsanierung unmöglich und nicht zulässig.

Diese medizinischen Grundlagen muss man kennen, um zu verstehen warum Zahnstörfelder wirken. Warum verstehen viele Ärzte und Zahnärzte diese Zusammenhänge nicht? Sie verstehen sie nicht, weil sie von diesen Zusammenhängen nichts wissen, weil sie nicht an den Universitäten gelehrt und – aus welchen Gründen auch immer – öffentlich mit voreingenommener Kritik überhäuft werden. Wieder lässt sich ein Hochschullehrer einer deutschen Klinik für Zahn-, Mund- und Kieferheilkunde in der Illustrierten Stern 4/2006 zitieren:

Voll im Trend liegt auch die sogenannte ganzheitliche Zahnmedizin – ein Prädikat, das sich immer häufiger auf Praxisschildern findet, das aber weder geschützt noch genau definiert ist. In den schätzungsweise 2000 ganzheitlichen Zahnpraxen Deutschlands kommen Verfahren ...zum Einsatz, deren Wirksamkeit trotz mehrerer internationaler Vergleichsstudien bislang nicht nachgewiesen werden konnte. Gemeinsam ist ihnen die Annahme von körper- oder organspezifischen „Biofeldern" – häufig angelehnt an Energiebahnen aus der chinesischen Medizin –, die man manuell oder mit Geräten zu messen versucht, um Materialunverträglichkeiten, Krankheitsherde oder „energetische Schwächen" im Gebiss aufzuspüren.

Hans Jörg Staehle, Präsident der Deutschen Gesellschaft für Zahnerhaltung und Ärztlicher Direktor der Poliklinik für Zahnerhaltungskunde am Uniklinikum Heidelberg, warnt vor solchen Praktiken.

Richtig, wie jeder Therapeut und jede Richtung in der Medizin stösst sicher auch die Ganzheitliche Zahnheilkunde an ihre Grenzen beim Versuch leidenden Menschen zu helfen. Aber kann dies Anlass zu einer Pauschalverurteilung von 2000 ganzheitlich tätigen Zahnärzten sein? Ist es nicht bedauerlich, dass nicht das Schicksal des Patienten, sondern ideologisch eingefärbte Positionen im Vordergrund solcher Aktivitäten stehen? Aber lassen Sie uns weiter versuchen zu verstehen, warum Ganzheitliche Zahnheilkunde doch Sinn macht.

D] Was die Ordnung stört ist ein Störfeld

Ganzheitlich orientierte Ärzte und Zahnärzte sehen das Störfeldproblem als eine Realität. Es ist bekannt, dass von erkrankten Zähnen Störungen an entfernter liegenden Stellen des Körpers ausgelöst oder unterhalten werden können. Man nennt dies „Störfelderkrankungen". Störfelder sind der Sammelbegriff für chronische Belastungen, die den Körper für weitere Erkrankungen, Defekte und Anfälligkeiten vorprogrammieren. Hierzu ein Beispiel:

Wenn ich bei meiner Patientin Frau M. T. vor zwei Jahren einen wurzelgefüllten Zahn im linken Oberkiefer entferne und bei Frau T. sich seither die Migräne um 70% vermindert und sie seither praktisch keine Anfälle mehr hat, obwohl sie vor der Zahnentfernung zweimal im Monat regelmässig schwerste

Migräneanfälle hatte mit mehrtägiger Bettlägerigkeit, dann

- **war der gezogene Zahn ein Störfeld**
- **und die Migräne das „Zielorgan", das weit entfernt vom Störfeld liegt.**

Man kann sich ein Störfeld am besten vorstellen wie einen technischen Störsender. Die Wirkung eines Störsenders kennen wir alle: Hier wird das eigentliche Programm – das wir hören wollen – von einem Fremdprogramm – das wir nicht hören wollen – überlagert. Je stärker diese Überlagerung ist, desto mehr Probleme haben wir, unsere ursprüngliche Absicht umzusetzen, nämlich das gewollte Programm zu hören. Ähnlich verhält sich ein Störfeld:

Merksatz für den Betroffenen:

- *Ein Störfeld gefährdet die Aufrechterhaltung der inneren Ordnung und der Selbsterhaltung.*
- *Die störungsfreie Selbstregulation des Organismus ist eingeschränkt.*
- *Die primäre Frage eines Therapeuten sollte sein: Was stört die Selbstregulation?*
- *Beseitigung und Vermeidung solcher Störfelder in der zahnärztlichen Versorgung hat sich die Ganzheitliche Zahnheilkunde zur Aufgabe gemacht.*

E] Ist die Störfeldlehre überholt und ohne Bedeutung in moderner Medizin und Zahnmedizin?

Die Geschichte der neueren Medizin ist nicht nur voller Triumphe; aber die Diskussion um die „Zahnherde" durchzieht sie wie ein roter Faden. Bereits 1909 weisen Wissenschaftler darauf hin, dass viele Krankheiten als Störfeldfolgen aufzufassen seien und dass nicht nur die Mandeln als Herd im Organismus fungieren, sondern auch die Zähne. 1915 wird die Meinung vertreten, dass der Bakterieninhalt eines Herdes an bestimmten menschlichen Organen eine spezifische Wirkung ausübt. Wenn man diese Bakterien, die beim Menschen Gelenkrheuma hervorriefen, auf ein Tier überimpfte, löste dies dort ebenfalls polyarthritisches Gelenkrheuma aus. 1930 wird der Deutschen Gesellschaft für Innere Medizin eine Tabelle von störfeldverdächtigen Krankheiten vorgelegt, wozu auch schon die Multiple Sklerose und psychische Störungen zählten. Man verstand damals unter Herdinfektion, dass aus einem abgeschlossenen, mit Bakterien besiedelten Herd solche in den Körper einsickerten und fernab des Herdes ihre Wirkung entfalteten. Einige Jahre später trat eine ganz andere Hypothese auf den Plan. Nicht die Bakterien selbst, die ausgestreut werden, sondern deren Gifte sollten die Reaktion fernab vom Herd im Körper hervorrufen. In den folgenden Jahren berichteten Ärzte und Zahnärzte bei der Anwendung der Störfeldtherapie immer wieder von Wunderheilungen. Wie die Fernwirkungen ausgelöst wurden, wusste jedoch noch niemand genau. Vom wissenschaftlichen Standpunkt aus war die Störfeldlehre noch vollkommen unerforscht und war deshalb nicht akzeptiert. Die Diskussion über die Herderkrankung lief ab dem Jahre 1950 in eine ganz andere Richtung:

Huneke berichtete von der Entdeckung des Neuraltherapeutischen Sekundenphänomens. Man berichtete auch über einige Fälle von Multipler Sklerose, bei denen es durch Anspritzen des Störungsfelds zu deutlichen Besserungen kam. Mit dem Sekundenphänomen wurde klar, dass weder ein Bakterientransport noch ein Toxintransport in Sekundenschnelle die Fernwirkung des Herdes ausschalten konnte. Erst durch die Arbeiten des Wiener Professors Pischinger und seiner Mitarbeiter in den 60er Jahren konnte das Phänomen einer schlagartigen Heilung nachgewiesen werden. Die Fragen, die zwischen Störfeld und Fernwirkung waren, wurden mit der Entdeckung und wissenschaftlichen Beschreibung eines „Grundsystems", das alle 100 Billionen Zellen des Körpers in Sekundenschnelle untereinander verbindet geklärt. Auf diese Weise wurde zum ersten Mal befriedigend und wissenschaftlich reproduzierbar beantwortet:

- Das Wesentliche aller Lebensvorgänge ist in der Regulation und der Qualität ihrer Informationsübertragung zu suchen.

- Geht man den Erscheinungen weiter auf den Grund, so stösst man stets auf das Grundsystem, das die einzelnen Organzellen verknüpft und steuert.

Nur wenn man diese Grundlagen kennt, erscheint folgender Fall einer Zahnsanierung aus meiner Praxis glaubhaft. Frau H.D. berichtet (gekürzte Abschrift einer Video-Aufzeichnung):

Ich habe seit Jahren sehr starke Schmerzen in Hüfte, Ischias (Rheuma, Arthrose), die zu starken Schlafstörungen führten. Ich wurde im linken Unterkiefer operiert, bekam nach 2 Stunden sehr starke Schmerzen in meinen Hüftgelenken, die aber nach kurzer Zeit ganz nachließen.

Ich hatte auch immer Schulter- und Knieschmerzen links, diese sind nach der Operation nur noch ganz minimal.

Was mir aber am meisten auffiel ist, dass meine Vitalität wiedergekommen ist. Seit der Operation mache ich wieder aktiv Yoga, dies viel mir vorher sehr schwer.

Meine Gesamtsituation hat sich seit der Störfeldsanierung wesentlich gebessert. Ich gerate nicht mehr in Panik. Früher musste ich Medikamente einnehmen, war sehr empfindlich und sehr sensibel, jetzt ist mir alles eher ein bisschen gleichgültig.

Ich gerate kaum mehr in depressive Stimmungen, bin beherrschter und konzentrierter und nehme überhaupt keine Tabletten mehr.

Frage: Wo ist die Verbindung zwischen den Zähnen und der ganz allgemeinen Verbesserung des Zustandes der Patientin? **Antwort:** Die Verbindung kann nur in einem übergeordneten und unspezifischen System liegen – eben dem „Grundsystem". Denn bei dieser Patientin wird sehr schön sichtbar, dass nicht nur spezifische Gelenkschmerzen durch die Zahnsanierung zum Verschwinden gebracht werden, sondern die gesamte Lebensenergie sich verbessert. Natürlich dann auch die Psyche, denn wer mehr „Energie" hat, steht den Problemen des Alltags wesentlich weniger gehemmt gegenüber. Er findet – wie Frau H. D. – wieder die Energie, mittels Yoga für sich selbst etwas zu tun, und die Gesundung selbsttätig und selbstverantwortlich weiterzuentwickeln, ohne Ärzte, Medikamente und Krankenkassen zu bemühen. Völlig unverständlich ist, warum einem modernen Mediziner der Begriff Störfeld antiquiert und medizinisch rückständig erscheint: Wie alles, so ist auch die Medizin Erscheinungen der Mode unterworfen. Das Bedauerliche an der aktuellen Schulmedizin ist die Tendenz, mit dem Begriff „Störfeld" auch gleich die richtigen Inhalte über Bord zu werfen.

Merksatz für den Betroffenen:

- *Eine störfeldorientierte Heilkunde vertritt ein Behandlungskonzept, das auf der Steigerung von Selbstregulation und Selbstheilung beruht.*
- *Sie führt damit zu zunehmender Unabhängigkeit und Autonomie von ärztlichen Versorgungskonzepten.*

Die Theorie der Herdinfektion spielte eine dominierende Rolle in der Medizin, von einem Zeitraum von ungefähr 1900 bis 1937 und führte dazu, dass wurzelgefüllte Zähne kompromisslos extrahiert wurden. Im Verlauf der nächsten Jahrzehnte entwickelte sich im Gegenzug innerhalb der Zahnärzteschaft eine völlig kritiklose Haltung zu Zahnstörfeldern. Der neueste Fortschritt, Bakterien von ihren Lokalisationen zurück zu ihrem Ursprung im Mundbereich zu verfolgen, hat zu einem wiedererwachten Interesse an Mundbakterien und ihren ganzheitlichen Risiken geführt.

K 1.2

1.2 Regulation: Die erste moderne Grundlage der Ganzheitsmedizin

Auch beim Gesunden laufen in jeder Sekunde eine Vielzahl von Reaktions- und Regulationsmustern ab, die alle möglichen physikalischen, chemischen und psychischen Belastungen abpuffern. Diese Reaktionen beeinflussen sich gegenseitig über die Vernetzung aller Einzelteile innerhalb des Gesamtsystems. Die feinmaschige Vernetzung macht einen ständigen Abgleich aller Einzelsysteme untereinander notwendig. Mit dieser Feinsteuerung beschäftigt sich die ganzheitliche Regulationsmedizin. Ihre Erkenntnisse beruhen auf modernen naturwissenschaftlichen Forschungsergebnissen und Denkmodellen aus Kybernetik und Steuerungstechnik.

Die Idee eines Organisationsmusters, das typisch für ein bestimmtes Krankheitsbild ist, steht im Mittelpunkt des Denkens in der modernen Regulationsmedizin.

- Aus ganzheitlicher Sicht beginnt das Verstehen des Lebens mit dem Verstehen von Mustern.

Um ein Muster zu verstehen, müssen wir eine bestimmte Art von Beziehungen erkennen. In der ganzheitlichen Störfeldlehre bestehen diese Beziehungen im Prinzip aus drei Schichten:

- Am Beginn steht die – nicht kompensierbare und nicht zu entfernende – chronische Belastung, die selbst weder krank macht noch wehtut.
- An zweiter Stelle steht die Regulation, deren Muster durch die stumme chronische Belastung gestört wird.
- An dritter Stelle steht ein Reiz, der aber auf Grund des gestörten Musters der Regulation nicht abgepuffert wird, sondern als Auslöser einer Krankheit wirkt.

- In aller Regel empfindet der Betroffene selbst diesen Reiz als vermeintliche „Ursache" seiner Erkrankung.

Gerade chronische Belastungen und chronische Reizeinwirkungen – wie Umweltgifte oder die stummen Entzündungen der Zahnstörfelder – verändern die Antwortreaktionen des Organismus auf dreifache Weise. Unter diesem Gesichtspunkt wird Medizin plötzlich ganz einfach: Wenn ein Reiz nicht gesundheitserhaltend oder salutogenetisch ausgesteuert wird, hat der Organismus demzufolge nur drei Möglichkeiten krankheitserzeugende oder pathogenetische Reaktionsmuster zu entwickeln:

- **Regulationsmuster nach unten verändern, also hemmen und blockieren.**
  Blockierte und gehemmte biologische Regelkreise können wir degenerativen Erscheinungen zuordnen, wie allen Arten von Krebs, chronischer Müdigkeit (Chronic Fatigue Syndrome CFS), Multipler Sklerose (MS) und Parkinson.

- **Regulationsmuster nach oben verändern, also übersteuern.**
  Dies kann zu allergischen und rheumatischen Krankheitserscheinungen führen. Auch die stark zunehmenden Umwelterkrankungen und die „Multiple Chemical Sensitivity- MCS" gehören dazu.

- **Regulationsmuster destabilisieren und labilisieren.**
  Dies kann zu vegetativen Erschöpfungssyndromen und auch Herzrhythmusstörungen oder neuralgiformen Beschwerdebildern führen. Auch völlig unerklärliche Symptome werden dadurch ausgelöst.

Mein Patient Herr V.T. hat seit sechs Monaten plötzlich Wasseransammlungen an den Fußgelenken. Der sportliche Mann kann kaum mehr gehen und stellt nach den vergeblichen Bemühungen seiner Ärzte im Alter von 43 Jahren bei seiner Versicherung Antrag auf Berufsunfähigkeit. Was zeigt mein Test? Die Regulation seines Immunsystems wird stark labilisiert durch die unterschwellige, aber seit Jahren andauernde Belastung aus unverträglichen Zahnmetallen und einem wurzelgefüllten Backenzahn. Wie ist mein Vorschlag und mein Behandlungskonzept? Das gestresste Regulationsmuster beruhigt sich, wenn die chronischen Stressoren Zahnmetalle, Zahntoxine und Kieferostitis beseitigt sind. Kann mein Vorschlag erfolgreich sein, da doch keinerlei Verbindungen zwischen den Füßen und den Zähnen bestehen? Diese Frage beantwortet Herr T. spontan bereits einige Tage nach der Sanierung mit folgendem Schreiben:

Sehr geehrter Herr Dr. L., anbei mein Krankheitsverlauf kurz zusammengefasst:

Ich hatte seit Dezember 2005 bis zum Tag Ihrer Behandlung extreme Hautausschläge an beiden Füßen und sehr starke Wasseransammlungen, verbunden mit sehr starkem Juckreiz; offene Füße mit Wasseraustritt durch das Aufkratzen; Juckreiz kaum zum Aushalten.

Durch die Krankheit an den Füßen körperlich und psychisch nicht in der Lage gewesen zu arbeiten. Keine Konzentration mehr möglich.

Nach Entfernen eines toten Zahnes und Austausch der Goldfüllungen in den nächsten Tagen schon eine Verbesserung von ca. 80 %.

Ob die Versicherung sich freut wegen der rapide abnehmenden Berufsunfähigkeit des Patienten, wissen wir nicht. Wir wissen aber, dass die Netzwerke des Körpers miteinander kommunizieren und Rückkopplungen erzeugen. Damit entwickelt sich die Fähigkeit zur Selbstregulation und Selbstorganisation. Wir nennen dies „Selbstheilungskräfte". Und jeder Arzt weiß, dass ohne Unterstützung der Selbstheilung alle medizinischen Maßnahmen sinnlos sind. Bei Herrn T. habe ich durch meine zahnärtlichen Maßnahmen lediglich die Entgleisung der Regulation rückgängig gemacht. Der Rest „passiert wie von selbst".

Merksatz für den Betroffenen:

- ***Leben heißt, auf Reize reagieren.***
  Je nachdem, ob der Reiz richtig oder falsch vom Körper beantwortet wird, wird der betreffende Organismus gesund bleiben oder krank werden.

- ***Gesundsein heißt, auf Reize richtig reagieren.***
  Störfelder sind in der Lage, diese Reizbeantwortung zu stören.

Eines der augenblicklich bekanntesten Muster in Biologie und Medizin sind die Gene. Die Genforschung hat es verstanden, sich als bedeutendster Forschungszweig zuständig für ein genetisch definiertes biologisches Muster darzustellen. Gene sind aber ein sehr starres Reaktionsmuster, das ja für das gesamte Leben eines Individuums festgelegt und fixiert ist.

- Gene sind ein starres, innerhalb der Zelle lokalisiertes Muster.

- Demgegenüber sind die meisten biologischen Muster sogenannte „dissipative Strukturen", also offene Systeme, in denen ein Reiz sich über das gesamte System ausbreitet und von diesem insgesamt beantwortet wird.

- Die Genforschung löst daher in den Augen eines Regulationsmediziners das Problem von Krankheit sowohl vom Verständnis als auch von der Therapie nur sehr bedingt.

Der entscheidende Wandel in der Regulationsmedizin besteht in der Erkenntnis, daß die Natur „erbarmungslos nichtlinear" ist. Der Durchbruch gelang Pofessor Prigogine. Er erhielt 1977 den Nobelpreis für Chemie. In seinem Buch „Vom Sein zum Werden" beschreibt er die Dynamik, von der Gesundsein und Kranksein abhängig sind: In den sechziger Jahren entdeckte er, dass Systeme fern vom Gleichgewicht durch nichtlineare Gleichungen beschrieben werden müssen. Die klare Erkenntnis dieser Verbindung zwischen „fern vom Gleichgewicht" und „Nichtlinearität" eröffnete einen Weg der Forschung, der später in der Theorie der Selbstorganisation seinen Höhepunkt erlebte. Dieses Merkmal der Nichtlinearität verschiebt das Gewicht jeder Krankheitsbetrachtung

- von der quantitativen Analyse von Strukturen
  – „Wie sieht es aus?"

- zur qualitativen Analyse von Reaktionsmustern
  – „Wie ist seine Funktion?"

Bei der Struktur geht es um Quantitäten, beim Muster um Qualitäten. Die Struktur eines Systems ist nur die materielle Verkörperung seines Organisationsmusters. Während die Diagnose des Organisationsmusters ein Arbeiten mit den Funktionen eines Patienten erfordert, ist für die Beschreibung der Struktur die Abbildung der tatsächlichen materiellen Bestandteile des Systems ausreichend, z.B. ein Röntgenbild oder ein Computertomogramm.

Merksatz für den Betroffenen:

- *Der Arzt schaut dann auf das Bild, aber*
- *er sieht damit nicht die gestörten Muster von Steuerung, Regualtion und innerer Organisation.*

Das beste Beispiel eines Regulationssystems ist die Pupille des Auges. Blicken wir direkt in die Sonne, wird sich in die Pupille auf Grund des Lichtreizes sofort zusammen ziehen und verkleinern. Dies ist die völlig normale und gesunde Form der Regulation. Ist auf Grund einer Nervenlähmung das Zusammenziehen der Pupille nicht möglich, wird die Netzhaut des Auges durch den Lichtreiz beschädigt. Wir folgern aus diesem Beispiel, dass die Gesundheit von Organen nur dann erhalten bleibt, wenn die damit verbundenen Regulationen intakt sind. Wenn wir erkannt haben, welchen Stellenwert die Frage:
Was stört die Regulation? in der Medizin einnimmt, liegt auch die richtige Antwort nicht mehr weit: Die Regulation wird in erster Linie gestört durch chronische Belastungen. Und diese können sowohl chronisch-entzündlicher als auch chronisch-toxischer Natur sein.

Beide Belastungsfaktoren finden wir stark ausgeprägt im Zahn- und Kieferbereich, denn keine andere medizinische Fachrichtung manipuliert so viel an dem ihm anvertrauten Organ herum wie die Zahnärzte: Füllungsmaterialien aus Amalgam und Kunststoffen, Metalle aus denen Kronen und Brücken hergestellt werden, Zahnextraktionen und Weisheitszahnoperationen, Zahnfleischentzündungen und Implantate. Dass all dies notwendig ist zur Schmerzvermeidung und Wiederherstellung der Kaufähigkeit, ist natürlich nicht Schuld der Zahnärzte, sondern geht zu Lasten der Zivilisationskost, der Fehlernährung und der modernen Lebensweise.

Merksatz für den Betroffenen:

- *Zahnärzte haben gelernt, ihre Maßnahmen so durchzuführen, dass sie der Zahnerhaltung dienen.*
- *Sie haben aber nicht gelernt, sich mit ihren Maßnahmen an der individuellen Regulationsfähigkeit des Patienten zu orientieren.*

Die gleiche Maßnahme muss aber nicht bei allen Menschen in gleicher Form belastend wirken. Die Reaktion ist abhängig von den individuellen Mustern, zum Beispiel wie stark der Organismus vorbelastet ist durch Erkrankungen, Impfungen, erbliche Dispositionen, andere Umweltgifte etc. Es ist also denkbar, dass ein Patient mit stabiler Regulation mehrere wurzelbehandelte Zähne problemlos verträgt. Der gleiche Befund kann aber bei einem geschwächten Patienten – mit einer Regulation zu entzündlichen und überschießenden Mustern – zu erheblichen rheumatischen Beschwerden führen.

Merksatz für den Betroffenen:

- *Beide Aussagen über eine quecksilberhaltige Amalgamfüllung sind also gleich falsch:*
- *Eine perfekt gelegte Amalgamfüllung ist nie ein Problem!*
- *Eine Amalgamfüllung ist immer ein toxisches Störfeld und muss immer entfernt werden!*

Diese individuell unterschiedliche Verhaltensweise ist nur aus der Sicht der Ganzheitsmedizin verständlich. Mit einem einfachen Ursache-Wirkungs-Denken lässt sich das komplexe Steuerungssystem des Organismus nicht mehr erfassen. Wir müssen bei den Störfeldwirkungen immer mehrere Faktoren und deren Auswirkung auf das Gesamtsystem berücksichtigen. Dies macht die Diagnose von störfeldbedingten Erkrankungen für den Therapeuten langwierig und vielschichtig. Es macht aber auch den Therapieerfolg ebenso vielschichtig und faszinierend in seinen vielfältigen Erfolgen, wie es meine Patientin Frau D. M., Alter 68 Jahre, berichten kann:

Nach Entfernen aller wurzelbehandelten Zähne und entzündlicher Störfelder vor 3 Jahren habe ich folgende – gleich bleibende – Veränderungen registriert:

- **Die Arthrose beidseitig an den Fingergelenken und am rechten Handgelenk ist zum Stillstand gekommen, und ich bin schmerzfrei.**

- **Meine nervösen Herzrhythmusstörungen sind deutlich geringer geworden.**

- **Meine allgemeine Leistungsfähigkeit hat sich deutlich verbessert.**

Für die Schulmedizin kann es gar nicht glaubhaft sein, dass durch die Einzelmaßnahme „Zahnsanierung" gleichzeitig drei völlig unterschiedliche Krankheitsbereiche geheilt werden: Rheumatische Beschwerden im Bereich der Gelenke, Herzrhythmusstörungen und gleichzeitig die vegetative Steuerungssituation im Sinne einer verbesserten allgemeinen Leistungsfähigkeit. Wenn man aber das System der Regulation verstanden hat, ist dieser Vorgang ein völlig normaler medizinischer Prozess, der aus vier Schritten besteht:

- Die Zahnsanierung entfernt einen chronischen Reiz.

- Die Eliminierung des chronischen Reizes bringt die Regulation dazu, ihre immunologischen – **siehe Rheuma** – ihre vegetativen – **siehe Herzrhythmusstörungen** – und ihre psycho-emotionalen – **siehe allgemeine Leistungsfähigkeit** – Muster zu verbessern und zu normalisieren.

- Innerhalb der Zellen laufen jetzt die Regulationsmuster zum Selbsterhalt viel besser ab.

- Dadurch verschwinden die Beschwerden der Patientin in Form einer Selbstheilung:
  Ein schönes Beispiel einer gelungenen Salutogenese.

Der Therapieerfolg ist auch nach Jahren noch stabil vorhanden, da er nicht von Medikamenteneinnahme abhängig war und auch keine Nebenwirkungen auftreten. Die Heilung der Patientin ist auf indirektem Wege eingetreten, ohne Rheumamittel, ohne Herzmedikamente und ohne vegetativ dämpfende Psychopharmaka.

- Die geglückte Sanierung dieser Patientin mahnt, bei jeder Art von spezifischer Erkrankung an ganzheitliche Störfeldbelastungen zu denken.

1.3 Information und Energie: Die zweite moderne Grundlage der Ganzheitsmedizin

In einer Zeit, in der feinste Steuerungsprozesse unsichtbar und unhörbar in den Computern ablaufen, dürfte die Vorstellung nicht schwer fallen, dass auch der menschliche Organismus ein gesteuertes System ist. Wir nennen das die „Software". Während die moderne Medizin glänzende Erfolge im Bereich der „Hardware" – also der Organe, der Zellen und der Gen-Chromosomen – aufweisen kann, tappt sie bei allem was nicht sichtbar und unabhängig von körperlich fassbarer Struktur stattfindet, weitgehend im Dunkeln. Störfelder verändern an erster Stelle die Software:

- Sie stören chronisch die Signale mit denen der Organismus sich selbst steuert.
- Erst bei länger dauernder Störung der Signalgebung entstehen Probleme im Bereich der Hardware.

Neben Materie und Energie, die nach Einstein in einander übergehen können, wurde vom Nobelpreisträger Norbert Wiener noch eine dritte Qualität des Universums herausgestellt, die Information. Diese kann zwar Materie oder Energie als Träger benützen, ist aber selbst weder Materie noch Energie. Die neuen Wissenschaftszweige Kybernetik und Systemtheorie basieren auf Information. Mit einer künstlich strengen Trennung wird man dem feinmaschigen Informationsnetz eines funktionierenden Gesamtorganismus niemals gerecht. In lebenden Systemen lässt sich Energie grundsätzlich in zwei Bereiche aufgliedern:

- Betriebsenergie und
- Steuerungsenergie

Hierbei dient die Betriebsenergie der Aufrechterhaltung der organischen Basis des lebenden Organismus.

Das wesentlichste Mittel Betriebsenergie „zu tanken" ist die Nahrung; ohne ausreichende Nahrung wird die Kalorienzufuhr so vermindert, dass ein Betrieb des menschlichen Organismus nicht mehr möglich ist. Auf ein Auto übertragen wäre mit dem Begriff der Betriebsenergie die ausreichende Kraftstoffzufuhr gemeint: Ohne Benzin ist der Betrieb eines Auto nicht möglich. Was nutzt aber das schönste und schnellste Auto, wenn der Wagen an der nächsten Kurve im Graben liegt, da die Steuerungsenergie des alkoholisierten Fahrers nicht ausreicht, das Lenkrad richtig und angemessen zu bewegen? Die gleichen Probleme kann ein Körper mit den Störfeldern haben.

Pro Sekunde müssen wir etwa zehn Millionen Zellen, die in unserem Organismus absterben, in der richtigen Weise wieder nachliefern, sagt der Biophysiker Professor Popp. Die dazu nötigen Informationen bedürfen der Geschwindigkeit des Lichts. Das Laserlicht in unseren Körperzellen scheint einer Art Funkverkehr zu dienen, dessen Signale mit weit größerer Geschwindigkeit und Effizienz Informationen im Organismus des Menschen weitergeben, als dies über Nervenstränge durch biochemische Signale möglich ist. Die Diagnose gestörter Steuerungsenergie ist aber weitaus komplizierter und komplexer, da diese nicht lokalisierbar, nicht greifbar und schwer darstellbar ist. Ihre Darstellung ist die Domäne der bioenergetischen Teste, wie ich sie in Kapitel 2.3 und 3.4 erkläre. Einer strukturell und bestenfalls psychologisch fixierten Medizin müssen sie daher bislang verborgen oder suspekt bleiben.

Wir können feststellen: Die klassische Medizin widmet sich primär dem Erhalt der Lebensenergie – Unfallchirurgie, Infektionsmedizin u.ä. Demgegenüber ist es die Domäne der Ganzheitlichen Medizin, sich mit den Informationsprozessen lebender Systeme auseinanderzusetzen. Nochmals: Ein Auto steuern zu wollen, dessen primäre Lebensenergie – also der Motor – nicht funktioniert ist ebenso sinnlos wie ein Auto fahren zu lassen, ohne auf die Steuerung zu achten. Der Akt der „Fehllenkung" – also der Krankheitsentstehung als „Unfall" – ist ein mit den Methoden der Schulmedizin wenig fassbarer Vorgang. Das heißt aber nicht, dass es ihn nicht gibt und dass die Beschäftigung mit ihm und die Hinterfragung nach seiner ursächlichen Beteiligung am Zustand der materiellen Strukturen „unwissenschaftlich" oder „medizinisch nicht notwendig" ist. Der menschliche Organismus besteht nicht nur aus stofflichen Anteilen. Nur wenn der Informationsfluss innerhalb dieser Steuerungsprozesse ungehindert und reibungslos abläuft, bleibt ein Zustand, den wir Gesundheit, Leistungsfähigkeit und Wohlbefinden nennen. Dieser Informationsfluss, der die einzelnen Körperregionen, Organe, Gewebsstrukturen und alle Zellen untereinander verbindet, ist ein nicht sichtbarer und auch materiell nicht fassbarer Bereich unseres Lebens, dessen nicht sichtbare Leitungsbahnen die Chinesen bereits vor 4000 Jahren als ‚Meridiane' bezeichnet haben. Die wichtigsten Stoffwechsel- und Organfunktionen wurden mit Hilfe von 12 Meridianen benannt.

- Eine Schlüsselvorstellung für die Ganzheitliche Zahnheilkunde ist, dass auch einzelne Zahngruppen in dieses Meridiansystem einzuordnen sind.

- Damit ist jedem einzelnen Zahngebiet ein bestimmter Meridian mit bestimmten Organen zuzuordnen.

Hierzu ein Beispiel: Die Schneidezähne haben eine Meridian-Beziehung zu Niere und Blase über den Nieren-Blasen-Meridian.

Leidet also ein Patient an unerklärlichen und chronischen Beschwerden von Nieren und Blase, sollten tote Zähne im Schneidezahnbereich als mögliche chronische Belastungsfaktoren in Betracht gezogen werden. Möglich ist eine Störung des Informationsflusses im Nieren-Blasen-Meridian durch das Störfeld der toten Zähne. Davon kann eine erhöhte Anfälligkeit der zugeordneten Organe herrühren. Das was mein Patient Dr. G. D. über die Verbindung von Schneidezähnen und Blase berichtet, mag undramatisch sein, beschreibt aber sehr deutlich, wie zutreffend die ganzheitliche Sicht im Einzelfall des Betroffenen ist:

Nach der Entfernung eines mittleren Schneidezahnes, der seit mehreren Jahrzehnten wurzelgefüllt ist, muss Herr Dr. G. D., Alter 64 Jahre, plötzlich nicht mehr mehrmals nachts aufstehen, um Wasser zu lassen. Er genießt seinen neu gewonnenen ungestörten Schlaf so lange, bis ein weiterer Schneidezahn plötzlich abstirbt und im Ausland wurzelgefüllt wird.

Sofort nach dieser Zahnbehandlung steht Herr Dr. G. D. wieder mehrfach nachts auf zum Wasserlassen. Die weitere Behandlung dieser Zahnwurzel bringt die Blasenschwäche sofort wieder zum Verschwinden.

Diese Zusammenhänge können auch so weit führen, dass ein unerfüllter Kinderwunsch, bei Ausschluss anderer Ursachen, nach Entfernen von Störfeldern im Schneidezahnbereich sich erfüllt. Nicht umsonst nennen die Chinesen den Meridian, der in der Körpermitte die Schneidezähne mit dem Unterleib verbindet „Konzeptionsgefäß". Zugegeben: Ein etwas anderes Denkmodell – das neuerdings sogar die

Krankenkassen bei bestimmten Krankheiten für erstattungsfähig halten –, aber doch die gleiche Vorstellung von Information und Ganzheit. Meine Patienten fragen sich dann mit Verwunderung, wieso ein zahnmedizinisches Expertengremium in sogenannten „Wissenschaftlichen Empfehlungen" schreiben kann: **„Dabei sind viele der diesen Systemen zugrunde liegenden Modelle und Hypothesen längst durch die inzwischen erarbeiteten Erkenntnisse der wissenschaftlichen Medizin widerlegt."**

Die chinesische Akupunkturlehre will sagen, dass Leben auch immer Bewegung ist und Ausdruck dynamischer Prozesse. Nur das Tote bewegt sich nicht. Aber: Entscheidend für Gesundheit ist der geordnete und der harmonische Ablauf von Energie und Information unserer Lebensprozesse. Entscheidend ist die Vorstellung von der rhythmischen und schwingungsmäßigen Änderung der Zustandsformen des Gesamtorganismus: Tag und Nacht, Anspannung und Entspannung, Einatmen und Ausatmen, usw. Nur die dynamische Stimmigkeit von Lebens- und Entwicklungsprozessen wird letztlich einen Zustand gewährleisten, der als stabile Gesundheit bezeichnet werden kann.

Merksatz für den Betroffenen

- *Nur eine Medizin, die ihre diagnostische Sensibilität verstärkt auf die Faktoren richtet, die langfristig den harmonischen Ablauf rhythmischer Phasen hemmen und blockieren,*

- *kann störende Entwicklungen rechtzeitig wahrnehmen und verhindern.*

Die Wechselbeziehungen zwischen Zähnen und Organen wurden von dem Arzt Dr. Voll und dem Zahnarzt Dr. Kramer neu zusammengestellt.

Zähne entwickeln sich aus Gewebe, das auch der Ursprung für das gesamte Nervensystem ist. Ganz spezifisch weiß die Wissenschaft,

- dass die Frontzähne des Ober- und Unterkiefers aus einem Nervenstrang gebildet werden, aus dem auch das „sympathische Nervensystem" entspringt.

- Die hinteren Backenzähne werden aus einer Nervenleiste gebildet, aus der auch das „parasympathische Nervensystem" entspringt.

Diese gemeinsamen Quellen aus der frühkindlichen Entwicklung des Menschen sind ganz natürlich die Grundlage für Verbindungen zwischen Zähnen und Nervensystem. Diese biologische Tatsache erklärt, warum Störungen an bestimmten Zähnen Störungen in bestimmten Geweben, Muskeln und Organen – die ja alle vom sympathischen und parasympathischen Nervensystem mitgesteuert werden – möglich machen. Warum soll da die Ganzheitliche Zahnheilkunde sich diese Verbindungen nicht zunutze machen, um Behandlungserfolge bei geplagten Patienten zu erzielen? So wie ich schon eingangs in Kapitel 1 den Zusammenhang zwischen Herz und Weisheitszahn schildern konnte.

1.4 Adaptation: Die dritte moderne Grundlage der Ganzheitsmedizin

Was soll der Körper tun, wenn der Zahnarzt ein Füllungsmaterial einbaut, das der Organismus als unverträglich empfindet? Was soll der Körper tun, wenn der Zahnarzt einen Zahn wurzelfüllt und damit ein künstliches, so von der Natur nicht gewolltes Gebilde schafft, das der Organismus als unverträglich empfindet? Den Stressor wieder loszuwerden geht in aller Regel nicht, denn der Zahnarzt hat selbstverständlich die Füllung so solide gebaut, dass sie nicht herausfällt; und den wurzelgefüllten Zahn mit Antibiotika so lange behandelt, bis er wieder fest im Kiefer verankert ist. Dem Körper und seiner unter Spannung stehenden Regulation bleibt nur eine Wahl:

- Er gibt nach und passt sich an das nicht zu lösende Problem an.

- Diesen Vorgang nennt die Regulationsmedizin „Adaptation".

Adaptation beruht auf einem einfachen Zwang: Der Körper muss den Stress ungelöster Belastungen auf andere Bezirke des Organismus aufteilen. Diese Umverteilung führt zu Belastungen an anderen Organen und dort zu Einschränkungen oder zu Regulationsmustern, die langfristig krankheitsfördernd wirken. Oder einfacher: Adaptation ist vergleichbar mit den Zinsen, die wir für Schulden bezahlen müssen. Je mehr Schulden – bzw. Adaptationen – wir haben, desto höher sind die Zinszahlungen, desto höher die Gesamtbelastung und desto geringer sind die frei verfügbaren Reserven.

- Oder biologisch gesprochen: Gewebsanteile, die die Adaptation eines ungelösten Problems übernehmen, werden zusätzlich belastet und kommen in einen zusätzlichen chronischen Spannungszustand.

- Und weiter: Je mehr Adaptationen unser Körper machen muss, desto geringer wird seine Fähigkeit, auf weitere Belastungen – z.B. Infektionen, psycho-emotionale Belastungen, Umweltgifte, Elektrosmog – erfolgreich und beschwerdefrei zu reagieren.

Störfelder sind Belastungen, die zu einer Adaptation zwingen. Je mehr Belastungen wir einem Organismus aufladen, desto weniger weitere Belastungen wird er vertragen können. Sind zu viele Belastungen vorhanden wird er dann ein Symptom entwickeln. Die letzte aus einer Summe von verschiedenen Belastungen, die nicht mehr über eine Adaptation auf ein anderes Organ übertragen werden kann, führt zu einem Symptom. Diese nennen wir fälschlich die „Ursache der Krankheit".

Merksatz für den Betroffenen

- *Adaptation ist eine Notbremse für ungelöste Probleme, indem andere Organe und Systeme in die Lösung mit eingebunden werden.*

- *Adaptation neutralisiert zwar das lokale und unlösbare Problem, kostet aber an anderer Stelle Kraft, was zu erhöhter Anfälligkeit der Organe führt, die die nicht zu lösende Belastung mittragen.*

- *Je mehr Adaptationen vorliegen, desto geringer wird die Widerstandskraft des Organismus.*

Da die Adaptation eine gute Anschauung für Vielschichtigkeit und Vernetzung des Körpers bietet, möchte ich den Fall meiner Patientin Frau N. F., Alter 38 Jahre, hierzu vorstellen (Abschrift aus einem Video-Interview):

„Ich hatte seit 2 Jahren massive Schmerzen im rechten Sprunggelenk, Ursache ist ein Autounfall von 1972. Ich hatte aber auch zwei tote wurzelgefüllte Zähne und habe eine eindeutige Verbindung zwischen Zahn und Sprunggelenk gespürt. Ich bin zu verschiedenen Ärzten und hab versucht denen das klar zu machen. Immer wenn ich Schmerzen am Sprunggelenk hatte, hatte ich keine Zahnschmerzen mehr und umgekehrt. Die meisten Ärzte haben mir nicht geglaubt, viele haben mich aus der Praxis verwiesen.

Da die Schmerzen im Sprunggelenk aber extrem stark wurden, bin ich ins Krankenhaus G. gegangen, und Röntgenbilder ergaben, dass im rechten Fuß eine sehr starke Arthrose ist. Da ich nicht das richtige Alter hatte wurde mir abgeraten meinen Fuß zu versteifen, ich sollte anstelle Schuheinlagen tragen und auf eine Eigenversteifung des Fußes warten. Nach vier Wochen war ich in der Klinik R., dort empfahl man mir sofortige Versteifung des Fußes, ich müsste nur mit einer eventuell anfallenden Fußamputation rechnen.

Danach nahm ich Kontakt zu Dr. L. auf, der mir empfahl die wurzelgefüllten Zähne zu entfernen. Ich entschloss mich für diesen Weg und nach der ersten Operation war mein Fuß vollkommen schmerzfrei."

Warum ist dieses Beispiel so lehrreich? Bei oberflächlicher Betrachtung ist alles klar: Frau F. hat durch einen Autounfall ein gesplittertes Sprunggelenk und seit Jahren an diesem Sprunggelenk Schmerzen. Die Ursache ist offensichtlich, was sollen da die Zähne?

- Der aktuelle Auslöser der Schmerzen ist eindeutig der Autounfall. Die Regulationsmedizin bezeichnet dieses Trauma als „Störgröße".

- Aber die chronische Störwirkung der Zahn störfelder verhinderte über Jahre hinweg die schmerzlose Ausheilung des Sprunggelenkes.

Frage: Wie erklärt sich dieses „Wunder"?
Antwort: Das Störfeld „Zähne" blockiert die Ausheilung des Sprunggelenkes im Sinne einer ungestörten Selbstheilung, wie wir es von jedem gesunden Organismus erwarten. Der vorprogrammierte Schwachpunkt „Sprunggelenk" wird zum Sündenbock für die ungelösten Störfelder und übernimmt deren Zinszahlungen. Es ist aber damit überfordert, so dass seine Selbstheilung blockiert wird.

- Durch die Beseitigung des Störfeldes „Zähne" wird die Adaptation schlagartig abgebaut und die innere Ordnung wieder hergestellt.

- Danach verschwinden die Schmerzen, weil die unfallbedingte Fraktur jetzt ungestört ausheilen kann.

Magie? Mystik? Placebo? Keines von allem, nur vernünftig verstandene und angewandte Störfeldtherapie, die die Amputation oder Eigenversteifung des rechten Fußes bei einer 38- jährigen Frau verhinderte oder überflüssig machte. Die Zahnstörfelder haben den Fuß zu einer Adaptation gezwungen; diese hat die Fähigkeit der vollständigen Heilung des Unfalltraumas verhindert. Wer hat den Mut, diese junge Frau zu fragen, ob sie die Amputation des rechten Fußes dem Verlust von drei wurzelgefüllten Zähnen vorgezogen hätte?

Für den weiter Interessierten:

Dieser Fall ist in medizinischer Ausführlichkeit dokumentiert im Buch:
J. Lechner: Störfelder im Trigeminusbereich und Systemerkrankungen, 1999

Zwei ähnlich klingende Begriffe tauchen in der Diskussion der Unfallpatientin mit dem Sprunggelenk auf: Störfeld und Störgröße. Wo ist der Unterschied? Eine Störgröße ist ein aktueller Reiz für in das System, dessen Beantwortung sofort erfolgt. Störgrößen sind z.B. akute Infektionen (Schnupfen), akute Vergiftungen (Lebensmittelvergiftung im Urlaub) und alle Arten von Verletzungen und Unfällen. Demgegenüber ist ein Störfeld chronisch vorhanden, weil es vom Körper selbst nicht auszulöschen, nicht zu überwinden oder nicht zu beseitigen ist. Kennzeichen eines solchen Störfeldes sind:

- Ein Störfeld ist nicht mehr in das Gesamtsystem reibungslos zu integrieren, sondern nur auf Kosten anderer Untersysteme. Es gefährdet deshalb die Aufrechterhaltung der inneren Ordnung und der Selbsterhaltung durch störungsfreie Selbststeuerung.

- Ein Störfeld bedingt, dass der Organismus über Adaptationen im Ganzen oder in Teilen unökonomisch arbeitet, wodurch er sein Leistungslimit früher erreicht.

- Jeder Organismus muss sich Zeit seines Lebens mit seiner Umwelt und deren Risiken und Reizen auseinandersetzen. Aber: Störfelder senken die Schwelle für jeden weiteren Reiz und verstärken dadurch schädliche Reize.

Was lehrt uns der obige Patientenfall? Adaptationen führen zu weniger erfolgreichen und weniger effizienten Organen und letztlich zu Gewebserschöpfung und Gewebstod. Chronische Belastungen zwingen das System in einen chronischen Adaptationszustand. Dieser kann jahrelang vollkommen folgenlos sein. Dann aber bricht das System plötzlich auf Grund eines kleinen Infektes, einer psychischen Belastung oder eines Unfalls zusammen. Das Resultat kann dann Krebserkrankung, MS oder ähnliches sein. Arzt und Patient stehen dann gleichermaßen ratlos vor dem Phänomen der unbegreiflichen Erkrankung aus „heiterem Himmel". Ein Missverständnis der Schulmedizin muss an dieser Stelle ausgeräumt werden:

- Die Löschung des Symptoms beseitigt nicht die Ursache, die den Organismus zur Adaptation zwingt.

- Wird nicht auch die Ursache der Adaptation beseitigt, sucht sich diese ein anderes Symptom.

- Deshalb kommen die Patienten auch immer wieder: Sie wechseln bestenfalls den Symptom-Facharzt.

In dieses Behandlungsmodell einer Störfelderkrankung „um die Ecke" passt auch meine Patientin K. D. Alter 36 Jahre:

Sie verliert nach einem Autounfall ihr Sprachvermögen. Obwohl sie vorher problemlos sprechen konnte, ist sie nach dem akuten Trauma des Autounfalls nur noch mit Mühe in der Lage, eine verständliche Artikulation zu bewerkstelligen. Mein Zahnstörfeldtest zeigt Belastung im Bereich

des rechten hinteren Backenzahngebietes. Dieses Areal wird operativ saniert unter Entfernung eines Backenzahnes. Es findet sich fettig aufgelöster Kieferknochen (siehe Kapitel 2).

- **Der Bereich des oberen Weisheitszahnes hat nach den Ärzten Voll, Kramer und Gleditsch einen Zusammenhang mit Gehirn und Zentralnervensystem.**
- **Dieser Bereich ist damit von Bedeutung für das neurologische Beschwerdebild der aufgetretenen Sprachstörungen.**

Bedenkt man diese Zusammenhänge im Besonderen und die Störfeldwirkung im Allgemeinen, verblüfft auch nicht der Erfolg: Bereits unmittelbar nach der ersten Operation - weitere Eingriffe waren notwendig - gibt die Patientin eine deutliche Besserung ihres Sprechvermögens an.

Die ganzheitsmedizinische Erklärung zu dieser Patientin ist die gleiche, wie vorhin: Das Trauma des Unfalls kann nach Beseitigung der störenden Adaptation durch das Zahnstörfeld vom Körper selbst erfolgreich bearbeitet werden und heilt damit von selbst aus.

Für den weiter Interessierten:
Dieser Fall ist in medizinischer Ausführlichkeit dokumentiert im Buch: J. Lechner: Störfelder im Trigeminusbereich und Systemerkrankungen, 1999

1.5 Vorspannung: Die vierte moderne Grundlage der Ganzheitsmedizin

Jedem ist klar, dass ein Material, das unter ständiger Spannung steht, leichter bricht. In der Technik nennt man diesen Zustand „Vorspannung". Material, das unter einer solchen Vorspannung steht, ist auch für weitere Zusatzbelastungen viel weniger widerstandsfähig. Vorspannungen, die längere Zeit bestehen – im medizinischen Sprachgebrauch würde man dies „chronisch" nennen – bewirken also

- gesteigerte Bruchanfälligkeit und gleichzeitig
- verminderte Widerstandsfähigkeit gegen zusätzliche Belastungen

Man denke nur an einen Bogen: Niemand würde ihn ständig überspannen – was auch schon das entsprechende Sprichwort sagt. Ein ständig vorgespannter Bogen bricht leichter wegen Materialermüdung und schießt weniger weit, als ein gut entspannter Bogen im Ruhezustand. Nichts anderes bewirken chronische Belastungen durch Zahnstörfelder in unserem Organismus. Zur Bestätigung zitiere ich eine US-amerikanische Arbeit, die in der renommierten Medizinzeitschrift „Lancet" veröffentlicht wurde:

Eine 55-jährige Frau klagt über konstante starke Schmerzen, die sie an der seitlichen Oberfläche des linken Arms empfindet und die sich von der Schulter bis zu Daumen, Zeigefinger und Mittelfinger hin ausstrecken. Der Schmerz begann vor 17 Monaten unmittelbar nach einem Herzkatheter über die linke Armarterie. Bewegung des Armes verschlimmert den Schmerz. Folgende Befunde konnten zusätzlich zu den Armschmerzen bei der Patientin erhoben werden:

1. **Schmerzen am linken Muskulus sternokleidomastoideus;**
2. **Anhaltende unbewußte Linksabweichung beim Gehen.**
3. **Die Patientin beschreibt einen „Schleier" über dem linken Augen, der ständig wahr genommen wird.**

Unter Lokalanästhesie wurde das linke obere Weisheitszahngebiet gesäubert, wobei sich eine Knochenkaverne von ungefähr Fingerkuppengröße eröffnete, die mit erweichtem Knochengewebe gefüllt war, also eine typische Chronische Kieferostitis oder NICO (siehe Kapitel 2.2).

Ungefähr eine halbe Stunde nach der Operation berichtet die Patientin über ein totales Verschwinden der Schmerzzustände in der linken Schulter, im linken Arm und linker Hand. Die Einschränkung der Hand- und Armbeweglichkeit verbesserte sich sehr schnell postoperativ. Die Schluckbeschwerden, der Schleier über dem Auge und die Linksabweichung beim Gehen verschwanden alle. 3 Monate nach der Operation war die Patientin absolut frei von Schmerzen und konnte den linken Arm und die linke Hand uneingeschränkt bewegen.

Dieser Fall beweist einerseits die von mir seit Jahrzehnten vertretene Bedeutung einer Chronischen Kieferostitis; er bedarf andererseits einer wesentlichen Ergänzung: Der Autor betont ausdrücklich, dass die Beschwerden der Patientin aufgetreten sind nach dem Legen eines Herzkatheters. Man hätte nun aus der üblichen Sicht darauf schließen können, dass das Trauma des Herzkatheters mit dem Auftreten der Beschwerden der Patientin zu verknüpfen ist. Interessanterweise verschwinden aber die Beschwerden sofort nach der Sanierung der Kieferostitis im oberen Weisheitszahngebiet.

- Und genau diese Tatsache macht diesen Patientenfall zu einem wunderbaren Beispiel für eine Vorspannung:

Natürlich war die Vorspannung durch das Störfeld „oberer linker Weisheitszahngebiet" auf die gesamte linke Körperseite bereits vor Legen des Herzkatheters vorhanden. Aber erst der Zusatzreiz des Herzkatheters hat die Vorspannung aufgedeckt und spürbar werden lassen. Da der direkte Reiz des Herzkatheters nicht mehr rückgängig zu machen ist, ist die Lösung des Problems der indirekte Weg über das Zahnstörfeld.

- Und dieses ganzheitliche Denken und die Sanierung des Störfelds bringen auch schlagartig den Erfolg.

Auch der Autor selbst äußert in Lancet die Meinung, dass viele immer noch den Mund und seine Krankheitsprozesse als isolierte Vorgänge betrachten, die unabhängig vom Rest des Körpers ablaufen. Ist es da nicht bedauerlich, dass in Deutschland weitere Forschung in dieser Richtung blockiert wird, wie sie die Äusserungen aus Kapitel 1 belegen. Dieser Fall zeigt, dass Zahn- und Kieferprozesse als medizinische Tatsache sehr wohl zu Krankheitssymptomen im Körper beitragen können, die weit vom Kauorgan entfernt sind. In der Regulationsmedizin nennt man diesen Sachverhalt „störfeldbedingte Vorspannung des Regelkreises". Der Begriff der Vorspannung spielt besonders im Leistungssport eine interessante Rolle: In Erinnerung ist mir der Fall eines Profi-Fußballers, der vor Jahren wegen mehrfachen Abrisses seiner Achillessehne in meine Praxis kam. Was kann die Achillessehne mit Zahnstörfeldern zu tun haben? Und warum könnte bei einem Fußballer die Sehne wegen der Zähne reißen und nicht wegen der berufsbedingten Überbelastung? Die Antwort ist einfacher als gedacht und führt natürlich wieder nur über das indirekte Denken der systemisch-ganzheitlichen Medizin zum Ziel:

Der Fußballprofi hatte viele Amalgamfüllungen im Mund. Die Ganzheitliche Zahnheilkunde weiss, dass das Quecksilber der Amalgamfüllungen die Nieren belastet. Es werden bei unserem Fussballprofi durch die Amalgamfüllungen aber nicht primär die Nieren selbst, sondern der dazugehörige Nieren-Meridian in ein Leistungsdefizit gebracht: Der Nieren-Meridian steht unter einer chronisch-toxischen Vorspannung.

Sinn macht diese Überlegung in dem Moment, in dem man beachtet, dass der Nieren-Meridian exakt über der Achillessehne verläuft. Die amalgambedingte Vorspannung des Nieren-Meridians überträgt sich in Form eines gestörten Stoffwechsels und einer gestörten Regulation auf die Achillessehne.

Die dadurch eingeschränkte Stressresistenz der Sehne führt zum wiederholten Riss des berufsbedingt ohnehin überlasteten Organs. Amalgam war in diesem Fall die Belastung, die den Nieren-Meridian zu Adaptation gezwungen hat und diese Minderleistung führt zu Vorspannung und vorzeitigem Abriss der Achillessehne.

Merksatz für den Betroffenen

- *Vorspannung bedeutet: Der zugehörige Regelkreis arbeitet unökonomisch.*
- *Fehlende Ökonomie bedeutet: Vorzeitiger Verbrauch von Regulationsreserven.*
- *Fehlende Regulationsreserve bedeutet: Verringerte Stressresistenz des betroffenen Organs.*
- *Da Hochleistungssportler ihren Organen, Sehnen und Gelenken – und auch ihrer Psyche – Maximalleistungen abfordern müssen, wirkt sich Vorspannung in gesteigerter Anfälligkeit für berufsbedingte Verletzungen aus.*

Zähne und Kiefer als Störfeld

Oder: Die Blockade der Selbstheilungskräfte durch Zahnstörfelder

2. Zähne und Kiefer als Störfeld
Oder: Die Blockade der Selbstheilungskräfte durch Zahnstörfelder

Wie kommt es, dass der kleine Bereich der Zähne eine so wichtige Schlüsselstelle für die Gesundheit einnehmen soll? Ist das nicht die Übertreibung eines Zahnarztes, der sich mit seinem Fach wichtig machen möchte? Die Antwort ist sehr einfach: Kein anderer Arzt hat es mit einem so früh und so stark geschädigten Organ zu tun wie der Zahnarzt. Die kariösen Zähne müssen gefüllt, wurzelbehandelt und auch ersetzt werden mit verschiedensten künstlichen Materialien. Niemand in der Medizin setzt zwangsläufig so viele Dauerbelastungen wie der Zahnarzt. Aus dieser Sonderstellung entwickelt sich auch die besondere Bedeutung der Ganzheitlichen Zahnheilkunde: Ihre Zielvorstellungen erschöpfen sich nicht in einer handwerklich perfekten Gestaltung von Kronen- und Füllungsrändern oder der Vorspiegelung einer perfekten Kosmetik im Zahnbereich. Der Blick über den Kronenrand hinaus kann ganze Lebensschicksale verändern. Die bedauernswerte Leidensgeschichte einer jungen Frau, die den natürlichen Wunsch hat, schön und begehrenswert zu sein, schildert meine Patientin Frau B. R.:

Seit dem 16. Lebensjahr quälen die Patientin ständig und ununterbrochen Talgdrüsen-Eiterungen mit Pusteln und Rötungen auf dem gesamten Rücken, auf der gesamten Brust bis zur unteren Halspartie hoch reichend.

Immer wieder wurden die Hautentzündungen und Eiterpusteln mit Cortisonsalbe behandelt, zwischenzeitlich auch mit Sulfonamiden. Ansonsten wurden keine weiteren Therapien angeboten. Die Langzeitverordnung von Cortison und Sulfonamiden hat nicht nur nicht das Problem beseitigt, sondern auch noch die bekannten Nebenwirkungen von Antibiotika und Cortisonen mit zusätzlichen Veränderungen von Haut und Fettgewebe.

Der kosmetisch und auch psychoemotional stark belastende Prozess – es handelt sich hier um eine junge Frau – dauerte bis zum Jahre 1985 an. Die Patientin ist zu diesem Zeitpunkt Ende Dreißig.

Nach Testung zeigen sich als chronische Belastungsfaktoren im Zahn- und Kieferbereich mehrere tote Zähne und Amalgamfüllungen. Diese Toxine wirken auf Haut und Immunsystem. Sofort nach der Sanierung begann die "Akne" sich zurückzubilden, aber langsam. Nach 6 Monaten, in denen aber keine weitere Behandlung stattfand – war die Akne praktisch weg. Sie tritt jetzt – 20 Jahre nach der Sanierung – nur noch gelegentlich in stark verminderter Form auf, und dann auch nur periodenabhängig.

Für jeden, der einen Funken Mitgefühl zeigen kann, wirft sich die Frage auf: Hätte nicht das Leben einer jungen Frau eine ganz andere Qualität bekommen, wenn man die Entwicklung des Krankheitsbildes und den damit verbundenen seelischen Stress dadurch verhindert hätte, dass man eine ganzheitliche Zahnsanierung nicht erst 25 Jahre zu spät durchführt?

Merksatz für den Betroffenen

- *Ganzheitliche Zahnheilkunde zeichnet das Bemühen aus, zahnärztliches Handeln an übergeordneten Gesichtspunkten des Gesamtsystems zu orientieren:*

- *Vernetzte Bezüge haben dabei Vorrang vor Einzelaspekten: Die Mechanik der Zähne und des Zahnersatzes wird nötigenfalls der gesundheitlichen Auswirkung hintangestellt.*

- *Ziel jeder Störfeldbereinigung ist die Stärkung, die Wiederherstellung oder mindestens die Aufrechterhaltung der Steuerungskompetenz des Organismus.*

Bedeutsam für den ganzheitlich orientierten Zahnarzt ist, dass in der modernen Störfeldlehre der sogenannte „vereiterte Zahn" eben kein „bakteriell streuender Herd" ist. Nur dieser „vereiterte Zahn" wäre für den Zahnarzt auf dem Röntgenbild sichtbar, aber nicht die dadurch eingeschränkte Regulation und Steuerung. Die erste Frage für den ganzheitlich orientierten Zahnarzt ist deshalb: Welche zahnärztliche Maßnahme schränkt diese Steuerung ein? Welche geplante oder bereits durchgeführte zahnärztliche Maßnahme ist eine chronische Belastung, die bei diesem Patienten die eigene Fähigkeit zur Selbststeuerung einschränkt oder labilisiert? Was muss ich als Zahnarzt entfernen, um diese Prozesse entlasten und wieder so freisetzen zu können, dass die Selbstregulation des Patienten wieder in Gang kommt? Was darf ich als Zahnarzt bei diesem Patienten nicht tun, um die vorhandene Blockade von Regulation und Steuerung nicht weiter zu verschlechtern?

Merksatz für den Betroffenen:

- *Ein Ziel des ganzheitlich tätigen Zahnarztes ist, durch Materialen für Zahnersatz, die Regulation und Selbststeuerung des Patienten nicht weiter zu belasten.*

- *Das Ziel des ganzheitlich tätigen Zahnarztes ist, durch Entfernung chronischer Belastungsfaktoren bei lang dauernden und nicht heilbaren Krankheiten die Eigenregulation und Selbststeuerung des Patienten wiederherzustellen*

- *Diese chronischen Belastungsfaktoren können unverträgliche Füllungen und Zahnlegierungen, tote und wurzelgefüllte Zähne und chronische Veränderungen im Kieferknochen sein.*

Sind diese Gedanken so weit hergeholt, dass sie keinen Platz haben, trotz zunehmender Verbreitung von chronisch-entzündlichen und chronisch-degenerativen Krankheitsbildern – also Rheuma und Krebserkrankungen - trotz der zunehmenden Nichtfinanzierbarkeit der medizinischen und sozialen Kosten dieser Situation? Warum werden Lösungsansätze, die auch nur den Hauch ganzheitlichen Denkens in sich tragen, von Kostenträgern und „offizieller Medizin" in eine Außenseiterposition gedrängt?

2.1 Toter Zahn als Störfeld

Seit der Entdeckung der Antibiotika hat sich unter Ärzten und auch Zahnärzten der Glaube verbreitet, dass Zähne keine weiteren Erkrankungen anderer Organsysteme im Körper auslösen können. Es wird mehrheitlich behauptet, dass „Herde und Störfelder" Sache und Irrglaube der Vergangenheit wären. Geleugnet wird die Gefahr, dass der wurzelgefüllte Zahn als solcher und die in ihm eingeschlossenen Bakterien Belastungsreaktionen außerhalb der unmittelbaren Zahnumgebung auslösen können. Genügt es, dass in den letzten 50 Jahren Zahnärzte gelernt haben, abgestorbene Zähne durch Wurzelfüllungen als Kauwerkzeuge zu erhalten. Verschiedenste Verfahren zur Wurzelkanal-Behandlung wurden entwickelt, um Millionen von entzündeten, abgestorbenen und toten Zähnen zu retten. Man nennt diese Wurzelfüllungen „endodontische Verfahren". Der Patient wird zunächst mit folgenden Argumenten konfrontiert:

- Wurzelkanal-Behandlungen sind sicher.
- Das Röntgenbild gibt über den Erfolg genaue Auskunft.
- Seit dem Aufkommen der Antibiotika spielt die Lehre der Störfeld-Infektion keine Rolle mehr.
- Mit modernen Behandlungsmethoden sind Fernwirkungen wurzelbehandelter Zähne auf andere Organe oder auch das Immunsystem auszuschliessen.

Es gibt aber genügend Hinweise aus der ganzheitlich-systemisch orientierten Medizin und neue Erkenntnisse aus der modernen Zahnheilkunde, die ein Überdenken dieser Position notwendig machen. Entsprechend kritisch ist meine Position als Vertreter der Ganzheitlichen Zahnheilkunde:

- Wurzelkanal-Behandlungen können Ursache vielfältiger System- und Organ-Erkrankungen sein.
- Das Röntgenbild reicht zur Beurteilung nicht aus.
- Mikroorganismen können in wurzelbehandelten Zähnen überleben.
- Von wurzelgefüllten Zähnen können Giftwirkungen ausgehen.

Zahnärzte werden grundsätzlich geschult, die Zähne unter allen Umständen als mechanische Kauwerkzeuge zu retten. Meine Erfahrung aus 30 Jahren Ganzheitlicher Zahnmedizin ist, dass häufig der Preis für diese Zahnerhaltung vom Patienten bezahlt wird: Denn die Gesundheit kann durch wurzelgefüllte Zähne eingeschränkt und gefährdet werden. Stehe ich mit dieser Meinung alleine? Im Jahr 1993 erscheint in den USA ein wichtiges kritisches Buch: „Enthüllungen über Wurzelkanalbehandlungen (Root Canal Cover-Up)" von Dr. George E. Meinig. Dieser amerikanische Zahnarzt war in den vierziger Jahren Gründungsmitglied der Amerikanischen Gesellschaft für Wurzelbehandlungen. Sein Buch dokumentiert seine Wandlung vom Saulus zum Paulus: Man erfährt, dass Wurzelbehandlungen die Ursache für viele systemische und ganzkörperliche Probleme sein können, die scheinbar nicht zusammenhängen.

Was bedeutet Wurzelfüllung? Zunächst, dass der Zahnnerv entfernt wird. Dieser ist das Endstück des „Trigeminus-Nerv", der direkt im Gehirn entspringt. Untersuchungen an Katzen haben gezeigt, dass dieser Gehirnnerv nach der Abtötung seines letzten Teiles, nämlich des Zahnerven, bei einer Wurzelbehandlung bereits nach zwei Wochen degenerative Erscheinungen in seinem Ursprungskern zeigt. Dieser Gehirnkern ist für die Verschaltung und Koordination einfließender Impulse verantwortlich. Auch diese Untersuchung zeigt, dass Veränderungen an einem Zahn Wirkungen in anderen Organen zeigen können.

> Für den weiter Interessierten:
>
> Diese wissenschaftliche Untersuchung ist mit Bildmaterial in medizinischer Ausführlichkeit dokumentiert im Buch:
> J. Lechner: Störfelder im Trigeminusbereich und Systemerkrankungen, 1999

A] Gibt es systemische Erkrankungen, verursacht durch Mundbakterien?

Eine neue Studie verfolgt in den Blutkreislauf freigesetzte Bakterien und Pilze aus dem Wurzelkanal - während und nach Wurzelbehandlungen. Den Patienten wurde Blut während und 10 Minuten nach einer Wurzelkanalbehandlung entnommen. Alle Wurzelkanäle enthielten Bakterien, die auch im Blut nachgewiesen werden konnten. Das Hauptproblem wird sofort offensichtlich: Sterilität, also Keimfreiheit eines Wurzelkanals kann niemals erreicht werden: Die Durchmesser der Kanälchen sind zu klein, um diese durch Instrumente oder Beflutung mit desinfizierenden Lösungen erreichen zu können. Obwohl eine Reduktion in der Zahl der Bakterien erreicht wurde, blieben in wissenschaftlichen Untersuchungen 50 % des untersuchten Zahnes infiziert. Diese Probleme sind den Zahnärzten natürlich bewusst. Aber sie verdrängen die Möglichkeit, dass Bakterieneinlagerungen in toten Zähnen andere Krankheiten fördern können.

> Für den weiter Interessierten:
>
> Ausführliche wissenschaftliche Literatur und Quellenhinweise finden sich auf der Website www.totezaehne.de

Merksatz für den Betroffenen

- *Zähne haben zusätzlich zum Hauptkanal viele seitliche Kanäle. Der zentrale Nervkanal ist immer von Millionen kleiner Kanälchen dreidimensional umgeben.*
- *Diese sind groß genug, um Besiedelungen von Bakterien, Pilzen und Hefen zuzulassen.*
- *Die Gesamtlänge dieser Kanäle beträgt bis zu mehrere Kilometer, wohlgemerkt bei einem einzelnen Zahn!*

B] Ist ein unauffälliges Röntgenbild ein Beweis für das Fehlen einer Zahnwurzel-Entzündung?

Das Röntgenbild ist für den Zahnarzt der einzige Maßstab zur Beurteilung eines toten oder wurzelgefüllten Zahnes. Zeigt die Röntgenaufnahme einen unauffälligen Zahn, dann schließt der Zahnarzt daraus, dass die Wurzelbehandlung erfolgreich war. Zeigt das Röntgenbild was wirklich vorgeht? Wissenschaftliche Untersuchungen berichteten, dass nur 7 % der wurzelbehandelten Zähne vollständig ausheilten. In über der Hälfte der untersuchten Fälle wurde Füllmaterial über die Wurzelspitze hinaus gefunden. Diese Überfüllungen verursachten regelmäßig eine entzündliche Antwort. Zahnärzte sind demnach gar nicht in der Lage die Unschädlichkeit eines wurzelgefüllten Zahnes festzustellen. Deshalb kann durchaus ein unauffälliger wurzelbehandelter Zahn die Quelle einer massiven Besiedelung und Streuung von Bakterien darstellen. Die Entdeckung des wurzelgefüllten Zahnes als Bakterienstreuer ist nicht neu, denn die Menschheit hat schon seit dem Altertum tote Zähne als

vielfältige Krankheitsursache betrachtet.
Forscher veröffentlichten 1989 Studien, worin sie einen Zusammenhang zwischen entzündlichen Zahnbetterkrankungen und Gehirnschlag beobachteten; andere zeigten 1993 in einer Studie den Zusammenhang zwischen fehlenden Zähnen – also Verdacht auf Chronische Kieferostitis – und Erkrankungen der Herzkranzgefäße, sowie in einer 14jährigen Folgestudie die Verbindung von Zahnfleischentzündungen und einem erhöhten Risiko von Erkrankungen der Herzkranzgefäße. Von 1992 stammt eine Studie aus den Universitäten von Halle-Wittenberg und Aachen, in der gezeigt werden konnte, dass bei unfruchtbaren männlichen Patienten

- in 70 % der Fälle Bakterien im Sperma waren,
- in 23 % diese Bakterien resistent auf Antibiotikabehandlung waren,
- in diesen Fällen Bakterienstämme aus dem Mund mit denen im Sperma identisch waren,
- nach Zahnbehandlung diese Patienten bakterienfreies Sperma hatten, mit verbesserter Mobilität und Anzahl der Spermien.

Ohne die Fachliteratur zu weit treiben zu wollen, können wir doch feststellen, dass wir also wieder bei Hippokrates (460-377 v.C.) angelangt sind, der bereits seinerzeit über einen Patienten berichtete, der von seiner Arthritis geheilt wurde durch die Extraktion eines infizierten Zahnes.

Merksatz für den Betroffenen

- *Das Röntgenbild ist der einzige Maßstab zur Beurteilung eines toten und wurzelgefüllten Zahnes.*
- *Es reicht zur Beurteilung von Bakterienbesiedelung nicht aus, denn wer kann Bakterien oder Pilze auf einem Bild erkennen?*
- *Vorsicht: Ihr Zahnarzt tut dies in aller Regel; er schaut auf das Röntgenbild und sagt: „Hier ist alles in Ordnung".*

Wenn wissenschaftlich gezeigt werden konnte, dass auch bei perfektem Röntgenbild unsichtbare Mikroorganismen vorhanden sein können, dann ist die Frage erlaubt, was diese Bakterien im Zahn selbst tun. Selbstverständlich haben Mikroorganismen einen Stoffwechsel – wie alle Lebewesen; am Ende ihrer Verdauung entsteht auch bei Bakterien ein Stoffwechselprodukt. Diese Mundbakterien produzieren als Nebenprodukte ihres Stoffwechsels Gifte wie **Hydrogensulfid H2S und Merkaptan CH3SH**. Zu erkennen sind diese Gase an dem stechenden Geruch nach faulen Eiern. Können diese Schwefelwasserstoffverbindungen dem Körper schaden? Die Antwort gibt Dr. Rau, Leiter der ganzheitlich ausgerichteten Paracelsus Klinik Lustmühle in der Schweiz:

„Die Leicheneiweiße der toten Zähne sind hoch toxisch. Es werden also in den Pulpen toter Zähne toxische Produkte entstehen, wie schwefelhaltige Toxine (Mercaptane, Thioäther, aber auch Carzinogene wie Indol, Scatol und freie Radikale.) So wird erklärlich, dass Untersuchungen in USA aufgezeigt haben, dass mit der Häufigkeit der Wurzelkanalbehandlungen auch die Carcinomrate steigt. Im Visier anderer Untersuchungen

konnte aufgezeigt werden, dass in Rückenmarkspartien von MS-Patienten die gleichen Toxine gefunden werden konnten wie in den abgestorbenen, wurzelkanalbehandelten Zähnen der MS-Patienten. Wir messen diesen toxischen Produkten sehr große Bedeutung zu, als Ursache von Störherden."

Dieser Stellungnahme wird sich unser Patient Herr A. B. Alter 36 Jahre, gerne anschließen, denn als Leistungssportler und Besitzer eines Sportfachgeschäftes schreibt er mir nach seiner Zahnsanierung folgenden Bericht:

..haben sich meine Beschwerden nach der Entfernung des toten Zahns komplett erledigt. Hierbei sind im Besonderen zu nennen:

- **das plötzlich immer wiederkehrende Taubheitsgefühl in beiden Armen,**
- **die Knieprobleme sowie die fortwährenden Rückenschmerzen die trotz Behandlung nicht mehr in den Griff zu kriegen waren.**
- **Außerdem sind da noch zu nennen die Magen-Darm-Probleme, und die allgemeine Infektanfälligkeit, die sich seither deutlich gebessert hat.**
- **Zu erwähnen ist außerdem, dass dieser Zustand so nun seit einem Vierteljahr stabil ist.**

Die anhaltende Besserung über einen längeren Zeitraum schließt einen kurzlebigen Placebo-Effekt aus. Auch dieser Fall stellt jedes klassische eingleisige Ursache-Wirkungsdenken in der Medizin ins Abseits: Wie kann ein Zahnarzt ein Knie heilen? Wie kann ein Zahnarzt Taubheit in beiden Armen heilen? Wie kann ein Zahnarzt die Rückenschmerzen heilen, an denen Orthopäden und Physiotherapeuten scheiterten? Und zuletzt: Wie kann ein Zahnarzt Magen-Darm-Probleme heilen, die doch den ganz anderen Teil des Verdauungstraktes betreffen? Diese Erfolge müssen für jeden unbegreiflich sein, der nicht die ganzheitlichen Grundlagen der Regulationsmedizin begreift.

Merksatz für den Betroffenen

- *Wurzelgefüllte Zähne können ständig Gifte in Form denaturierter Eiweißverbindungen (Methyl-Merkaptan) abgeben.*
- *Methyl-Merkaptan wird in der wissenschaftlichen Literatur als gesundheitsschädliches Toxin betrachtet.*
- *Es spielt aber bei der Diskussion um wurzelgefüllte Zähne und Systemerkrankungen in der Schulmedizin keine Rolle.*

C] Ist die Wurzelfüllung eines Zahnes ein Angriff auf das Gehirn?

Diese Toxine aus wurzelgefüllten und toten Zähnen bestehen aus Methyl-Merkaptan, welches in der wissenschaftlichen Literatur als gesundheitsschädliches Gift gilt. Es spielt aber bei der Diskussion um wurzelgefüllte Zähne und Erkrankung in der Medizin keine Rolle. Warum heisst es „Merkaptan"? Dieses Wort ist eine Verbindung aus den lateinischen Wörtern „mercurius = Quecksilber" und „captans = einfangend": Den Zahntoxinen wird also in der Medizin die Eigenschaft zugeschrieben, mit Vorliebe Quecksilber anzulagern, das aus den naheliegenden Amalgamfüllungen stammt.

- Daraus entsteht dann **Dimethyl-Quecksilber** mit der Formel **$(CH_3)_2Hg$**.

Dimethyl-Quecksilber ist eine entflammbare, farblose Flüssigkeit und bekannt als eines der stärksten Nervengifte (Neurotoxine). Es ist hochgefährlich und die Aufnahme einer Dosis unter 0.1 mL ist tödlich. Dimethyl-Quecksilber durchdringt mit Leichtigkeit die Blut-Hirn-Schranke. Es hat die Angewohnheit, sich im Organismus anzureichern. Es dringt innerhalb von Sekunden durch Latex, PVC und Neopren und wird durch die Haut und die Schleimhaut des Mundes aufgenommen. Ein dramatischer Todesfall beweist die Giftigkeit dieser Verbindung:

Frau Dr. Karen Wetterhahn, eine anerkannte Professorin der Chemie am Dartmouth College USA, war spezialisiert auf toxische Metalle. Am 14 August 1996, als sie mit einer organischen Quecksilberverbindung arbeitete, genannt Dimethyl-Quecksilber, verschüttete sie ein oder zwei Tropfen auf ihre Latexhandschuhe. Einige Monate später stellte sie neurologische Symptome fest, wie z.B. Gleichgewichtsverlust und undeutliche Aussprache. Sie kam ins Krankenhaus und es stellte sich heraus, dass durch den einmaligen Kontakt mit Dimethyl-Quecksilber ihr Blut-Quecksilber-Wert um das 80ig-fache der tödlichen Dosis gestiegen war. Trotz intensivster Therapie fiel sie ins Koma und verstarb wenige Monate später.

Was sagt uns dieser dramatische Fall für die tägliche Praxis? Wir werden in Kapitel 3 feststellen, dass Amalgam zu 50 % Quecksilber enthält und sich möglichst nicht im Mund sensibler Patienten befinden sollte. Wir haben gerade in diesem Kapitel festgestellt, dass wurzelgefüllte Zähne leicht Toxine abgeben, die schädigend wirken können.

Besonders fatal scheint aber die Verbindung aus Methyl-Merkaptan und Amalgam zu sein: Denn daraus entsteht möglicherweise ein Stoff, der ähnlich bedrohlich für das Nervensystem des Betroffenen ist wie bei der amerikanischen Chemikerin. Der Chemieprofessor B. Haley (USA) beschreibt dieses „Supertoxin" als weitaus giftiger als das Botulinus-Toxin: **„Some of the most toxic substances known to man".**

Merksatz für den Betroffenen

- *Amalgamfüllungen alleine können krank machen, müssen aber nicht bei entsprechender individueller Widerstandskraft.*
- *Wurzelfüllungen alleine können krank machen, müssen aber nicht bei entsprechender Entgiftungsfähigkeit.*
- *Sie sollten aber niemals Amalgamfüllungen und wurzelgefüllte Zähne gleichzeitig im Mund haben. Denn daraus entsteht Dimethylquecksilber.*

Warum sind diese Verbindungen toxisch? Giftig ist ein Stoff dann, wenn er lebenswichtige Prozesse im Körper blockiert. Betrachten wir zunächst die Wirkung von Zahnwurzelgiften auf lebenswichtige Enzyme: Enzyme sind die Motoren des Lebens. Ohne die Katalysatorwirkung der Enzyme würden die Reaktionen in den Zellen nicht, oder nur unendlich langsam ablaufen. Insbesondere bei Krebspatienten konnte die vitale Bedeutung der Enzyme bereits Anfang dieses Jahrhunderts nachgewiesen werden: 1907 spritzte der schottische Arzt Dr. John Beard frisches Pankreasextrakt bei Krebspatienten und beobachtete eine rapide Rückbildung der Tumore. 1960 kamen Wolf und Benitez aufgrund ihrer jahrelangen Forschungen zu dem Schluss: "Das frühzeitige Altern ist im Wesentlichen auf einen Mangel an Enzymen zurückzuführen". Ihre Arbeiten und Erkenntnisse führten zur Entwicklung der Wobe/Mugos Enzymdragees.

Das Wesen der Enzyme besteht darin, Stoffe anzulagern und diese entsprechend zu bearbeiten. Das Andocken dieser Stoffe geschieht innerhalb des Enzyms an einem aktiven Zentrum. Diese aktiven Zentren der Enzyme bestehen in der Regel aus Schwefel-Wasserstoff-Gruppen (SH-Gruppen). Eine der wesentlichsten Enzymfunktionen im menschlichen Organismus läuft innerhalb der Mitochondrien ab: Über eine Kette von Enzymen wird innerhalb der Zelle ATP (Adenosintriphosphat) bereitgestellt. ATP ist die eigentliche Speicherform von Energie, die dem Körper zur Verfügung steht. Ohne ATP ist kein Stoffwechselprozess denkbar und möglich. Die Aktivität von Muskulatur und Gehirn sind die Prozesse mit dem höchsten ATP Verbrauch.

- Das Problem besteht darin, dass der Körper nur etwa 35 Gramm an ATP zur Verfügung hat, das täglich circa 2.000 mal auf- und abgebaut werden muß.

- Dies geschieht ausschließlich durch die Enzyme in den Zell-Kraftwerken „Mitochondrien".

- Eine ungenügende Bereitstellung von ATP führt innerhalb jeder Zelle zu einer Minderung der gesamten Zellfunktion.

- Minderung der Zellfunktion bedeutet: Weniger Abwehrkraft, weniger Gehirnaktivität, weniger Muskelkraft, weniger Belastungsfähigkeit und erhöhte Stressanfälligkeit.

Kanadische Forscher haben herausgefunden, dass Schwefelwasserstoff einen schrecklichen Einfluss auf das Gedächtnis von Schnecken hat. Die im Wasser lebenden untersuchten Spitzschlammschnecken vergaßen bei der Gabe von Schwefelwasserstoff viele erlernte Fähigkeiten. Auch wenn es für uns intelligente Menschen nicht sehr schmeichelhaft klingt: Menschengehirn und Schneckengehirn ähneln sich sehr stark. Setzte man die Tiere wieder in normales Wasser, regenerierte sich das Gedächtnis schnell wieder. Ob dieses Phänomen auch auf Menschen übertragbar ist, konnte bisher nicht geklärt werden. (Quelle: www.wissenschaft.de).
Dennoch berichtet meine Patientin Frau H. G., Alter 62 Jahre (Abschrift aus einem Video-Interview):

Nach der Entfernung zweier wurzelgefüllter Zähne im Oberkiefer links hat sich mein Zustand wesentlich gebessert. Die ständige Müdigkeit, die Kopfschmerzen, das Ziehen und Pulsieren im Kiefer und meine Wortfindungsstörungen sind zum größten Teil verschwunden.

- **Vor allem hat sich meine Stimmung total gebessert.**

- **Ich fühle mich wohler, habe wieder Antrieb, bin lustiger und fröhlicher.**

Um diese Enzymblockaden durch Zahntoxine zu beweisen, versetzt der Chemiker Professor B. Haley, University of Kentucky USA, Enzyme aus den Mitochondrien, die das Endprodukt ATP herstellen, mit wässrigen Lösungen aus wurzelgefüllten Zähnen. Mit Hilfe einer radioaktiven Markierung zeigt er einerseits, dass die Zahntoxine eine erhebliche Enzymblockade verursachen. Er vergleicht andererseits die Wirkung der Zahntoxine mit der Wirkung von Schwefelwasserstoff auf die Enzymaktivität. Das für jeden Mediziner und jeden Betroffenen erschütternde Ergebnis:

- Die Wurzelkanal-Lösungen zeigen häufig eine doppelt so starke Enzymblockade, wie die gleich konzentrierte Lösung von reinem Schwefelwasserstoff.

Niemand bestreitet ernsthaft die Schädlichkeit von Schwefelwasserstoff; eine Schwefelwasserstoff-Spritze ist in der Medizin völlig undenkbar und würde schwerste juristische Folgen für den Arzt nach sich ziehen. Eine Forschergruppe der Universität von Calgary, Kanada hat interessante Ergebnisse mit jungen Ratten veröffentlicht: Schwefelwasserstoff blockiert in den Gehirnen junger Ratten wichtige Neurotransmitter. Ebenso werden die Aminosäuren Taurin, Glutamat und Aspartat beträchtlich vermindert. Die Schlussfolgerung der Wissenschaftler: Mit strukturellen Abnormalitäten und funktionellen Verhaltensstörungen der Versuchstiere ist zu rechnen. Meine Patientin Frau S. O., Alter 63 Jahre, kommt mit solchen funktionellen Störungen in meine Praxis:

Sie hat seit mehreren Jahren ihr Riechvermögen verloren. Der Neurologe kann keine Ursache finden; es liegen keinerlei Tumore im Gehirn und Zentralnervensystem vor.

- **Sofort nach der Entfernung von vier wurzelgefüllten Schneidezähnen im Oberkiefer kommt das Riechvermögen zurück.**

Jeder kennt das Bild bayerischer Wiesen im Herbst: Die Kühe haben die Wiese vollständig abgeweidet. Nur eine Pflanze haben sie nicht gefressen, nämlich die wunderschönen violetten Herbstzeitlosen. Warum fressen Kühe keine Herbstzeitlosen? Herbstzeitlose enthalten das Gift Kolchizin. Dieses hat die Eigenschaft als Nervengift zu wirken, indem es den Transport von Nährstoffen innerhalb der Gehirnnerven blockiert. Bei der Regeneration der Gehirnnerven spielt ein Enzym mit dem Namen Tubulin eine Schlüsselrolle. Tubulin ist eines der am meisten verbreiteten Enzyme in den Gehirnen von Säugetieren. Fehlt Tubulin, kommt es zu Schädigungen bei der Zellteilung im Gehirn. Zellteilung ist aber die biologische Voraussetzung zur Verjüngung und Leistungerhaltung des Gehirns. Vergesslichkeit und Konzentrationsstörungen sind die Befindlichkeitsstörungen, die den Betroffenen belasten. Es gibt wissenschaftliche Hinweise, dass diese Prozesse auch die Entwicklung der gefürchteten Alzheimer-Erkrankung fördern.

- Wenn Kühe instinktiv keine Herbstzeitlosen fressen, wissen sie dann, dass Kolchizin genauso schädlich für ihre Gehirnnerven ist, wie die Schwefelverbindungen aus toten Zähnen?

- Wissen sie dann mehr als wir Zahnärzte, die wir gerne millionenfach Wurzelfüllungen legen?

Merkwürdigerweise ist die Verminderung von Gifteinwirkungen aus der Umwelt ein ständiges Thema in Presse und Politik: 70.000 Menschen sterben jährlich an der Giftbelastung durch Feinstaub aus verschiedensten industriellen und automobilen Quellen. Die Vergiftung aus der Innenwelt der Zähne als chronisch-unterschwellige Giftbelastung scheint niemanden zu interessieren. Die brisante Mischung der Zahntoxine benötigt lediglich zwei Quellen:

- Metallionen, bevorzugt aus Amalgam-Füllungen.

- CH3SH und H2S bevorzugt aus dem Stoffwechsel anaerober Bakterien in toten Zähnen oder in chronischen Kieferprozessen.

Merksatz für den Betroffenen

- *Nicht jeder wurzelgefüllte Zahn ist automatisch ein toxisches Störfeld.*
- *Der wurzelgefüllte Zahn ist aber immer ein chronisches Belastungsrisiko.*
- *Wenn der Organismus diese Hypothek nicht mehr kompensieren kann,*
  wird der tote Zahn zu einem Störfeld.
- *Die künstliche „Wurzelfüllung“ ist nur ein Kompromiss auf Zeit, die einer ständigen Kontrolle ihrer möglichen toxischen Wirkung bedarf.*

Wurzelfüllungen werden in der Zahnheilkunde als weitgehend unproblematische Maßnahmen angesehen, um dem Patienten den pulpentoten Zahn als Kauwerkzeug zu erhalten. Unter rein mechanischen Aspekten ist dies auch zweifellos eine akzeptable Zielsetzung. Aber: Zahntoxine können den Zellstoffwechsel so hemmen, dass degenerative Erkrankungen (Tumore) gefördert werden können. In diesem Zusammenhang gewinnen die Zähne eine völlig neue Dimension in der Entwicklung von systemischen Krankheiten und in der Erhaltung der Gesundheit. Auch für meinen Patienten aus Arkansas USA, der mir dankbar schreibt:

Ich bin hocherfreut, Ihnen über die Resultate seit Ihrer Behandlung berichten zu können. Vor fünf Jahren wurde bei mir Osteoarthritis in beiden Knien und der rechten Hüfte diagnostiziert. Als ich Ihre Praxis aufsuchte vor zwei Monaten, hatte ich große Schmerzen in beiden Oberschenkeln, was sich in den letzten zwei Jahren verschlimmert hatte. Es wurde nahezu unmöglich 15 Minuten am Stück schmerzfrei zu gehen und das den ganzen Tag lang. Oft hat es Tage gedauert, mich von den Anstrengungen zu erholen.

Ich konnte nicht mehr aufrecht gehen, wahrscheinlich wegen der Beinschmerzen und meiner Körpersteife. Beim Autofahren musste ich nach einer Stunde halt machen wegen der Schmerzen und Steifheit. Ich konsultierte vier hochangesehene Orthopädiespezialisten, von denen mir jeder zu einer neuen Hüfte und zu Knieoperationen riet. Ich verkaufte mein zweistöckiges Wohnhaus, da ich die Treppen nicht mehr gehen konnte. Ich versuchte es mit speziellen Diäten, Nahrungsergänzungsmitteln, Massagen, entzündungshemmenden Medikamenten, Chiropraktik und Akupunktur.

Nichts half, und ich war bereits im Begriff, einen Termin zur Hüfterneuerung zu vereinbaren. Dann erfuhr ich von Ihrer Arbeit. Sie diagnostizierten sowohl Unverträglichkeit auf Gold und andere Metalle in meinem Mund als auch sich abspielende Probleme im Kieferknochenbereich, welche auf Zahnwurzelfüllungen zurückzuführen sind. Ich war erstaunt über die sofortige Schmerzlinderung in meinen Beinen, während ich noch auf Ihrem Behandlungsstuhl saß und Sie gerade dabei waren, mir die Metalle in meinem Mund und zwei wurzelgefüllte Zähne zu entfernen.

Ich bin begeistert, wie Sie mein Leben verändert haben. Ich bin eine ganz neue Person, und dass in nur einem Tag. Ich kann jetzt wieder soviel gehen wie ich will und sogar Sport machen ohne Schmerzen. Ich kann Ihnen gar nicht genug danken. Ich bin Ihnen dankbar für die Zeit, die Sie in meine

Gesundheit investiert haben. Selbst wenn es der Fall sein sollte, dass ich in der Zukunft eine neue Hüfte brauche, so kann ich zumindest den Zeitpunkt festlegen, ohne Schmerzen.

Frage: Wenn sich die Statik von Becken, Beinen und Hüfte bei diesem Patienten schlagartig nach der Sanierung so stark verbessert, können wir ihm dann nicht auch die Hüftoperation ersparen?
Antwort: Wahrscheinlich nicht. Denn was im Hüftgelenk kaputt ist, kann auch die Zahnsanierung nicht wieder herstellen.

Frage: Wie ist dann die Langzeitwirkung der Zahnstörfelder auf die Gehfähigkeit zu sehen?
Antwort: An diesem Patienten wird sichtbar, was eine bereits im Vorfeld spürbarer Beschwerden durchgeführte Zahnsanierung leisten könnte: Hätte man die Entwicklung der Zahnstörfelder dieses Patienten bereits vor Jahren oder Jahrzehnten verhindert, wäre möglicherweise der Bewegungsapparat seiner Beine und seines Beckens erst gar nicht solchem Verschleiß und solcher Zerstörung ausgesetzt gewesen.

D] Der vergessene Pionier der Zahnstörfelder: Dr. Weston Price

Dr. Weston Price machte in den USA bereits in den 20-iger Jahren hochinteressante Versuche zur bakteriellen Infektion, die von wurzelgefüllten Zähnen ausgeht: Er zog wurzelgefüllte Zähne bei Patienten mit Rheuma, Unterleibsinfekten und anderen chronisch unheilbaren Krankheiten; diese Zähne wurden anschliessend Kaninchen unter die Haut implantiert.

- Die überraschende Folge war, dass die Kaninchen exakt die gleichen Symptome entwickelten, wie ihre Zahnspender.

- Diese jedoch gesundeten in der Regel wieder nach der Entfernung der wurzelgefüllten Zähne.

Obwohl diese Versuche an über tausend Kaninchen, im Doppelblindversuch und mit Unterstützung maßgeblicher amerikanischer Professoren der damaligen Zeit mit erstaunlicher Präzision durchgeführt wurden, sind sie nicht nur in Vergessenheit geraten, sondern der heutige Zahnarzt wird angesichts dieser Ergebnisse an mangelnde bakterielle Desinfektion und moderne Antibiotikatherapie denken und weiter zur Wurzelkanalbehandlung übergehen. Andere Ärzte berichteten 1947 im Journal of Internal Medicine von ähnlichen Ergebnissen bei gleicher Versuchsanordnung: Wenn der Patient Herzbeschwerden hatte, bekam das Tier auch Herzbeschwerden. Wenn der Patient Nierenprobleme hatte, wurden diese Nierenprobleme auf das Tier übertragen. Wenn der Patient Gelenksprobleme hatte, waren die Gelenke des Tieres in gleicher Weise betroffen. Doch Dr. Price dachte schon weiter. Um seinen Kritiker zu entgegnen, führte er weitere Versuche durch: Nachdem ein Kaninchen durch die Implantation eines wurzelgefüllten Zahnes an der gleichen Symptomatik erkrankt war, wie sein Spender, wurde dieser Zahn dem Kaninchen entnommen und gründlich mit einer Desinfektionslösung gereinigt. Nach dieser intensiven antibakteriellen Behandlung wurde der gleiche Zahn einem anderen Kaninchen eingepflanzt. Wen wundert das Ergebnis?

- Dieses Kaninchen erkrankte an den gleichen Symptomen wie der Spender und das erste Kaninchen zuvor.

Doch es geht noch weiter: Der nächste Schritt von Dr. Price war, die entfernten Zähne nicht nur stundenlang in Desinfektionslösung zu legen, sondern diese zusätzlich bis zu drei Stunden zu sterilisieren und sie damit so keimfrei zu machen, wie es auch bei Operationsinstrumenten gemacht wird. Auch diese Versuche zeigten, dass in den meisten Fällen die Versuchskaninchen wieder an den gleichen Symptomen erkrankten, wie die Spender. Welche Schlussfolgerungen für die Zahnheilkunde und Ihre persönliche Zahnbehandlung ergeben sich daraus? Die Versuche von Weston Price zeigen, dass alle antibiotischen und desinfizierenden Maßnahmen im Rahmen einer Wurzelbehandlung die ganzheitliche Belastung, die von einem wurzelgefüllten Zahn ausgehen kann, **nicht vollstängig verhindern können.**

Merksatz für den Betroffenen

- *Das krankmachende Potential toter oder wurzelgefüllter Zähne besteht in den Bakterientoxinen, die den Abbauprodukten auch abgetöteter Bakterien entstammen.*
- *Diese sind aber aus den winzigen Kanälchen der Zähne weder durch desinfizierende noch durch antibiotische Maßnahmen zu entfernen.*
- *Dadurch ist ein avitaler oder wurzelgefüllter Zahn immer ein chronischer Belastungsfaktor für das Immunsystem und andere Lebensfunktionen.*

Der folgende Fall aus meiner Praxis zeigt, dass die Versuche von Weston Price nicht nur für die Gesundheit von Kaninchen Bedeutung haben: Frau T. L. Alter 47 Jahre, kommt im Dezember 1992 in meine Praxis und leidet unter folgenden Schmerzen:

- **Aufbissempfindlichkeit im Oberkiefer rechts.**
- **Auch nach zweimaliger operativer Wurzelkappung zweier Zähne im rechten Oberkiefer keine Besserung der Beschwerden.**

Neben diesen lokalen Zahn- und Kieferbeschwerden leidet die Patientin unter bislang nicht zu lindernden orthopädischen Problemen:

- **Schmerhafte Schwellungszustände im rechten Ellenbogen.**
- **Immer wiederkehrende Ergüsse im rechten Kniegelenk mit mehrfachen Punktionen. Alle aufgesuchten Orthopäden – einschließlich eines Hochschulprofessors – stehen ratlos vor der Ergebnislosigkeit ihrer intensiven, zweijährigen Bemühungen.**

Der von mir durchgeführte Zahn-Störfeldtest zeigt mehrere chronisch-entzündliche Belastungen, insbesondere im Bereich der wurzelgefüllten Zähne im rechten Oberkiefer.

Unmittelbar nach der operativen Entfernung der Störfelder verschwinden die Gelenksschmerzen in Knie und Ellenbogen.

Warum sind die Erkenntnisse von Dr. Weston Price, veröffentlicht 1923, bis heute unbekannt geblieben? Sein Wissen hat er in zwei umfangreichen Bücher niedergelegt mit den Titeln „Zahnstörfelder und degenerative Erkrankungen" (Dental Infections and the Degenerative Diseases) und „ Zahnstörfelder und ihre systemische Wirkung" (Dental Infections Oral & Systemic) mit insgesamt 1174 Seiten. Diese Bücher und über 220 Artikel zu diesem Thema modern bis heute vor sich hin; sie wurden durch die Aktionen einer Gruppe von Zahnärzten und Ärzten in einem Klima von obskuren Vorstellungen und unwissenschaftlichen Behauptungen begraben.

- Die Feststellung, dass all dies „alte Untersuchungen sind, die längst widerlegt wurden" ist nur eine Behauptung – eine Behauptung ohne wissenschaftlichen Hintergrund.

Dr. Weston Price war ein bekannter und anerkannter Wissenschaftler, der im ersten Teil des 20. Jahrhunderts einer Gruppe von 60 der besten amerikanischen Wissenschaftler vorstand. Während ihrer mehr als 20 jährigen Studien veröffentlichte dieses Team 25 wissenschaftliche Untersuchungen, die sich mit den Wirkungen von toten oder wurzelbehandelten Zähnen auf andere Erkrankungen und Störungen in anderen Teilen des Körpers befassten. Die Ergebnisse wurden nicht nur von der wissenschaftlichen Gemeinde anerkannt, sondern formten ein wichtiges Konzept in der Medizin, das auch heute noch gelehrt wird: Die bakterielle Herdlehre der Infektion. Jeder, der ein künstliches Gelenk oder einen Herzklappenfehler hat, wird dieses Konzept sofort verstehen, da er keinerlei zahnärztliche Eingriffe über sich ergehen lassen darf, ohne vorher mit Antibiotika behandelt zu sein: Diese verhindern die Ausbreitung von Bakterien im Zahn- und Kieferbereich zu entfernten Gebieten des Körpers. Eine Ausbreitung dieser Bakterien könnte eine lebensbedrohliche Infektion auslösen. Wie kann man dann behaupten, dass die Störfeldlehre keine wissenschaftliche Berechtigung hat, wenn Zahnärzte verpflichtet sind, ihre Patienten mit Antibiotika vorzubehandeln, um eben gerade eine solche Streuung der Bakterien zu verhindern.

E] Zahngifte sichtbar machen mit TOPAS

Der führende Forscher in Bezug auf die Giftigkeit toter Zähne ist heute Professor B. Haley. Obwohl er selbst kein Zahnarzt oder Arzt ist, hat er sich als leitender Professor der Chemischen Fakultät der Universität von Kenntucky intensiv in die Materie eingearbeitet. Anlass hierzu war ein persönliches Erlebnis: Seine Tochter war als junge Frau schwer krank. Nach vielen vergeblichen Arztbesuchen wurde sie erst dann wieder gesund, als ein Ganzheitlicher Zahnarzt in den USA ihr alle Amalgamfüllungen und alle toten Zähne entfernte. Dieses tief greifende persönliche Erlebnis war für Professor Haley Anlass, sich folgende Fragen zu stellen:

- Warum machten tote Zähne meine Tochter krank?
- Welches waren die biochemischen Wirkungen der toten Zähne auf den Körper meiner Tochter?
- Warum wissen Ärzte und Zahnärzte nicht, dass tote Zähne eine mögliche Krankheitsursache sind? Haben sie keine Methode, um Zahngifte festzustellen?

Als Vorsitzender der Chemischen Fakultät der Universität Kentucky fiel Professor Haley die Beantwortung dieser Anfrage nicht schwer. Er hat deshalb kurzerhand die TOPAS-Methode zum Nachweis der Zahn-Toxine entwickelt. Über eine chemische Reaktion nimmt TOPAS Ihnen und Ihrem Behandler die schwere Entscheidung ab, ob ein Zahn als toxisches Störfeld entfernt werden sollte oder belassen werden kann, weil er keine oder nur wenige Toxine abgibt. TOPAS ist ein einfacher, schneller und schmerzloser Test. TOPAS beantwortet also die Frage: Geben tote und wurzelbehandelte Zähnen Gifte ab, die Nerven schädigen oder lebenswichtige Enzyme blockieren? (Nähere Informationen und Bestellungen siehe unter www.topas-test.de).

2.2 Chronische Kieferentzündung als Störfeld

A] Das unentdeckte Phänomen

Die amerikanische Autorin Susan Stockton schreibt in ihrem Buch „Jenseits von Amalgam: Chronische Kiefernekrose als verborgene Gefahr für die Gesundheit" („Beyond Amalgam: The Hidden Health Hazard Posed by Jawbone Cavitation"), dass „störfeldbedingte Infektionen" im Mundbereich sogar bei Abwesenheit von Amalgam- und Wurzelkanalfüllungen Krankheiten auslösen können.

- Ein Kiefer-Störfeld ist ein eingekapselter Bereich von konzentrierten Toxinen und totem und infiziertem Gewebe.
- Der Herd im Kieferbereich ist oft stumm in dem Sinn, dass er keine lokalen Symptome erzeugt.
- Er kann aber jedes Organ im Körper beeinflussen, sobald die Gifte ganzheitlichen Zugang gewinnen.

Diese Chronische Kieferostitis ist ein Phänomen, das von weiten Bereichen der Medizin und Zahnheilkunde bis heute nicht wahrgenommen oder zumindest in ihren gesundheitlichen Auswirkungen nicht ernst genommen wird. Dies obwohl in wenigstens 800 medizinischen Veröffentlichungen über Chronische Kieferostitis und über die gleichartige, im angelsächsischen Sprachraum NICO - Neuralgia Inducing Cavitational Osteonecrosis - genannte Knochenauflösung berichtet wurde. NICO heisst übersetzt „Neuralgie auslösende und Hohlräume produzierende Knochenauflösung". Seit 1979 wurden über 27 Studien über Osteonekrose/ NICO in hochrangigen wissenschaftlichen Zeitschriften veröffentlicht. Seit 1989 wurden wenigstens 28 Zusammenfassungen von originalen NICO Untersuchungen dort veröffentlicht. Warum werden in Deutschland diese Ergebnisse nicht berücksichtigt? Warum wird im Spiegel 8/2002 unter dem Titel: „Störfelder im Gebiss" behauptet: – dass **„Ganzheitliche Zahnärzte durch unsinnige Kieferoperationen die Kiefer verstümmeln"** würden? Und warum wird weiter dort geschrieben: **„Mit ihren Angstkampagnen treiben die Biodoktoren ihre Patienten dann oft zu „invasiven Eingriffen. Die dafür erforderlichen kostspieligen Selbstzahlerleistungen sanieren jedoch eher den Geldbeutel des alternativen Heilers als das Gebiss ihres Patienten."** Was könnte meine Patientin Frau K. H. über diese Form der wissenschaftlichen Auseinandersetzung mit einem Phänomen denken, dessen Bedeutung für jeden einzelnen in diesem Buch drastisch geschildert wird. Frau H. K. schreibt mir aus ihrem Heimatland Finnland:

Ich habe gute Nachrichten: Ich bin so begeistert über die Tatsache, dass ich nach all den letzten Jahren voller Schmerzen, in denen ich soviel Geld und Zeit darauf verwendet habe, Hilfe zu finden, ich mich nun so viel besser fühle und ich jetzt ein normales Leben führen kann. Darum dachte ich, dass es im Augenblick nicht unbedingt erforderlich ist, nach Deutschland zu kommen, da ja die schlimmsten Herde saniert wurden. Es ist so bedauerlich, dass Sie so weit weg sind.

Tatsächlich lässt sich das Geschehen der Kieferostitis oder NICO schwer einordnen: Man hat heute erkannt, dass die bakterielle und entzündliche Theorie der Kieferostitis nicht den eigentlichen Kern trifft: Deshalb ist der Begriff der „Ostitis", der einen akut entzündlichen Prozess meint, eigentlich falsch. Besser und zutreffender ist der Begriff der „Osteolyse" oder der „Osteonekrose", was die Auflösung des festen Knochens besser beschreibt. Der Begriff „Kieferostitis" hat sich aber über Jahrzehnte eingebürgert und ist für den betroffenen Patienten besser verständlich. Ich möchte ihn deshalb – trotz fachlicher Vorbehalte – in diesem Patientenratgeber beibehalten. Wo die Kieferostitis sitzt, kommt es an Stelle einer akuten und vorübergehenden zu einer chronischen Entzündung. Dadurch entstehen im Körper – wie bei einem ungehorsamen Kind, das mit dem Kratzen nicht aufhören kann - Nachwirkungen, denen eine Vielfalt von Krankheiten zugrunde liegen. Erst vor kurzem sind chronische und unterschwellige Entzündungen in den Brennpunkt der medizinischen Forschung gerückt. Die Hinweise häufen sich, dass chronische Entzündungen den Körper schädigen: Sie führen zu Ablagerungen von instabilem Cholesterin in den Herkranzgefäßen, was zu Herzanfällen und zu Schlaganfall führt. Sie zerstören Nervenzellen im Gehirn von Alzheimerkranken. Sie können sogar Zellwucherungen begünstigen und ihre Umwandlung in Krebszellen fördern. Anders ausgedrückt:

- Chronische Entzündungen sind möglicherweise der Motor für viele der gefürchtesten Krankheiten im mittleren und höheren Alter.

Dieses Konzept ist besonders faszinierend, da es einen neuen und möglicherweise einfacheren Weg zur Bekämpfung von Krankheiten nahe legt. Anstelle verschiedener Behandlungen von beispielsweise Herzerkrankungen, Alzheimer und Darmkrebs könnte es ein einziges Mittel geben, das gegen alle drei Erkrankungen hilft: Die Ausschaltung chronischer Entzündungsherde, die auf den Gesamtorganismus über sogenannte Entzündungsmediatoren wirken. Für die Kieferostitis treffen diese beiden Punkte zu.

Die chronische Entzündung fasziniert die Wissenschaftler sehr wohl, da sie darauf hinweist, dass unser Körper möglicherweise, aus dem Blickwinkel der Evolution, das Opfer seines eigenen Erfolges wird. „Wir entwickelten uns auf Grund unserer Fähigkeiten gegen Eindringlinge in Form von Mikroorganismen zu kämpfen" sagt Dr. Peter Libby, Leiter der kardiovaskulären Medizin in Brigham und der Frauenklinik in Boston, USA. "Die Strategien unseres Körpers zum Überleben waren in einer Zeit wichtig, als wir noch keine Anlagen zur Wasseraufbereitung und keine Kanalisation hatten, um uns zu schützen." Da wir heute länger leben, besteht die Möglichkeit, dass die gleichen Entzündungsprozesse außer Kontrolle geraten. Zusätzlich trägt der westliche Lebensstil - mit einer Ernährung, die hauptsächlich aus Süßigkeiten und gesättigten Fetten besteht, verbunden mit wenig oder keiner Bewegung – dazu bei, dass Entzündungen im Körper entstehen. Wie solche chronischen Entzündungen den Lebens- und Leidensweg eines Betroffenen jahrelang mit Einschränkungen und unablässigen Schmerzen pflastern können, zeigt der Brief, den mir meine Patientin Frau J. K. schreibt:

Beiliegend ein kurzer Bericht über meine schmerzgeplagten Lebensjahre, was Ende Oktober 1985 mit Schmerzen im rechten Oberkiefer begann. Nachdem mein Zahnarzt nichts finden konnte, wechselte ich zu einem anderen Arzt, doch leider half dies auch nichts. Die Schmerzen waren nicht nur im Oberkiefer vorhanden, ich bekam auch sehr starke Schulterbeschwerden, so dass ich wiederholt den Notarzt rufen musste, der mir Cortison spritzte. Auch mein damaliger Hausarzt verabreichte mir ebenfalls Cortison und Imbulin 500. Zu meinen Schulterbeschwerden kamen auch zeitweise Herzschmerzen hinzu.

Nach einiger Zeit bekam ich im 1. und 2. Zahn rechts ebenfalls Schmerzen. Bei diesen Zähnen wurde dann im Januar 1987 eine Wurzelresektion vorgenommen, doch die Schmerzen kamen immer wieder. Im Mai 1987 wurden diese beiden Zähne gezogen, sowie auf der linken Seite der 6. und 8. Zahn. Seit dieser Zeit hatte ich jedes Jahr bei feuchter und kalter Witterung ständig Schmerzen im Kiefer, die sich zwischenzeitlich auch im Unterkiefer und im linken Oberkiefer bemerkbar machten.

Im Februar 2003 bekam ich wieder so starke Schmerzen, dass sogar starke Schmerzmittel keine Linderung brachten, auch die Zahnklinik konnte mir nicht weiterhelfen. Nachdem die Beschwerden, (wie Schulterschmerzen und undefinierbare ziehende Schmerzen in den Fingern teilweise auch Herzbeschwerden), bereits das ganze Jahr anhielten und mein Zahnarzt wieder nichts fand, kam ich zu Ihnen. Der weitere Verlauf meiner Krankengeschichte ist Ihnen bekannt.

Nach Bereinigung der Zahnherde durch die Sanierungsoperation waren meine Schmerzen augenblicklich weg.

Frage: Wieviel Verlust an persönlicher Lebensqualität geht mit 10 Jahren ständigem Kieferschmerz einher? Wieviel an persönlichem Entwicklungspotential wird dadurch vergeudet und blockiert? Wieviel an gesellschaftsrelevanter Einschränkung der Arbeitskraft bleibt dadurch an der „Solidargemeinschaft" hängen?
Antwort: Die Lösung erscheint fast zynisch in ihrer Einfachheit: Entfernt die Kieferostitis!
Frage: Hat die Krankenkasse diese Therapie bezahlt? **Antwort:** Nein, denn sowohl die Diagnose „Kieferostitis" als auch die folgende Therapie entsprechen nicht den „Wirtschaftlichkeitskriterien" der kassenzahnärztlichen Versorgung und auch nicht der „medizinisch notwendigen Behandlung" aus Sicht der privaten Kostenträger.

Den Feststellungen der Medizinpublizistin Susan Stocktan kann ich daher nur zustimmen: „Die Osteonekrose ist tatsächlich weit verbreitet, obwohl sie nur selten diagnostiziert wird. Und sie ist DIE häufigste Störfeldquelle im Körper. Obwohl die Osteonekrose von der Schulmedizin und der offiziellen Zahnheilkunde nicht anerkannt wird, ist sie in ihrer Form als ischämische Osteonekrose im Kieferknochen weit verbreitet. "Was bedeutet „Osteonekrose"? Professor Shankland (USA) beschreibt sie als chronisch fortschreitenden Prozess, der Verschlüsse oder Infarkte der kleinen Blutgefäße im Kieferknochen bewirkt. Das langfristige Ergebnis ist unterversorgter Knochen mit Tendenz zum Absterben: Dieses bezeichnet die Medizin als „Nekrose". Was bedeutet „ischämisch"? Dies bedeutet, dass wegen stark verringerter Durchblutung ein lokaler Sauerstoffmangel im Gewebe entsteht und dadurch die Abwehrreaktionen des Körpers und die Stoffwechselreaktionen des Körpers völlig darniederliegen.

Merksatz für den Betroffenen

- *Antibiotika erreichen auf Grund der stark verringerten Durchblutung das Areal der Kieferostitis gar nicht.*
- *Es finden sich wenig typische Abwehrmaßnahmen und damit auch keine Entzündungszeichen wie Schwellung und Schmerz dort, wo die Kieferostitis im Kieferknochen sitzt.*
- *Die ganzheitsmedizinische Bedeutung der Kieferostitis wird vielfach diskutiert und seit Jahrzehnten in ihrer Schädlichkeit an vielen sanierten Patientenfällen demonstriert.*

Jeder Arzt und jeder Patient denkt, dass eine Infektion im Kiefer doch spürbar sein muss, in der gewohnten Form von Schmerzen, Schwellungen oder Überempfindlichkeiten. Die chronische Knochennekrose ist aber ein vollständig stummes Geschehen, bleibt von Arzt und Patient gleichermassen unerkannt und löst deshalb unendlich lange Leidenswege aus, wie sie meine Patientin Frau J. K. in ihrer Krankengeschichte schildert (gekürzte Abschrift einer Video-Aufzeichnung)

Ich habe vor vier Jahren Schmerzen im rechten Kiefer bekommen, die sich über Hals bis zur Schulter ausbreiteten. Wenn die Schmerzen im Gesicht ganz stark wurden, konnte ich auch die Schulter nicht mehr bewegen. Nach kurzer Zeit bekam ich eine Schultersteife, die vom Arzt behandelt wurde mit Spritzen und Medikamenten. Ich lag auf Anweisung drei Wochen im Krankenhaus und bekam Cortison.

Als dies keine Besserung brachte, haben die Ärzte es mit Eisbeutel und Hitze versucht, daraufhin verbesserte sich die Schulter, aber die Schmerzen im Kiefer blieben. Nach den drei Wochen im Krankenhaus war die Diagnose der Ärzte „psychische Ursache" und ich wurde wieder entlassen.

Mein Hausarzt hat mich dann zum HNO Arzt geschickt. Keine Besserung wieder Medikamente bekommen. Dann wurde ich zum nächsten HNO geschickt, der mir die Mandeln entfernte. Keine Besserung. Wieder Medikamente. Der dritte HNO Arzt meinte die Ursache ist die Speicheldrüse, ich bekam weitere Medikamente ohne Erfolg.

Wieder zurück beim Hausarzt machte dieser eine Blutuntersuchung und fand eine Entzündung. Ich bekam Rheumamittel ohne Erfolg. Dann spritze er weiter Cortison ins Schultergelenk auch ohne jede Besserung. Hausarzt wusste nicht mehr weiter, da sich die Schulter wieder stark verschlechterte. Daraufhin bekam ich für drei Wochen einen Gips an die Schulter, was die Schmerzen enorm verschlechterte. Nach Entfernung des Gipsverbandes wurde wieder Cortison gespritzt.

Dann wurde ich zum Zahnarzt geschickt. Die Röntgenaufnahme zeigte keinen Befund. Mir wurden trotzdem 2 Zähne entfernt ohne jede Besserung.

Ich wurde anschliesssend zum Neurologen geschickt und es wurde ein Computertomogramm angefertigt: Auch dieses war ohne Befund. Der Neurologe wollte mich auf Kur schicken und ich bekam schwere nervliche Medikamente von ihm, von denen ich nur benommen war und nicht schmerzfrei. Als ich gemerkt habe, dass ich davon gar keinen Nutzen habe, habe ich die Tabletten wieder

abgesetzt. Danach war ich nervlich wirklich so fertig, dass ich eine Zeit lang zu gar keinem Arzt mehr gegangen bin.

Ich bin dann zu meinem früheren Hausarzt gegangen, der mich ganzheitlich durchgecheckt hat. Er meinte er findet immer Bezug zu Kiefer/Zähnen. Daraufhin bin ich wiederzum Zahnarzt zum Röntgen gegangen und wieder ohne Befund. Ich habe meinem Hausarzt das Röntgenbild gezeigt und er hat mir den Dr. Lechner empfohlen.

Dort wurden Störfelder im Kieferbereich getestet und anschließend saniert.
Seit der Operation habe ich im rechten Unterkiefer keine Schmerzen mehr und seit vier Jahren kann ich das erste Mal wieder auf der rechten Seite schlafen, ohne Schmerzen in den Fingern zu bekommen oder dass mein Arm einschläft.

Wenn der Körper im Bereich der Kieferostitis nicht einmal die üblichen Entzündungszeichen, wie Schmerz und Schwellung entwickelt, kommt die Frage auf: Warum liegen alle Körperfunktionen im Bereich der Osteonekrose so darnieder? Professor B. Haley liefert auch hier die Lösung: Im Bereich der Osteonekrose sind die Toxine regelmässig stärker als bei wurzelgefüllten Zähnen. Originalton Professor B. Haley: „Ich habe tausende von Kiefer-Ostitiden labortechnisch untersucht und habe keine einzige gefunden, die nicht toxisch gewesen wäre." Auch diese Gifte blockieren lebenswichtige Enzyme, wie bei toten Zähnen. Sie stammen von anaeroben Bakterien – dies sind Bakterien die unter Luftabschluss hervorragend gedeihen. Diese Gifte verbreiten sich über Blutgefäße, Lymphgefäße und über Nerven in andere Bereiche des Körpers. Eine besondere Rolle spielen hierbei die Nervganglien, in denen sich diese Gifte bevorzugt absetzen.

Merksatz für den Betroffenen

- *Bei der chronischen Kieferostitis läuft der gleiche biochemische Prozess ab, wie bei wurzelgefüllten Zähnen.*

- *Aber während wurzelgefüllte Zähne vom Zahnarzt leicht auf dem Röntgenbild zu entdecken sind, ist die Osteonekrose in den allermeisten Fällen nicht sichtbar zu machen.*

Da die Enzymblockade durch die Toxine aus der Kieferostitis von vielen anderen Faktoren abhängt, wie z. B. der Nahrung, Schwermetallbelastungen, Umwelttoxine, Bewegung, Einnahme von Nahrungsergänzungmitteln, sind die Auswirkungen der Toxine individuell höchst unterschiedlich. Sie können über Jahre und Jahrzehnte im Kieferknochen vorhanden sein und sich schmerzlos im Kieferknochen weiter ausbreiten: Dies macht die Kieferostitis so heimtückisch!
Sie zeichnet sich aus durch

- Schmerzlosigkeit,

- Auflösung der knöchernen Strukturen und Ausbildung von Hohlräumen im Kieferknochen, (Nähere Informationen hierzu sind zu finden unter www.kieferostitis.de)

- fettig-degeneriertes und erweichtes Gewebe innerhalb des Kieferknochens,

- Fehlen der klassischen Entzündungszeichen, wie Schwellung und Eiterbildung,

- Fernwirkungen im Sinne eines Zahnstörfeldes. (Nähere Informationen hierzu sind zu finden unter www.zahnstörfelder.de)

Interessant ist die Zusammensetzung einer typischen Kieferostitis: Nach mehreren tausend solcher Operationen kann ich sie – in Übereinstimmung mit vielen internationalen Autoren – als fingerkuppengroße Ausdehnung in Ober- und Unterkiefer beschreiben, sie ist weich und nicht hart, wie gesunder Knochen, in jedem Falle nicht mehr von typischer knöchernen Härte, von glasiger Farbe zwischen dunkel und hellbraun schwankend. Fast immer ist sie gelartig und von fettig glänzender Flüssigkeit durchsetzt.

- Aber Vorsicht: Wenn der Patient glaubt, dass der Zahnarzt diese Prozesse bei einer Routineuntersuchung – wie z.B. Röntgen – finden würde, so ist er getäuscht.

Zahnärzte werden nämlich in ihrer Ausbildung auf dieses Phänomen hin nicht geschult. Verblüffend ist, dass die Wirkung dieser Bakterientoxine von Schulmedizin und Schulzahnmedizin völlig vernachlässigt werden, obwohl z. B. der bekannte Wundstarrkrampf (Tetanus) auch nicht durch die Bakterien selbst ausgelöst wird, sondern durch die Gifte, die diese Bakterien abgeben. Der Mechanismus der Tetanuswirkung ist also im Ursprung der gleiche, wie die schädliche Wirkung der chronischen Osteonekrose. Der Unterschied besteht lediglich im Zeitfaktor: Die Tetanustoxine werden in weitaus größerer Menge in kürzerer Zeit in den Körper abgegeben als die Toxine der chronischen Osteonekrose. Ebenso wie die Gifte des Wundstarrkrampfes auf das Nervensystem wirken, kann auch die unterschwellige Giftwirkung der Kieferostitis Nervenkrankheiten hervorrufen. Lassen wir zu diesem Thema meine Patientin Frau S. I. zu Wort kommen (Abschrift eines Video-Interviews)

1998 ging es mir sehr sehr schlecht: Ich konnte kaum noch richtig gehen und auch nichts mehr mit den Händen halten.

Ich war chronisch müde und ich hatte Funktionsstörungen, ich konnte weder laufen noch eine Bürste halten, mir fiel alles aus der Hand. Diese Symptome sind Gott sei Dank weg. Es war eine richtige körperliche Schwäche, beim Gehen fielen zum Beispiel die Beine ab und zu aus, so dass andere Ärzte dachten es würde auf MS hinauslaufen. 1997 ging es mir so schlecht, dass ich bei fünf verschiedenen Ärzten Hilfe suchte. Auch bei vier Professoren in München. 1998 stand der Verdacht auf MS im Raum. Niemand konnte mir helfen und die haben immer nur meine Muskelwerte untersucht und immer tauchte dieses Wort „MS" auf und wenn es mir schlechter ging, sollte ich wieder kommen. Ich habe die Ärzte angefleht: „Bitte helfen Sie mir, ich will arbeiten und kann nicht mehr arbeiten" ich bin ja nicht jemand, der nicht arbeiten will und krank machen will, sondern ich bin selbständig und möchte arbeiten und kann nicht arbeiten.

Nach dem Dr. L. mich untersucht hat und die Zahnsanierung durchgeführt hat, fühlte ich mich bereits 8 bis 14 Tage später wesentlich besser. Mir ging es also so gut nach dem Eingriff, dass ich sagen muß, dass ich mich auf den nächsten Termin bereits freute. Es war wirklich so, dass es mir nach jedem Eingriff oder nach jeder Sanierung besser ging und dass dieser Zustand von sonst niemand behandelt wurde.

Ich fühle mich jetzt sehr wohl und bin wieder voll arbeitsfähig. Ich war allerdings 1997 ein ganzes Jahr arbeitsunfähig.

Ich war selbständig, hatte einen eigenen Friseurladen, konnte allerdings handwerklich selbst nicht mehr arbeiten, sondern mich nur noch um die Buchhaltung und die Aufrechterhaltung des Salons bemühen.

Nach dem die Sanierung abgeschlossen war, ging es mir wirklich von Tag zu Tag besser und ich habe relativ schnell meine volle Arbeitskraft zurückerhalten. Mir wurde erst geholfen, als Dr. L. die Sache richtig erkannte und mich gesundheitlich wieder auf die Beine gebracht hat, so dass ich meine volle Arbeitskraft wieder erhalten habe.

Frage: War das nun eine Multiple Sklerose oder nicht? **Antwort:** Natürlich nicht, aber die Symptome waren die gleichen. Deshalb mussten die Professoren die Diagnose MS in den Raum stellen. Sie mögen perfekte Spezialisten sein, aber bei Frau H. haben sie die unspezifische Belastung der Regulationssysteme durch die Zahnstörfelder als Auslöser der Beschwerden verkannt. **Frage:** Hätte mein Eingriff eine echte MS der Patientin geheilt? **Antwort:** Natürlich nicht, aber der Eingriff hat immunologische und toxische Belastungen soweit reduziert, dass der Körper sein Gleichgewicht wiedergefunden hat. Die Genesungsgeschichte von Frau I. ist ein perfektes Beispiel für eine gelungene Salutogenese, die fünf Jahre nach der Sanierung immer noch unvermindert anhält.

Ist die Kieferostitis ein neu entdecktes Phänomen? Für den Patienten, der an den Fortschritt in der Medizin glauben möchte, ist die Diskussion um die Kieferostitis ein verwirrender Zustand und nur schwer verständlich: Denn die chronischen Erweichungen im Kieferknochen sind beileibe nichts Neues in der Medizingeschichte.

Bereits 1848 wurde in medizinischen Lehrbüchern über die fettige Auflösung des Kieferknochens geschrieben, die unabhängig von Abzessen und akuten Entzündungen der Zähne besteht. 1940 beschrieb ein amerikanischer Medizinaldirektor und Professor – also ein hochrangiger Wissenschaftler – an der Universität von Cincinatti ein Buch mit dem Titel: „Tod und Zahnheilkunde" (Death and Dentistry) in dem er die Chronische Kieferostitis ausführlich beschreibt. Er spricht von einer „ Metastasierung von Mikroorganismen aus diesen Knochennekrosen." Bereits 1915 beschreibt Dr. G. V. Black – der Vater der modernen Zahnheilkunde, dessen Regeln für korrekte Zahnfüllungen noch heute jeder Student der Zahnmedizin beim Staatsexamen auswendig können muss – die Chronische Kieferostitis als einen fortschreitenden chronischen Entzündungsprozess, der Hohlräume produziert und Knochenzellen abbaut. Black war beeindruckt von der Ausdehnung dieser Krankheitsprozesse.

- Er empfahl in seinem Buch bereits 1915 die operative Entfernung dieses toten Kieferknochens.

1930 wurden in den USA erstmalig diese Prozesse als „Cavitations" und als „avaskulär" (= Fehlen von entzündungsbedingten Gefäßvermehrungen) benannt und weniger „infektiös". In den 50er Jahren hat Dr. Voll gemeinsam mit Dr. Kramer den Begriff der fettig-degenerativen Kieferostitis geprägt und entsprechende Testampullen hergestellt, um über die Elektroakupunktur (EAV nach Voll) diese nicht sichtbaren Prozesse diagnostizieren zu können. Der amerikanische Pathologe Professor G. Bouquot an der Universität von Pensylvania hat diese hohlraumbildende Osteonekrose mit dem Namen NICO (Neuralgia Inducing Cavitational

Osteonecrosis) belegt. Er fand bei einer Untersuchung an über 200 verstorbenen Patienten mit Nervenschmerzen im Gesicht immer diese Auflösung des Kieferknochens, die begleitend den Trigeminusnerv gereizt und zu einer Neuralgie geführt hatte. Professor G. Bouquot hat beeindruckende Schnitte durch den Kieferknochen veröffentlicht, in denen die Kieferostitis im Unterkiefer einer jungen Frau zu sehen ist. Der Kieferknochen dieser Frau ist ihm deshalb als anatomisches Präparat zugefallen, weil sich diese Frau wegen ihrer unheilbaren Nervenschmerzen im Unterkiefer aus einem Fenster stürzte und Selbstmord beging.

> Für den weiter Interessierten:
>
> Dieser Fall mit den Abbildungen von Prof. Bouquot ist in medizinischer Ausführlichkeit dokumentiert in meinem Buch:
> J. Lechner: Störfelder im Trigeminusbereich und Systemerkrankungen, 1999

Ergänzend zu Bouquots dramatischem Fall schildere ich den bisherigen Leidensweg meiner Patientin Frau V. L., Alter 64 Jahre. Ihr Ehemann schreibt an die Krankenkasse:

Betreff: Trigeminusneuralgie im II Ast rechts.

1. **Intensive Beschwerden:**
   a. **im Oberkiefer rechts ab Januar 1987**
   b. **seit Jahren durch regelmäßig auftretende Migräneattacken.**

2. **Durch die Beschwerden im Oberkiefer wird im Mai 1987 durch den Zahnarzt Dr. B. die Extraktion nacheinander von 3 Zähnen einschließlich Wurzeln reseziert, vorgenommen.**

3. **Am 16. +17.11.1987 erfolgt in der „Deutschen Klinik für Diagnostik" in Wiesbaden eine eingehende Untersuchung.**

4. **Durch eine zunehmend therapieresistente Trigeminusneuralgie im Oberkiefer rechts seit 6 Jahren (von 1987 bis 1993) wurden mehrfach sog. Ganglion cervicale superius-Blockaden im Krankenhaus in R. vorgenommen. Eine Beschwerdefreiheit konnte jedoch auch nach den Spritzen nicht erreicht werden.**

5. **Dementsprechend wurde am 20.4.1993 ein gefährlicher Operationseingriff nach „Janetta" vorgenommen. In den ersten 7 Wochen postoperativ keine Beschwerden. Danach wieder einschließende Schmerzen in den rechten Oberkiefer welche unterhalb des rechten Nasenflügels auftreten.**

6. **Da die gesamten Maßnahmen zu keiner endgültigen Besserung des bestehenden Beschwerdebildes geführt haben, wurde 1996 ein weiterer Therapieversuch mit Ganzkörperakupunkturbehandlungen durchgeführt: diese führten zu einer guten Beschwerdebesserung.**

7. **Am 21.09.2000 wurde in der Neurologischen Ambulanz der Technischen Universität München ein Craniales MR-Tomogramm aufgenommen.**

Resümee: Wenn man als Ehepartner über 15 Jahre erlebt, wie meine Frau mit diesen Schmerzen gequält wird (Kopfschmerzen sind nichts dagegen) a.) das Auge tränt b.) das Essen sowie das Sprechen zu einer Qual werden, dann ist man für jede Hilfe, die eine Linderung mit sich bringt, dem Herrgott dankbar.

Der Ehemann der Patientin V. L. versucht nun verzweifelt seiner Krankenkasse das von mir gewählte Vorgehen zur Sanierung zu schildern, um doch noch eine Kostenerstattung zu erreichen:

Am Röntgenbild lässt sich dieser Zustand leider nicht erkennen. Aufgrund dessen war ein bioenergetischer Störfeldtest notwendig, um sich Klarheit zu verschaffen, ob und inwieweit sowohl im Oberkiefer als auch im Unterkiefer eine Herdsanierung angeraten sei. Durch die sofort eingeleitete Operation und dem Befund (einer chronischen Kieferostitis = sogenannte fettige Degeneration) hat sich diese Vorgehensweise als notwendig und richtig herausgestellt.

Der Schmerzzustand im Oberkiefer hat sich nach der Operation um 95% minimiert. Meine Frau und ich hoffen, dass sich der Schmerzzustand im Unterkiefer gleichfalls so reduziert. Aber 15 Jahre mit diesem Phänomen lassen sich nicht so kurzfristig beseitigen. Wir sind Herrn Dr. med. dent. Lechner so dankbar, für die bereits durchgeführte Hilfe.

Frau V. L. selbst schildert Ihre Genesungsgeschichte so (Abschrift aus einem Video-Interview):

Seit 15 Jahren leide ich oder litt ich unter Trigeminus. Ich habe alles versucht was möglich war mit Ganglien Einspritzung, Janetta-Operationen und Akupunkturbehandlung und noch alles mögliche, was es so gab und dann wurde ich zu Herrn Dr. L. weiterempfohlen. Der hat mich vor 14 Tagen getestet und vor 8 Tagen operiert und seitdem ist mein Oberkiefer fast schmerzfrei also über 90%.

Merksatz für den Betroffenen

- *Die fettig-degenerative Osteonekrose dehnt sich häufig in Ober- und Unterkiefer weit hinter das eigentliche Weisheitszahn-Gebiet aus (sogenanntes „9er Gebiet nach J. Gleditsch").*
- *Sie ist sowohl im Oberkiefer-, als auch im Unterkieferknochen zu finden, insbesondere da, wo bereits Zähne fehlen.*
- *Sie irritiert im Unterkiefer sehr häufig den Trigeminus-Nerv und im Oberkiefer sehr häufig die Kieferhöhle.*
- *Die Knochenprozesse einer NICO gehen häufig auch von toten und wurzelgefüllten Zähnen aus (Nähere Informationen hierzu sind zu finden unter www.totezähne.de).*

B] Wo ist die Verbindung zwischen Kieferostitis und Ganzheit?

Sehr viele Krankheiten haben offenbar einen gemeinsamen Motor, ein universales Prinzip der Steuerung, das banal alltäglich und zugleich hoch komplex, uralt und doch brandaktuell ist, die chronische Entzündung. „Die Entzündung" erklärt Bernhard Böhm, Diabetesforscher aus Ulm, „spielt eine so entscheidende Rolle in unserem Körper, dass man sie als eine Art metabolische Weltformel bezeichnen könnte". „Manchmal", so Klaus Bendtzen vom Kopenhagener Zentrum für Entzündungsforschung, „läuft der Prozess der Entzündung einfach immer weiter und weiter und weiter, obwohl die Eindringlinge längst beseitigt sind".

- Diese Beobachtung mache ich seit 30 Jahren beim Phänomen der Chronischen Kieferostitis.

Der Leser erinnert sich aus Kapitel 1 an die Aussage von Professor H. Heine: „Der Zustand der Zelle wird bestimmt durch den Zustand des Milieus". Die Forscher der Entzündungsaktivitäten kommen zum gleichen Ergebnis: „Es geht um dieses immunologische Mikromilieu, diese Grundstimmung im Tumor. Wenn es uns gelingen würde, diese umzupolen, dann hätten wir vielleicht eine neue Therapie gegen Krebs". Stichwort Krebs: Ich möchte einen – medizinisch gut bekannten – Zusammenhang zwischen Chronischer Kieferostitis und Brustkrebs herausstellen. Selbstverständlich ist ein Geschehen wie der Brustkrebs nicht ausschliesslich auf die Kieferostitis zurückzuführen. Aber ein wichtiger Aspekt bei jeder Krebserkrankung ist die uneingeschränkte Funktion eines Enzyms innerhalb jeder Körperzelle, der "Humanen Alkalin Phosphatase" (HAP). HAP ist das Protein, das das Zellwachstum kontrolliert. „Fällt es durch Gifteinwirkung aus, verläuft das weitere Wachstum der Zelle unkontrolliert und wird möglicherweise zu einer bösartigen Zellmasse", wie die American Cancer Society mitteilt. Dieses Enzym HAP wird ständig von Giften zerstört oder gehemmt: Ein bekanntes Gift, das die HAP zerstört, ist unser wohlbekanntes Methyl-Mercaptan (CH3SH). das von Bakterien gebildet wird, die sich ansiedeln in

- toten und wurzelgefüllten Zähnen,
- Zahnfleischtaschen und
- zahnlosen Kieferbereichen, die von Kieferostitis durchsetzt sind.

Auch bei den degenerativen Hirnerkrankungen, zum Beispiel bei der Alzheimer-Krankheit, spielt das fettige Geschehen eine bedeutsame Rolle: Wissenschaftler fanden in den Gehirnen von Alzheimer-Patienten Immunzellen, die, ähnlich wie beim Krebs, eine Fülle von Entzündungsbotenstoffen mit höchst unterschiedlicher Wirkung produzieren. „Manche dieser Stoffe", sagt Hartmut Wekerle vom Max-Planck-Institut für Neurobiologie in München, „beschleunigen durch die Bildung von aggressiven Stoffen die Degeneration – denn Fettzellen produzieren ständig gefährliche Entzündungsbotenstoffe". Wenn ich tausende von Untersuchungsbefunden aus kieferostitischen Bereichen meiner Sanierungsoperationen zusammenfasse, ergibt sich folgendes Bild:

- Die Kieferostitis ist eine Mangelversorgung in Form einer chronischen Stoffwechselstörung im Kieferknochen.
- Dies führt im Gewebe des Markknochens zu einer Ischämie (siehe oben).
- Der Markknochen zeigt Fettgewebe, das vergleichbar ist mit einer fettigen Degeneration innerhalb des gesamten Knochenmarkraumes.
- Deutlich vermehrt sind regelmäßig die Fettzellen: Sie sind „schaumig" verändert, als Zeichen einer energetischen Schieflage im Mikrostoffwechsel.
- Funktionell ist dieser Zustand vergleichbar mit einer minderwertigen Knochen-Narbe.
- Als Folge des völlig gelähmten Knochenstoffwechsels, bestehend aus Ischämie und fettiger Degeneration, enthält der erweichte Kieferknochen einer NICO häufig anaerobe Bakterien und Toxine (CH3S: Methyl-Merkaptan), wie sie auch in toten und wurzelgefüllten Zähnen vorkommen.

Die meisten von uns verloren früh die Weisheitszähne (hinterste oder dritte Backenzähne), entweder weil sie ein Problem verursachten oder weil befürchtet wurde, dass sie eines werden könnten. Man entfernt also einen Weisheitszahn, um Probleme zu verhindern, was damit endet, dass stattdessen neue Probleme entstehen. Oft nimmt sich ein Zahnarzt oder Kieferchirurg nicht die Zeit, wenn er einen Zahn herauszieht, um sich zu vergewissern, dass die Extraktionswunde richtig heilt. Daher ist es nicht ungewöhnlich, dass sich tatsächliche Löcher oder Taschen unter der Oberfläche vom Zahnfleisch bilden. Wenn aerobe Bakterien - jene, die Sauerstoff erfordern – in solch eine anaerobe – keinen Sauerstoff enthaltende – Umgebung eingefangen werden, ändern sie ihre Lebensform und fangen an, äußerst starke Toxine zu produzieren. Das versteckte Loch im Kieferknochen, eine „Cavitation" ist auf diese Art eine unsichtbare Brutkammer für Mikroben geworden, deren toxische Abfallprodukte den ganzen Körper schwächen. Wenn unsere Körper jung und gesund sind – was sie waren, als die meisten von uns die Weisheitszähne verloren – , ist das Immunsystem wahrscheinlich stark genug, den Kieferostitis- und Cavitation-Standort von der allgemeinen Zirkulation abzuriegeln. Sowie wir jedoch altern und mehr Belastungen im Körper in Form von Verletzung und Krankheit ansammeln, tendiert die Abwehr dazu, abzunehmen, und die stumme Infektion im Kieferknochen breitet sich über die Blut- und Lymphsysteme aus. Bakterielle Toxine zirkulieren auf dieselbe Art und tendieren dazu, sich in dem Organ mit größter Schwäche anzuzusiedeln und anzureichern.

Merksatz für den Betroffenen

- *Jede Störung im Körper kann deshalb im Kieferknochen entstehen, obwohl es keinen Schmerz oder keine Beschwerden dort gibt.*
- *Die Zähne über einem „Cavitation Standort" können jedoch auch betroffen sein, denn sie sterben aufgrund unzulänglicher Blutversorgung einen langsamen Tod.*

C] Wer bekommt eine Chronische Kieferostitis?

Warum bildet sich bei dem einen ein Kieferstörfeld aus und bei dem anderen nicht? Selbstverständlich muss zur Entwicklung einer Chronischen Kieferostitis eine bestimmte körperliche Voraussetzung vorliegen: Eine chronische Dauerschwäche in Form einer Immunschwäche, ständiger Fehlernährung oder psychischer Überforderung können solche Hintergrundbelastungen darstellen. Zusätzlich bahnen mangelnde Wundversorgung einer Extraktionswunde im Zahnbereich und Schwermetallbelastungen durch Füllungen der Ausbildung eines Kieferstörfeldes den Weg. Die am meisten verbreitete Ursache ist meiner Meinung nach die herkömmliche Praxis der Zahnentfernung: Ich beobachte fast in allen ehemaligen Weisheitszahnbereichen eine massive Auflösung und Erweichung des Kieferknochens. Ebenso in den zahnlosen Kieferbereichen. Ein Teufelskreis in der Gesundheitsentwicklung beginnt, da gleichzeitig die Chronische Kieferostitis als Verstärker für alle weiterhin auftretenden Erkrankungen und Schwächezustände wirkt.

Merksatz für den Betroffenen

- *Die Kieferostitis ist oft die nichtausgeheilte Operations- oder Extraktionswunde.*
- *Sie findet sich am häufigsten im Bereich ehemaliger Weisheitszähne.*

Ich lege Wert darauf, meine Krankengeschichte zu erzählen, weil es ja sonst keiner glaubt, dass solche jahrelangen Knieschmerzen mit den Zähnen zusammenhängen können.

Patient Herr M. U., Alter 47 Jahre

Was allein durch die Sanierung eines einzigen befallenen Weisheitszahngebietes erreicht werden kann, schildert mein Patient Herr M. U., Alter 47 Jahre, in einem kurzen aber beeindruckenden Bericht:

Ich hatte zwei Jahre lang Schmerzen im linken Knie, wegen eines Hoffschen Fettkörpers. Alle Ärzte rieten mir das linke Knie operieren zu lassen. Lediglich mein Hausarzt machte mich darauf aufmerksam, dass die Knieschmerzen auch von einem Zahnstörfeld hergeführt werden können.

Dr. Lechner hat mich am linken unteren Weisheitszahngebiet operiert, und zwei Monate später war der Hoffsche Fettkörper, der circa Tischtennisball groß war kontinuierlich verschwunden. Ebenso waren in kürzester Zeit meine Schmerzen verschwunden, und die Beweglichkeit meines Knies kehrte wieder vollständig zurück.

2.3 Wie findet man Zahn- und Kiefer-Störfelder?

Aufgabe der Störfelddiagnose ist es, die Beziehungen zwischen der schmerzenden Stelle und dem Auslöser zu erkennen. Dazu sind zunächst eine ausführliche Anamnese und eine sorgfältige Untersuchung erforderlich. Dies gilt in der Medizin grundsätzlich. Für die Störfelddiagnostik sind jedoch einige Besonderheiten zu beachten:

- Störfelder selbst bereiten dem Patienten unmittelbar keine Schmerzen: Darin besteht die Heimtücke der Störfelder.
- Störfelder sind nicht an das Vorhandensein von Bakterien gebunden.
- Störfelder sind in der Regel nicht am Ort des Schmerzes aufzufinden: Die spürbaren Probleme treten immer an entfernten Teilen des Organismus auf.
- Störfelder sind häufig nicht durch Laboruntersuchungen üblicher Art aufzudecken.
- Störfelder zeigen häufig keine sichtbaren Veränderungen.
- Störfelder zeigen oft wechselnde Beschwerdebilder.

Ganzheitliche Störfelddiagnose verbindet das Auffinden von chronischen Belastungen im Zahn-Kieferbereich mit deren Verbindungen zu Organen, Gelenken, Immunsystem und Psyche des betroffenen Patienten. Daraus entsteht ein ganzheitliches Behandlungskonzept. Es betrachtet den Organismus als vernetztes Gesamtsystem und berücksichtigt alle Schichten einer Krankheit. Der ethische Auftrag des Behandlers wird in Zukunft darin liegen, der „unsichtbaren Hand" eines „inneren Heilers" Raum zu geben, indem blockierende Hemmnisse aufgespürt und entfernt oder erst gar nicht installiert werden. Diese blockierenden Hemmnisse nennt die Ganzheitsmedizin „Störfelder".

- Sie stellt damit das Auffinden von Störungen des Ganzheitlichen und des Vereinigenden in den Vordergrund.
- Dagegen betrachtet die Schulmedizin die Einzelorgane und stellt damit das Trennende in den Vordergrund.

A] Die Regulationsteste: Wie stark belasten Zahnstörfelder den Oganismus?

Es klingt für jeden von uns unheimlich: Ungefähr 80 % einer Krankheit laufen ab, bevor wir irgendein Symptom spüren. Diese medizinische Tatsache zeigt, wie wichtig es ist, uns um unsere Gesundheit zu kümmern, bevor Krankheit auftritt. Die Erkennung der Ursachen chronischer oder degenerativer Erkrankungen ist offensichtlich mit den Methoden der Medizin sehr schwierig; denn die klassische Diagnostik ist weitgehend auf Symptome und organisch fassbare Befunde ausgerichtet. Unglücklicherweise will niemand etwas tun, wenn keine Symptome vorhanden sind.

Was muss deshalb eine ganzheitliche Störfelddiagnostik leisten? Sie muss einerseits zeigen, wo das stärkste Störfeld sitzt. Deshalb wird bei jedem Patienten individuell untersucht und getestet, welche chronischen Störfaktoren vorliegen und welche davon besonders belastend wirken. Sie muss zusätzlich zeigen, in welchem Zustand das Gesamtsystem ist: Ich zitiere hierzu den österreichischen Regulationsmediziner Primarius Dr. O. Bergsmann: „Die Hierarchie chronischer Belastungen muss in jede

Betrachtung miteinbezogen werden. Dies kann nur mit Testverfahren geschehen, die – wie sämtliche bildgebenden Verfahren – nicht nur die Struktur, sondern auch die funktionellen Gegebenheiten im Sinne der oben genannten Steuerungskompetenz beurteilen können." Wer also in der Medizin nur auf die körperlichen Strukturen sieht, verkennt den eigentlichen Wert des Lebens als agierendes und reagierendes Geschehen. Diese Sicht des Körpers als Reiz-Reaktionssystem lässt sich mit folgendem Schlagwort umreißen:

- Leben heißt auf Reiz reagieren;

- Gesundsein heißt auf Reiz **richtig** reagieren.

Damit ist umrissen, was ganzheitliche Therapie heißt: Wiederherstellung der richtigen Regulation. Störfeldteste folgen deshalb einem völlig undogmatischen und individuellen Grundsatz: „Was den einen krank macht, macht dem anderen nichts aus". Immer bezogen auf die individuelle Situation von Regulation und Widerstandskraft klären Störfeldteste, welche Zahnmaterialien, tote Zähne, Kieferentzündungen und Umweltbelastungen, Nahrungsmittel und Emotionen die Leistungsfähigkeit, Immunlage und Stressresistenz verschiedenster Organe speziell eines einzelnen Patienten mindern. Die Grundidee des Regulationstestes ist:

- Wenn Ihr Körper in der Lage ist, einfließende Reize zu kompensieren, dann bleiben Sie auch gesund.

- Überall da, wo der Körper nicht in der Lage ist, einfließende Reize systemgerecht auszusteuern, kann Krankheit entstehen.

Auf der Basis dieser Regulationsteste mit der Frage nach der biologischen Qualität des Gesamtsystems und mit der Frage nach dem aktuellen Belastungmuster kann ein Diagnose- und Behandlungskonzept erstellt werden. Diese Ganzkörperteste helfen, eine Gewichtung des Gesamtzustandes und der dafür verantwortlichen Belastung aus dem Zahn-Kieferbereich zu erstellen. Damit lassen sich folgende Fragen beantworten:

- Wie stark muss ich den Patienten von Zahnstörfeldern befreien, um seine Regulation wiederherzustellen?

- Genügt eine teilweise Entlastung, oder müssen konsequent alle belastenden und blockierenden Hemmnisse der Selbststeuerung beseitigt werden?

- Wie stark müssen nach der Sanierung die Selbstheilungskräfte unterstützt werden, um die Symptome der Störfeldbelastung zum Verschwinden zu bringen?

Zur Klärung dieser Fragen benutze ich seit 25 Jahren das Decoder-Dermogramm: Das Decoder-Dermogramm ist eine Aufzeichnung körpereigener elektrischer Signale, die über Hautzonen aufgenommen werden und die Reaktionsfähigkeit und Regulationsintensität des vegetativen Systems zeigen. Im Vergleich zwischen einer Erst- und Zweitmessung können entzündliche, chronische und degenerative Krankheitszeichen festgestellt und Organbezirken zugeordnet werden. Hierdurch gewinne ich Einsicht in die Reaktionslage des Patienten. Das ausgedruckte Decoder-Dermogramm spiegelt die Reaktionsfähigkeit und Reaktionsintensität des vegetativen Systems wieder. Liegen die Blockierungen der Regulationsfähigkeit im Körperbereich, ist dieser Patient kein Fall für eine zahnärztliche Störfeldsanierung. Liegen sie dagegen im Kopfbereich, kommen zwei Gruppen von Ursachen in Frage:

- Chronisch- toxische Belastungen (Amalgam, unverträgliche Dentalmaterialen, Umweltgifte etc.) und
- Chronisch- entzündliche Belastungen (tote Zähne, chronische Kieferentzündungen).

Merksatz für den Betroffenen

- *Jedes medizinische Untersuchungsverfahren, das die Dynamik der Lebensprozesse nicht berücksichtigt, wird den grundsätzlichen Bedingungen lebender Systeme nicht gerecht.*
- *Regulation und Reizbeantwortung sind Kennzeichen lebendiger und beseelter Körper.*
- *Nur Anatomen oder Gerichtsmediziner beschäftigen sich mit toten Körpern, die Reize nicht mehr beantworten und nicht mehr ausregulieren.*
- *Die Röntgenaufnahme eines Toten sieht genauso aus, wie die, als er noch am Leben war. Sie gibt daher keinerlei Auskunft über die Qualität seiner Lebensprozesse und kann kein Maßstab zur Beurteilung gesundheitsbildender Therapien sein.*

B] Röntgen: Das blinde Auge des Kieferstörfeldes

Die Hohlräume und Knochenerweichungen der Chronischen Kieferostitis sind auf zahnärztlichen Röntgenbildern in aller Regel nicht sichtbar. Warum? Der Knochen im Bereich einer Chronischen Kieferostitis unterscheidet sich mehrfach von einem gesunden Knochen:

- Er hat veränderte Verhältnisse der Mineralien in den Knochen.
- Er enthält häufig erhöhte Schwermetalle.
- Er enthält häufig Bakterien.
- Er enthält die gleichen Toxine wie sie in toten Zähnen vorkommen.

Um die regelmäßig anzutreffende Diskrepanz zwischen dem Röntgenbild und den massiven Ausdehnungen der Kieferknochenerweichung zu klären, habe ich bereits 1980 spektralanalytische Vergleichsstudien von gesundem und pathologisch erweichtem Kieferknochen durchgeführt und veröffentlicht.

Für den weiter Interessierten:

Dieser Fall ist in medizinischer Ausführlichkeit dokumentiert im Buch:
J. Lechner: Störfelder im Trigeminusbereich und Systemerkrankungen, 1999

Der Unterschied zu den wurzelgefüllten Zähnen besteht darin, dass die Menge an Toxinen, die eine Kieferostitis freisetzt, vom Zahnarzt nicht beeinflusst werden kann. Eine Wurzelfüllung kann schlecht ausgeführt sein und viele Toxine freisetzen, oder sie kann mit höchster Präzision und Sorgfalt ausgeführt sein und dann wenige Toxine freisetzen. Eine Kieferostitis muss mit einem kleinen Eingriff – zahnärztliche Spritze genügt – entfernt werden. Dies ist der einzige Weg, um den Toxinen aus einer Kieferostitis zu entrinnen. Welche fatalen Auswirkungen die chronischen Entzündungsgebiete der Kieferostitis auf die Gelenke haben können, zeigt das Beispiel meines Patienten Herr E. L. der mir folgenden Brief schreibt:

Hier nochmals die Zusammenfassung der Diagnose meines Orthopäden; Ausgeprägte Epicondylltis radialis humeri mit ödematöser und hyperämischer Reizung des gemeinsamen Extensorenursprungs ohne Nachweis einer umschriebenen Nekrosezone oder Teilruptur.

Fakt ist, dass ich bis heute am Ellenbogen links nicht operiert wurde, obwohl der Operationstermin von Dr. R. schon fest stand, nämlich der 14.02.2003. Kurzzeitig kamen nach Ihrer Sanierung zwar die Schmerzen zurück, aber nunmehr geht es mir besser und ich spiele wieder Tennis und Golf.

Ich war bereits 1993 in Ihrer Behandlung, da ich erhebliche Probleme in Armen und im Rücken gehabt habe. Nach einer Operation der Störfelder aus dem Kieferbereich waren die Probleme total verschwunden und tauchten bis 1998 nicht wieder auf. 1998 waren sie wieder da und diesmal hatte ich auch extrem starke Schmerzen in der linken Hand. Ich konnte nicht Tennis und nicht Golf spielen, auch kaum Autofahren. Nach einer weiteren Sanierung dauerte es einige Zeit, doch danach waren die Symptome wieder vollkommen verschwunden.

Wie beim letzten Mal weigert sich meine Privat- Versicherung wieder zu bezahlen. Seinerzeit hatte ich das, aus welchen Gründen auch immer, akzeptiert. Dieses Mal werde ich Einspruch einlegen und nötigenfalls einen Anwalt einschalten.

Frage: Ist es eine Einbuße an Lebensqualität, wenn ein leidenschaftlicher Golf- und Tennisspieler zwei Jahre lang seinem Hobby nicht mehr nachgehen kann, wenn die Freunde Golf und Tennis spielen und man muss wegen eines ständig schmerzenden Ellenbogens abseits stehen? **Antwort:** Nun der Orthopäde rät aus seiner Sicht zur Operation. Das mag richtig sein, solange man nur den Ellenbogen ansieht. Scheut man sich aber nicht, dem Phänomen der Störfelderkrankung nachzugehen, findet sich eine höchst einfache Lösung: die Sanierung eines Kiefergebietes heilt den Ellenbogen dauerhaft aus – jedenfalls bis zur letzten Nachuntersuchung im Sommer 2006. **Frage:** Hat die private Krankenkasse diese Therapie bezahlt? **Antwort:** Auf diese Frage gibt der Patient selbst die Antwort: Er wendet sich an seinen Anwalt. Denn für jeden Betroffenen taucht die Frage auf – die sich wie ein roter Faden durch die Patienten-Dokumentationen dieses Buches zieht – warum die Versicherung nicht erkennen kann oder erkennen mag, dass der ambulante Sanierungseingriff im Kiefer weitaus kostengünstiger ist als eine stationäre Ellenbogenoperation. Professor Shankland berichtet in der amerikanischen Medizinliteratur über einen ähnlichen Fall von schlagartiger Heilung von Gelenkschmerzen:

Eine 44-jährige Patientin hatte Schmerzen im linken Unterkieferbereich, die jahrelang bestanden, nachdem die letzten beiden Backenzähne zuerst mit großen Füllungen und anschliessend mit Wurzelfüllungen behandelt worden waren. Schließlich mussten sie doch entfernt werden. Zu ihrem Unglück besuchte diese Patientin wegen ihrer Kieferschmerzen wenigstens acht Doktoren – einen Zahnarzt, zwei Kieferchirurgen, einen Wurzelspezialisten, einen Zahnfleischspezialisten, zwei Hals-Nasen-Ohrenärzte und einen Allgemeinarzt – und alle diese Spezialisten konnten nichts finden und empfahlen der Patientin schließlich einen Psychologen aufzusuchen.

Während ich in diesem zahnlosen Kieferbereich den erweichten Kieferknochen säuberte, sagte die Patientin voller Überraschung: „Meine Schmerzen im Fuß sind plötzlich weg! Mein Fuß fühlt sich völlig normal an! " Was war geschehen? Eines ihrer zahlreichen Symptome waren Schmerzen im linken Bein und in der linken Ferse. Stellen sie sich vor: Eine chronische Entzündung im Kieferknochen, die Schmerzen im Fuß auslöst, weit entfernt, am anderen Ende des Körpers.

Aber dieser Fall ist nur wie viele andere Fälle: Ein Störfeld im Kieferknochen kann Schmerzen in einem anderen, auch weit entfernten Organ auslösen. Ist es nicht denkbar, dass es auch in Deutschland solche Schmerzpatienten mit den gleichen vergeblichen Arztgeschichten und „unheilbaren Schmerzen" gibt? Hier ein Patientenbericht aus meiner Praxis, in dem mir meine Patientin Frau E. A., Alter 65 Jahre, über ihre Schmerzen berichtet:

1. **Nach Sanierungsoperation der Kieferostitis im Oberkiefer: Die von Ihnen operierten linken Ober- und Unterkiefer sind nunmehr schmerzfrei, wofür ich Ihnen von ganzen Herzen danken möchte. In einer Kieferchirurgischen Klinik wollte man mir abwechselnd eine Ohrspeichelentzündung oder psychische Probleme unterstellen.**

2. **Nach Op UK rechts vom 25.09.2003 sind meine Rückenschmerzen weg und ich kann wieder morgens schmerzfrei aufstehen.**

Ist es nicht verblüffend, wie sich die zwei Fälle aus zwei verschiedenen Kontinenten gleichen? Angefangen von langdauernden Kieferschmerzen und vergeblichem Suchen durch mehrfaches Röntgen, weiter über die „psychischen Probleme" und endend bei der schnellen Lösung durch die Kieferoperationen.

C] Ultraschall mit CAVITAT: Das sehende Auge des Kieferstörfelds

Chirurgisches Entfernen des toten Knochens ist ein wesentlicher Bestandteil der Sanierung von chronischen Entzündungsherden im Kieferbereich und eine notwendige Bedingung für die erwünschten Heilungen. Die Herausforderung für den Zahnarzt, der eine Chronische Kieferostitis beseitigen möchte, besteht darin, Information über deren Lage, Größe und Ausdehnung zu gewinnen. Leider wurde keines der traditionell in Medizin und Zahnheilkunde – einschließlich Röntgenstrahlen – verwendeten diagnostischen Werkzeuge für diesen Zweck entwickelt und ist deshalb unter diesem Aspekt nicht besonders nützlich. Deshalb hat es einen dringenden Bedarf nach einem effektiven und verlässlichen Diagnoseverfahren gegeben, das detaillierte und genaue Informationen über die Lage der Kieferostitis liefert. Diese Entwicklung beginnt mit einer dramatischen Lebensgeschichte, denn schicksalhaft verknüpft mit der Chronischen Kieferostitis ist die Biografie von Mr. Bob Jones:

Bob war ein Muster von perfekter Gesundheit, zumindestens schien es so. Er war ein Flugzeugpilot und arbeitete in seiner Freizeit zusätzlich als Skilehrer. Dieser Mann war schlank, durchtrainiert und fit. All dies änderte sich schlagartig 1987 als sich bei ihm

- **Muskelatrophie entwickelte,**
- **ein sogenanntes chronisches Müdigkeitssyndrom auftrat und**
- **neurologische Zustände, die die Spezialisten vor Rätsel stellten.**

Bis 1992 dauerte diese Entwicklung an und Bob Jones endete als vollständig Behinderter im Rollstuhl: Er konnte seine Arme nicht mehr bewegen und nahm entsetzlich an Gewicht zu. Schließlich wurde von den Ärzten die Diagnose Amyotrophische Lateral Sklerose (ALS) gestellt und sie waren sich in einem Punkt einig: Sein Zustand war lebensbedrohlich. Seine weitere Lebenserwartung wurde mit sechs Monaten angesetzt.
Bob hatte also ein persönliches Interesse an Zahnstörfeldern entwickelt, als er im Jahr 1992 entdeckte, dass seine eigenen lebensbedrohlichen neurologischen Probleme das Ergebnis

- **von Quecksilbertoxizität,**
- **von Wurzelkanalbehandlungen und**
- **von Kieferknochen-Cavitations**

waren. Bobs langjährige und schwerwiegende Symptome klangen ab durch

- **Amalgamentfernung,**
- **Extraktion von wurzelkanalgefüllten Zähnen und**
- **Kieferostitis- bzw. Cavitations-Operationen.**

Noch vor seiner vollständigen Erholung, begann er sich zu fragen, warum die Zahnärzte nicht in der Lage sind, die riesigen Bezirke aufgelösten Knochens zu entdecken, die ihm beinahe das Leben gekostet hätten. Auf Grund seiner bewegenden Krankengeschichte war Bob Jones klar: Wenn die Zahnärzte solch lebenswichtige Prozesse auf ihren Röntgenbildern nicht erkennen können, muss man etwas erfinden, das diese Prozesse sichtbar und damit auffindbar macht. Als Ingenieur hatte er die Heimtücke der Chronischen Kieferostitis sofort erkannt. So begann er ein Instrument zu entwickeln, das geeignet ist diese Kieferknochenareale, die im englischen Sprachgebrauch „Cavitations" genannt werden, sichtbar zu machen. Als Ingenieur mit Spezialwissen in Sonartechnik war Bob von Beginn an davon überzeugt, dass solch ein Bildaufbereitungsgerät mit Hilfe von Ultraschall zu entwickeln sei. Er arbeitete intensiv acht Jahre lang, um seine Vorstellung eines perfektionierten Ultraschallgerätes zu verwirklichen. Bob Jones konstruierte ein computerisiertes bildgebendes System, das CAVITAT genannt wurde, um nur Knochen, und nicht Weichgewebe zu zeigen, also gerade das Gegenteil von den im medizinischen Bereich verwendeten anderen Ultraschallgeräten.
Er entwickelte um CAVITAT herum 19 Patente, und 22 weitere Patente sind beantragt.

CAVITAT funktioniert so: Die Schallwellen durchdringen gesunden festen Knochen besser und die Ergebnisse werden über den Computerbildschirm als grüne Flächen dargestellt. Wo eine „Cavitation" vorhanden ist, werden die Ultraschallwellen durch die luftgefüllte Stelle weniger schnell durchdringen; in diesem Fall ist die auf dem Bildschirm angezeigte Abbildung rot. Wenn der Knochen dabei ist abzusterben und Blutversorgung zwar anwesend, aber beschränkt ist, wird die angezeigte Abbildung gelb oder orange sein. Die auf dem Computerbildschirm angezeigten 3-D Abbildungen (ein Bild für jeden Zahnstandort) können von allen Winkeln rotiert und betrachtet werden und geben dem Zahnarzt detaillierte Information über den Zustand des Kieferknochens. Eine Information, die ein unschätzbarer Führer zu einer erfolgreichen chirurgischen Sanierung sein kann. Susan Stockton schreibt in Ihrem Buch: „Ich habe aus erster Hand die Ergebnisse dieses technologischen Durchbruchs für meine eigenen langjährigen Gesundheitsprobleme gesehen, die sich nach einer durch CAVITAT möglich gemachten erfolgreichen Kieferoperation verbesserten. Ich hatte sehr schlechten ausgeheilten Kieferknochen gehabt, der von vorherigen chirurgischen Eingriffen herrührte, weil die Chirurgen außerstande waren, ohne CAVITAT das Ausmaß der Nekrose zu bestimmen, und deshalb außerstande waren, alles zu entfernen. Das CAVITAT bietet wirklich Hoffnung für Zahnpatienten und jene chronisch kranken Personen, deren Krankheitsbedingungen ihre Wurzeln in einer stummen Kieferknochenentzündung haben können. Auf meiner Erfahrung mit der Bedeutung der Chronischen Kieferostitis aufbauend, glaube ich, dass eine CAVITAT Untersuchung ein Standardbestandteil jeder routinemäßigen Zahnprüfung oder jeder ärztlichen Untersuchung sein sollte, wegen der möglichen systemischen Probleme". Die Ausbreitung der Chronischen Kieferostitis kann dazu führen, dass die Blutgefäße im gesunden Knochen soweit abgebaut werden, dass die Blutzufuhr zu einem vitalen und gesunden Zahn gestoppt wird. Die Folge: Der gesunde Zahn stirbt ab, ohne ersichtlichen Grund. Auch dieser Prozess ist auf dem Röntgenbild nicht erkennbar. Der berühmte Krebsarzt Dr Joseph Issel schreibt in seinem, auf Englisch erschienenen Buch „Krebs: Eine zweite Meinung":

- Schaut man auf die CAVITAT-Scans von Brustkrebs Patientinnen, dann hat jede dieser Frauen eine Kieferostitis im Bereich der entsprechenden Akupunktur-Meridiane.

Soweit Dr. Issels, der nach mehreren Verleumdungsprozessen – in deren Folge er unschuldig 18 Monate in Untersuchungshaft verbrachte – schließlich in der Kommission des Deutschen Bundestages zur Krebsbekämpfung saß. Ein schönes Beispiel aus meiner Praxis für das Absterben eines makellosen Eckzahnes durch eine benachbarte Kieferostitis ist meine Patientin Frau N. L., Alter 63 Jahre:

Bei Frau L. tritt rechtsseitig und schlagartig ein massiver Tinnitus mit Schwindelanfällen auf. Die Ärzte sind ratlos; eine Ursache ist nicht festzustellen. Infusionsbehandlungen und stationärer Aufenthalt im Krankenhaus bringen keinerlei Besserung. Da meine Sanierung der Kieferstörfelder Frau N. L. bereits vor 20 Jahren von Migräne befreit hatte, wendet sie sich in ihrer Not wieder an mich. Der Röntgenbefund ist einwandfrei. Ein Störfeldtest zeigt:

- **Ein starkes kieferostitisches Störfeld im Bereich des völlig unauffälligen rechten oberen Eckzahnes sowie**
- **des benachbarten zahnlosen Bereiches im Backenzahnbereich.**

Eine operative Revision des gesamten Gebietes Eckzahn bis Backenzahn bringt eine vollständige Linderung der Beschwerden der Patientin: Bereits am nächsten Tag nach der Sanierung sind Tinnitus und Schwindel verschwunden.

Dass ein CAVITAT-Befund durchaus auch mit üblichen, aber weitaus aufwendigeren Verfahren bestätigt werden kann zeigt das Beispiel meiner Patientin Frau G. N.:

Sie erscheint in meiner Praxis und hat seit zwei Jahren massive Gesichtsschmerzen im Unterkiefer rechts, die nach einer Entfernung des rechten unteren Weisheitszahnes aufgetreten sind und sich zwei Jahre lang mit keiner Maßnahme lindern ließen.

So war Frau N. beispielsweise für vier Wochen in einer Kieferklinik stationär aufgenommen und wurde dort vier Wochen

mit Antibiotika behandelt weil man vermutete, dass eine Osteomyelitis – was einer akuten Vereiterung des Kieferknochens entspricht – dort entstanden sei. Erst nach zweijährigem Leidensweg fand sie zu einem Heilpraktiker, der sie auf die Möglichkeit einer Chronischen Kieferostitis im Unterkiefer rechts aufmerksam machte.**

Zusätzlich wurden der Patientin von der Kieferklinik und von einem parallel behandelnden Neurologen sogenannte neurotrope Psychopharmaka verordnet. Die Patientin nahm diese Medikamente nicht ein.

Ich habe in meiner Praxis eine CAVITAT Untersuchung durchgeführt, die eindeutig eine starke orange bis rot Verfärbung im unteren Kieferbereich zeigt und zwar im Weisheitszahnbereich und in den davor liegenden Kieferarialen. Als ich der Patientin diese Situation zeige, legt sie mir ein Computer-Tomogramm des Kieferknochens vor, das vom Röntgenologen bereits am 31.08.2005 folgendermaßen befundet wurde:

„Geringe entzündliche Veränderungen im rückwärtigen Abschnitt des rechten Unterkiefers." Dies ist eine wunderbare Bestätigung dafür, dass das CAVITAT Ultraschallgerät mit weitaus geringerem Aufwand, ohne zusätzliche Strahlenbelastung, genau die chronischen „geringen" Entzündungsprozesse im Kieferbereich zeigt, die dem Röntgenbild regelmäßig entgehen.

Merksatz für den Betroffenen

- *Die frühe Aufdeckung der Chronischen Kieferostitis mit CAVITAT kann verhindern, dass die Chronische Kieferostitis zu einer verkannten Ursache von schweren systemischen Problemen wird.*
- *CAVITAT kann auch verhindern, dass langfristig gesunde Zähne absterben.*

D] Bioenergetische Lokalisationsteste

Um sich dreidimensional betrachten zu können, braucht man mehrere Spiegel; wenn man nur einen Spiegel hat wird das Bild zu flach, möglicherweise zeigt es dann nur einen Teil der Krankheitsursachen. Wie viele andere ganzheitsmedizinisch orientierte Ärzte und Zahnärzte habe ich deshalb verschiedene Methoden zu einem Praxisverfahren zusammengestellt, um Zahnstörfelder diagnostizieren zu können (Näheres siehe unter www.focodent.de). Von dem deutschen Pionier Dr. Voll wurden bioenergetische Funktionsteste entwickelt, die sogenannte Elektroakupunktur nach Voll (EAV). Zur Früherkennung und zur Ursachenfindung chronischer Krankheiten eignen sich ergänzend zu den schulmedizinischen Methoden diese Verfahren, mit denen Störungen bereits im Vorfeld chronischer Krankheiten aufgedeckt werden können. Damit läßt sich über eine feinenergetische Fragestellung an den Organismus herausfinden, inwieweit z.B. ein toter Zahn eine chronische Stressreaktion des Organismus provoziert. Voll hat bereits vor 50 Jahren die Elektroakupunktur eingeführt um den Stress, der von Zahnstörfeldern ausgeht, meßtechnisch darzustellen. Die chronische Stresssituation, die ein toter Zahn oder ein toxisches Füllungsmaterial verursachen, kann auch mit den

Muskelreflexen der Kinesiologie sichtbar gemacht werden. Meine bevorzugte Methode, mit dem Körper in einen diagnostischen Dialog zu treten, ist der Armlängenreflex Test nach R. v. Assche. Diese Variante eines kinesiologischen Testes arbeitet ohne Kraftaufwand und lässt sich daher ermüdungsfrei für Tester und Getesteten durchführen. Kann man sich auf diese Teste verlassen? Ich lasse diese Frage am besten meinen Patienten Herr S. F. Alter 43 Jahre, beantworten:

Gerne schildere ich Ihnen meine Beobachtungen der Zusammenhänge zwischen Zähnen und körperlichen Symptomen, die Sie auch wissenschaftlich verarbeiten können.

Bereits vor einigen Jahren hatten Sie bei mir mittels Armlägenreflex Test den versteckten Zusammenhang zwischen einem toten, wurzelbehandelten Zahn und einer Belastung des Atmungsapparates sichtbar gemacht. Damals litt ich unter erheblichen Atmungsbeschwerden, die über viele Wochen sogar auf Lungenentzündung behandelt wurden, wobei ich zunehmend schwächer wurde. Unter anderem war ich fast 4 Wochen arbeitsunfähig. Die Therapien schlugen nicht an. Ihre Teste haben mich dazu bewogen, den Zahn extrahieren zu lassen und siehe da, zwei Tage nach dem Sanierungseingriff war ich wieder hergestellt!

Nunmehr, etwa 9 Jahre später hat sich völlig überraschend ein erheblicher, unangenehmer Druck in der Herzgegend bemerkbar gemacht. Mit einher ging wieder eine grosse Schwäche, so dass ich kaum Kraft zum Aufstehen und Herumlaufen hatte. Ich wurde zu einer ärztlichen Untersuchung zu einem Internisten gesandt, der auch Kardiologe ist. Von mir auf diesen Druck angesprochen, hat er neben Ultraschall und Belastungs-EKG noch weitere Untersuchungen durchgeführt, die alle keinen Befund ergaben.

Da ich wieder faktisch arbeitsunfähig war, suchte ich Ihre Praxis auf. Obgleich die Röntgenbilder unauffällig, alle Zähne gut versorgt und insbesondere die Weisheitszähne in Ordnung zu sein schienen, haben Sie mit der Ultraschalluntersuchung CAVITAT und dem Armlängenreflex Test herausgefunden, dass alle 4 Weisheitszähne problematisch sind. Sie haben mir sodann zur Sanierung der Weisheitszähne und zur Säuberung der betroffenen Kieferknochenregionen geraten.

Bereits die Sanierung des ersten Weisheitszahngebietes hat die oben geschilderten Symptome praktisch sofort zum Stillstand gebracht. Nunmehr ist die zweite Operation erfolgt und trotz der Unannehmlichkeiten scheint die Behandlungsfolge gute Erfolge zu zeitigen: Neben dem praktisch sofortigen Abklingen der konkreten Beschwerden, erscheint mir die sukzessive Beseitigung der Störfelder tief in die Konstitution einzugreifen und gleichsam verloren geglaubte Energien wieder freizusetzen, deren Schwund ich mir bislang als alterbedingt erklärt und akzeptiert hatte.

Für den weiter Interessierten:

Der Armlängenreflex Test nach R. v. Assche ist in medizinischer Ausführlichkeit dargestellt in meinem Lehrbuch:
J. Lechner: „Armlängenreflex Test, Das Handbuch unter Mitarbeit von Rolf Krieger, VAK Verlag Freiburg 2001"

Beim bioenergetischen Test bringen wir den Körper mit Informationen verschiedener Testmaterialien in Verbindung, z.B. mit Schwermetallen, homöopathischen Medikamenten, unverträglichen Substanzen, usw. Der Organismus reagiert auf diese Substanzen und ermöglicht es, den ganzen Körper auf seine Störfelder, Unverträglichkeiten, u.s.w. abzufragen. Über diese Informationen werden beherdete Zähne, passende Medikamente und unverträgliche Substanzen belastungsfrei und frei von Nebenwirkungen getestet. Zum schnellen Einstieg in eine ganzheitliche Diagnose habe ich die comptergestützten Testverfahren **SkaSys** und **MindLINK TEST** entwickelt, die in Verbindung mit dem kinesiologischen Armlängenreflex Test angewendet werden. (Nähere Informationen hierzu unter www.mindlink.info und www.mindlinktest.de). Ich erkläre meinen Patienten den Unterschied zwischen Röntgenbild und bioenergetischem Test gerne so: „Wenn ich ein Passfoto von Ihnen sehe, weiss ich dass Sie zwei Augen haben und dazwischen eine Nase. Ich kann aber von diesem Foto nicht beurteilen, ob Sie glücklich sind oder nicht. Um das herauszufinden muss ich einen Dialog mit Ihnen aufbauen. Erst durch dieses Frage- und Antwortspiel erkenne ich, ob Sie glücklich sind oder nicht." Übertragen auf die medizinische Praxis heißt dies: Ich kombiniere

- objektive Untersuchungsverfahren – wie das Röntgenbild, das CAVITAT-Ultraschallbild und den TOPAS-Test – mit

- subjektiven Untersuchungsverfahren – wie den kinesiologischen Armlängenreflex Test und erhalte dadurch

- eine Erweiterung des objektiven Befundes mit Auskünften darüber, wie der Körper des Patienten selbst über bestimmte Belastungen denkt und diese empfindet.

Was kann daran so falsch sein? Denn letztlich ist das **Befinden** das Entscheidende in der Medizin und nicht der „wissenschaftliche **Befund**". Der Zugang zu den wesentlichen Störungen des Patienten erfolgt über spezifische Fragestellungen an das Unbewusste des Patienten, im Sinne: Wo sind dominante Störfelder, hauptbelastete Meridiane, gedankenaktivierte Erkrankungen, psycho-emotionale Störfelder, Materialunverträglichkeiten, Lebensmittelallergien, u.v.a.m. Nicht immer liegen die hauptbelastenden Störfelder in Form von Zahnherden vor. Es wäre dann fatal einfach „Zähne zu ziehen". Die Tatsache, dass ganzheitliches und vorbeugendes Denken in der klassischen Medizin noch keinen großen Raum einnimmt, hat dazu geführt, dass bioenergetische Methoden noch nicht "allgemein wissenschaftlich anerkannt" sind. Objektive Untersuchungen durch moderne Naturwissenschaften sind allerdings nur ein Weg gesicherter „objektiver" Wissensgewinnung.

Merksatz für den Betroffenen

- *Da sich Störfeldbeziehungen von Patient zu Patient höchst unterschiedlich darstellen, sind auch sie nicht objektivierbar.*

- *Auch die einzigartige Beziehung zwischen Patient und Therapeut ist grundsätzlich nicht objektivierbar.*

- *Der kinesiologische Armlängenreflex Test ist für mich das beste Werkzeug, die Entscheidung, welcher Zahn zu ziehen ist, welches Material belastend ist und wo die Kieferostitis zu operieren ist, an das innere Wissen des Betroffenen abzutreten.*

- *Ich erweise mit diesen Testungen Respekt vor der Individualität jedes einzelnen Patienten und versuche als Therapeut nur beratend zur Seite zu stehen und nicht als übergeordnete und „objektive" Entscheidungsinstanz aufzutreten.*

Dies ist ein Punkt, an dem die Schulmedizin mit Unverständnis und Ablehnung reagiert: Denn ihr Anspruch an die eigenen Methoden ist die objektivierbare Reproduzierbarkeit der Untersuchungserbgebnisse. Die höchst individuellen Bedingungen einer Störfelderkrankung stehen aber in stärkstem Kontrast zu objektivierbaren Befundungen. Was wäre wohl längerfristig mit meinem jungen Patienten Herr S. L. passiert, den die Zahnstörfelder an den Rand der Berufsunfähigkeit brachten, wenn nicht meine bioenergetische Untersuchung den Zusammenhang zwischen Kieferostitis und Kehlkopf gezeigt hätte? Lassen wir Herrn S. L., Alter 32 Jahre, von Beruf Sänger, Musiker und Dipl.-Dipl. Musiklehrer selbst sprechen. Er schreibt mir:

Krankheits- bzw. Genesungsverlauf nach der Behandlung bei Zahnarzt Dr. L.:

Nach einer schweren Lungenentzündung im letzten Jahr (2005) die mich ein halbes Jahr „außer Gefecht" setzte, bekam ich nach einwöchigem Aufenthalt in einer Lungenfachklinik die Diagnose „Bronchialasthma".

Zu dieser Zeit konnte ich meinen Beruf als Sänger nicht mehr ausüben und hätte meine Karriere wohl beenden müssen: Die Bronchien lassen sich mit Cortisonsprays zwar erweitern, wie bei vielen führte dieses Medikament, für das es in diesem Fall keine Alternative gibt, bei mir zu chronischer Heiserkeit.

Ein Besuch beim Heilpraktiker brachte jedoch ans Tageslicht, dass meine „Zähne" die eigentliche Ursache für das Asthma sind. Bei den anschließenden Tests bei Herrn Dr. L. wurde dieser Befund bestätigt und die Entzündungsherde „Kieferostitis" an vier zahnlosen Weisheitszahngebieten genau lokalisiert.

Schon nach der ersten von vier Operationen konnte ich innerhalb weniger Tage alle Medikamente (Cortison, etc.) absetzen und hatte keinerlei Beschwerden mehr. Nach jeder weiteren Operation fühlte ich mich körperlich besser und fitter und habe jetzt zudem nicht mehr mit regelmäßigen Stimmbandentzündungen und Allergien gegen Frühblüher zu kämpfen, was mich beides früher schwer belastet hat.

Die Erholungsphasen für die Stimme nach Belastung (Auftritte, viel Sprechen beim Gesangs-Unterricht, etc.) haben sich ebenso verkürzt.

Heute kann ich meine Arbeit und Karriere als Sänger erfolgreicher und ohne Einschränkungen fortsetzen denn je.

Für den weiter Interessierten:

Weitere Informationen zum bioenergetischen Testen mit dem Unbewussten finden Sie in meinen Büchern:

J. Lechner: „Dialog mit dem Inneren Bewusstsein"

J. Lechner: „Störfelddiagnostik, Medikamenten- und Materialtest, Teil I: Theorie und Praxis des Armlängenreflextests"

J. Lechner: „Störfelddiagnostik, Medikamenten- und Materialtest, Teil II: Armlängenreflex Test und skalarwellengestütztes Computersystem SkaSys"

2.4 Auf welche Krankheiten haben Zahn- und Kiefer-Störfelder Einfluss?

Nicht jeder körperlichen Erkrankung muss ein Zahnstörfeld zugrunde liegen. Aber grundsätzlich belasten Zahnstörfelder entweder bakteriell, toxisch oder energetisch den Organismus so, dass bestimmte Schwachpunkte zu echten Krankheitserscheinungen werden können. Zahnstörfelder können alle Formen von körperlichen Beschwerden hervorrufen. Da Störfelder immer indirekt wirken, können sie

- entzündliche Entgleisungen,
- degenerative Entgleisungen und
- allergisierende Entgleisungen

fördern. Deshalb kann auch die Beseitigung der Zahnstörfelder unterschiedlichste Beschwerden und Erkrankungen zum Verschwinden bringen. Nach dreißig Jahren Sanierungstätigkeit bin ich immer noch verblüfft, wieviele unterschiedlichste Beschwerden außerhalb des Zahn-Kieferbereichs, die ich als Zahnarzt weder behandeln kann, noch behandeln darf, wie von selbst verschwinden.

- Die entlastete und wiederhergestellte Regulation sorgt für einen vom Arzt unabhängigen und selbstständigen Ausgleich im Sinne einer autonomen Heilung.

Wer möchte nicht die Lösung finden für Beschwerden und quälende Symptome? Ich habe deshalb in der folgenden Übersicht Patientenberichte gesammelt, über Krankheitsbilder und Bescherden, die Verbindungen zu Zahnstörfeldern hatten. Die Fälle werden von mir so übernommen, wie sie die Patienten mir mitteilen. Die Diagnosen, Verordnungen und Therapien werden zitiert wie berichtet, und sind von mir weder überprüft noch medizinisch detailliert dargestellt. Um den Leser nicht zu langweilen, verzichte ich auf Statistiken und Tabellen. Deshalb sind die Aufzählungen erfolgreicher Eingriffe auch nicht komplett, und in dreissig Jahren Sanierungstätigkeit haben sich natürlich viel mehr Fälle angesammelt, als ich in diesem Buch darstellen kann. Die folgenden Patientenbeispiele sind nur eine Auswahl. Sie dürfen nicht mit einem überzogenen Allmachtsanspruch eines Zahnmediziners verwechselt werden. Die medizinischen Grundlagen, die diese Fakten erklären, habe ich bereits dargestellt. Aber auch für den mündigen und gut informierten Patienten sind Krankheiten zu wichtig, um eine Selbstdiagnose zu erstellen. In jedem Fall ist medizinische Abklärung notwendig. Eine Selbstbehandlung ohne medizinische und ganzheitsmedizinische Diagnose ist in allen Fällen abzulehnen.

Dass Kieferstörfelder nicht nur den Verlauf einer Erkrankung sondern auch Lebensläufe beeinflussen könnnen, zeigt die Geschichte von Herrn E. D., Alter 51 Jahre. Er kommt in meine Praxis mit einem vollkommen intakten Gebiss und vollkommen unauffälligem Röntgenbild. Was treibt ihn dann zum Zahnarzt?

Seit vier Jahren plagt ihn eine hartnäckige Ischialgie auf der linken Seite, die ihn fast bewegungsunfähig macht. Der begeisterte Tennisspieler leidet stark darunter, dass diese Freizeitbeschäftigung seit Jahren nicht mehr möglich ist. Natürlich ist der Weg zum Zahnarzt nicht sein erster Besuch bei einem Mediziner wegen dieses Leidens. Die Spritzen des Orthopäden helfen immer für zwei Tage, danach ist alles wie zuvor. Trotz des einwandfreien Röntgenbildes ohne Wurzelentzündungen und ohne Zahnwurzelgranulome zeigt mein Zahnstörfeldtest ein belastetes Weisheitszahngebiet im Unterkiefer links: Es liegt eine typische Chronische Kieferostitis vor, ohne jeden lokalen Schmerz.

Bereits nach drei Tagen tritt der Erfolg ein: Der Schmerz durch den Ischias-Nerv im Rücken ist weg und bleibt auch seit 7 Jahren unverändert wie weggeblasen; auch weitere Therapien sind nicht notwendig.

Warum erzähle ich diese Genesungsgeschichte, obwohl sie kein Einzelfall ist? Herr D. hat einen begabten Sohn, der gerade sein Medizinstudium begonnen hat und die lange Leidenszeit seines Vaters ebenso intensiv beobachtet, wie die vergeblichen Bemühungen seiner künftigen Kollegen. Der Erfolg der Genesung seines Vaters beeindruckt den jungen Medizinstudenten so sehr, dass er beschließt, leidenden Menschen doch lieber über eine ganzheitlich ausgerichtete Zahnheilkunde zu helfen: Er wechselt und hat im Erscheinungsjahr dieses Buches gerade sein Staatsexamen in Zahnmedizin erfolgreich absolviert.

A] Herz und Zahnstörfelder

Herzerkrankungen sind schlimme Killer: Mit ungefähr 20.000 Todesfällen nicht so schlimm wie die mehr als 200.000 Krebstoten pro Jahr in Deutschland. Dennoch lohnt sich die Frage: Kann die Sanierung von Zahnstörfeldern auch etwas gegen Herzerkrankungen tun? Wo ist die Verbindung von den Kieferherden zur Steuerung des Herzens? Und warum kann eine Zahn- und Kiefersanierung bei Herzproblemen helfen? Ist das nicht eine sehr gewagte Behauptung? Natürlich gibt es keine direkte Verbindung zwischen Kieferbereich und Herz. Das Verbindungsglied ist der Bereich der sogenannten vegetativen Steuerung. Jeder von uns erlebt täglich diesen Mechanismus: Wir regen uns auf und schon schlägt das Herz schneller! Diese Verbindung vom Gehirn zum Herzen wird „vegetatives Nervensystem" genannt. Bereits bei der Diskussion des Störfeld-Begriffes habe ich behauptet, dass Störfelder die Steuerungs-Software des Organismus stören: Sie labilisieren und übererregen oder sie hemmen und behindern die Steuerung der Organe. Und diesem Wirkungskomplex – oder besser dessen „Entstörung" - verdanken meine folgenden Patienten ihren Heilungserfolg.

Meine Patientin Frau J. A. belasten Herzrhythmusstörungen, die seit Jahren selbst mit Beta-Blockern nur unbefriedigend zu therapieren sind; daher hat die Patientin bereits einen Termin zur Implantation eines Herzschrittmachers, als sie zur Abklärung eines Zahnstörfeldes in meine Praxis kommt.

Meine Störfeldteste zeigen eine durchgehende Belastung im hinteren Backenzahnbereich des rechten Unterkiefers. Trotz dieser starken Störfeldbelastung ist die Patientin im Bereich des rechten Unterkiefers völlig symptomlos. Das Röntgenbild der Patientin ist ebenfalls unauffällig. Dennoch zeigt die nachfolgende Operation massive Erweichung und Degeneration des Unterkieferknochens in einem erschreckenden Ausmaß.

- **Nach komplikationslos abgeheilter Wunde konnte die Patientin den Implantationstermin für den Herzschrittmacher stornieren;**
- **ihre Herzstörungen bleiben über Jahre hinweg verschwunden.**

> Für den weiter Interessierten:
>
> Dieser Fall ist in medizinischer Ausführlichkeit dokumentiert im Buch:
> J. Lechner: „Störfelder im Trigeminusbereich und Systemerkrankungen, 1999"

Frage: Warum ist in diesem Fall die Implantation des Schrittmachers überflüssig geworden?
Antwort: Im Gegensatz zur Software des Herzens ist die Hardware selbst – also die Struktur des Herzens – vollkommen in Ordnung. Denn ein geschädigtes Herz kann natürlich niemals durch eine Kiefersanierung geheilt werden und ist ein Fall für den Herzchirurgen. Der geplante Herzschrittmacher hätte auch nur die Impulsgebung verbessert. Nichts anderes bewirkt meine Kiefersanierung. Der wesentliche Unterschied liegt aber im Ansatz der Therapie: Während die Implantation des Schrittmacher versucht, ein Steuerungsdefizit künstlich zu kompensieren,

- beseitigt die Kiefersanierung die ursächliche Störung und Labilisierung der vegetativen Steuerung und

- stellt die ungestörten Bedingungen eines selbstregulierenden Herzens wieder her, was zum Verschwinden der Rhythmusstörungen führt.

Frage: Wie hoch sind die Gesamtkosten einer Schrittmacher-Implantation, einschliesslich der nachfolgenden Medikation und Überwachung?
Antwort: Die Summe aus Klinikkosten, Kosten des Herzschrittmachers, nachfolgende Überwachung und Medikation im Vergleich zu meiner Kieferoperation machen für jeden vorstellbar, dass den Krankenkassen in Zeiten der Kostendämpfung ein riesiges Sparpotential zur Verfügung stehen würde. Auch dem folgenden Patienten kann das neue Denken helfen: Herr H. I. schreibt mir folgenden Brief nach seinem Sanierungseingriff in meiner Praxis:

Anlässlich einer schweren Virusgrippe verbunden mit enormen Herzbeschwerden im Januar 2003, die mich kolossal in meiner Lebensqualität einschränkten und mich psychisch sehr belasteten, versuchte ich bei einigen Fachärzten und Fachkliniken in Hessen und Süddeutschland eine Abhilfe meiner Beschwerden zu schaffen. Es wurden stets Herzrhythmusstörungen diagnostiziert, die mit starken Medikamenten behandelt wurden. Die Ergebnisse waren jedoch gleich null.

Um eine immunologische Untersuchung durchzuführen wurde ich im Januar 2004 in eine Klinik eingewiesen. Nach umfangreichen Untersuchungen und einer ausführlichen medizinischen Betreuung u.a. mit Infusionen und anderen Medikamenten, sind meine Herzbeschwerden kurzzeitig gelindert worden. Leider ist der gleiche Zustand nach drei Wochen wiedergekehrt. Nach erneuter Odyssee von Arzt zu Arzt, wurde mir geraten die Nervenbahnen in meinem Herzen elektrisch still zu legen.

Im Juni 2004 suchte ich erneut die Klinik auf und war dort in Behandlung des Herzspezialisten Dr. D. Er diagnostizierte bei mir einen Herz -Doppelschlag, wobei ein Schlag kein Blut pumpte. Beiliegend füge ich die EKG- Ergebnisse bei. Dr. D. bedauerte meine Situation sehr und ich konnte nur hoffen, dass mein Herz von selbst einspringen würde und ich dann auf die hohe Dosis von Calcium verzichten könnte. Mit dieser Aussage wollte und konnte ich nicht leben.

Zur gleichen Zeit hatte ich zwei Schlüsselerlebnisse, die mich letztendlich in Ihre Praxis führten:

1. **Im November 2003 bekam ich Zahnschmerzen. Nach durchgeführten Röntgenuntersuchungen konnte weder mein**

Zahnarzt noch ein Kieferchirurg die Ursache feststellen. Auf meine Bitte hin, hat der Kieferchirurg doch noch den Kiefer aufgemacht und eine Entzündungsbahn (von außen nicht feststellbar) gefunden und behandelt. Meine Zahnschmerzen hörten danach auf.

2. **Gleichzeitig sah ich im Fernseher eine Sendung über Ganzheitliche Zahnheilkunde. Ich habe meine behandelnde Ärztin darauf angesprochen, die mir dann einen Termin zwecks Untersuchung in Ihrem Hause vereinbart hat. Die Ergebnisse der von Ihnen speziell durchgeführten Untersuchungen waren eindeutig. Es wurden im Kieferbereich drei große Störfelder festgestellt, die dazu führten, dass toxische Gifte freigesetzt worden sind und mein Herz beeinflussten. Wir vereinbarten einen kurzfristigen OP-Termin.**

Nach diesem Eingriff haben sich meine Herzbeschwerden sofort gebessert und nach ca. drei Tagen schlug mein Herz wieder ganz normal.

Ich war sehr positiv überrascht, obwohl zuerst nur der Hauptentzündungsherd saniert worden war und die zwei sanierungsbedürftigen Stellen im Kiefer noch nicht behandelt wurden. Mein Gesundheitszustand hat sich danach rapide verbessert, wodurch ich auch meinen psychischen Ausgleich wieder gefunden habe. Ich muss zugeben, dass ich selbst nicht 100 % vor der ersten OP an solchen Erfolg Ihrer Behandlungsmethode glaubte. Meine Freude darüber ist so groß, dass ich Ihnen meine Erfolgserlebnisse mitteilen möchte, obwohl ich noch eine weitere Zahnsanierung in Ihrem Hause vor mir habe.

Auf der Grundlage meines ganzheitlichen Therapiemodells kann ich von weiteren Patientenfällen aus meiner Praxis berichten. Ich wiederhole: Entscheidend ist natürlich, dass das Herz selbst keine strukturellen Schäden aufweist. Einen mechanischen Herzklappendefekt kann auch die beste Zahnstörfeldsanierung nicht beheben.

Frau H. I. leidet 6 Jahre lang unter Herzproblemen in Form von Rhythmusstörungen. Diese Herzprobleme rauben der Patientin mehrfach wöchentlich komplett den Schlaf. Sie durchläuft in dieser Zeit die üblichen Untersuchungen, ohne dass eine klare Diagnose zu erstellen ist, und ohne dass Erfolg eintritt. Sie hat vor Beginn meiner Sanierung zwei Jahre lang Betablocker eingenommen ohne den geringsten positiven Effekt.

Die Herzprobleme verschwinden unmittelbar nach der Operation am linken Unterkiefer. Nach 8 Wochen tritt eine deutliche Stabilisierung mit dauerhafter Besserung ein. Auf der subjektiven Empfindungsskala gibt sie eine Besserung der Rhythmusstörungen um 50 % an. Sie berichtet kurz und bündig: „Ich kann damit leben, vorher aber nicht!". Bemerkenswert ist dieser Verlauf deshalb, weil vom Gesamtstatus der Zahnstörfeldbelastungen nach der ersten Sanierungoperation erst circa 30% entfernt wurden.

So ist es auch nicht verwunderlich, dass nach dem zweiten Eingriff im Oberkiefer links eine weitere Besserung der Herzbeschwerden eintritt.

Bei meiner Patientin Frau T. N. fanden bei drei verschiedenen Untersuchungsreihen die Kardiologen das Herz vollkommen ohne Befund.

Ab sofort sollte bei Frau N. an eine störfeldbedingte Steuerungsstörung des Herzens gedacht werden, was dann auch tatsächlich der Fall war:

Nach nur einer Sanierungsoperation im Unterkiefer rechts verschwinden die Herzrythmusstörungen, die seit über 1 Jahr bestanden, dauerhaft.

B] Krebs und Zahnstörfelder

Die amerikanische Ärztin und Forscherin Dr. Hulda Clark schreibt in ihrem Buch „Heilung aller fortgeschrittenen Krebsarten", dass die konsequente Entfernung von krebserregenden Substanzen im Mund- und Kieferbereich die Voraussetzung zur Tumortherapie sei. Amalgam, Kunststoffe und alle anderen Zahnmetalle müssen nach ihrem Protokoll peinlich genau entfernt werden. Ebenso wurzelgefüllte Zähne und die Bereiche der Kieferostitis und NICO-Cavitationen. Sie schreibt: „Nicht alle Zahnärzte stimmen darin überein...Aber Fortschritt entsteht aus Diskussion und dem Bemühen, höhere Standards zu erreichen. Wenn Sie einen Zahnarzt finden, der über Mikroausscheidungen (d. h. Metallionen) und Cavitationen (d. h. Kieferostitis) Bescheid weiß und der gewillt ist, Ihre merkwürdigen Pläne zu unterstützen, dann haben Sie einen wirklichen Schatz gefunden." Dem habe ich nichts hinzuzufügen.

Eine neue Interpretation der ganzheitlichen Wirkung der Kieferostitis ist unter dem Titel „Weltformel des Stoffwechsels" im SPIEGEL in Nr. 46 vom 8.11.2004 nachzulesen. Der Entzündungsforscher John Savill vom Centre for Inflammation Research der University of Edinburgh erklärt: „Denn um wirksam schützen zu können, muss eine Entzündung durch winzige Auslöser in Gang gesetzt und aufrechterhalten werden". „Ein Tumor" schreibt deshalb der Krebsforscher Harold Dvorak von der Harvard Medical School „ist eine Wunde, die niemals heilt".

- Mein Kommenar: Eine Kieferostitis ist ebenfalls eine „Wunde, die niemals heilt" und auch ein wurzelgefüllter Zahn ist eine „Wunde, die niemals heilt".

Der SPIEGEL schreibt weiter: „Wenn aber irgendwo im Körper der Prozess der Entzündung aus dem Gleichgewicht gerät, können Krankheiten entstehen. Schon seit einiger Zeit nämlich ist bekannt, dass nicht nur Immunzellen, sondern in geringerem Umfang auch Fettzellen Botenstoffe der Entzündung bilden. Sie hat viel mit Brustkrebs zu tun. Und auch da geht es oft um Entzündungsvorgänge. Tatsächlich scheint es, als bestätige sich Virchows alte Hypothese, dass eine chronische Entzündung ein idealer Nährboden für Krebs sein kann."

Merksatz für den Betroffenen

- *Dieser ideale Nährboden können die chronischen Entzündungsgebiete der Kieferostitis oder NICO sein.*

- *Bei der Ansicht über unterschwellige Entzündungen und Krebserkrankung scheinen sich aktuelle Wissenschaft und die Störfelder der Kieferostitis an einem gemeinsamen Punkt zu treffen.*

Zurzeit gehen die Forscher zwar davon aus, dass eine chronische Entzündung allein meist nicht ausreicht, um eine gesunde Zelle zur Krebszelle zu machen. Ohne Zweifel jedoch wirkt ein entzündliches Milieu fördernd auf diesen Prozess. Wie rasch der Tumor wächst, hängt von einem komplexen Gleichgewicht ab, das zwischen den verschiedenen Botenstoffen der Entzündung im Tumor herrscht. Manche von ihnen fördern, andere bremsen das Wachstum der Gefäße, und alle stehen miteinander in einem komplizierten Wechselverhältnis. Es geht um dieses immunologische Mikromilieu, diese Grundstimmung im Tumor", sagt Blankenstein. „Wenn es uns gelingen würde, die umzupolen, dann hätten wir vielleicht eine neue Therapie gegen Krebs." Hier spricht sich ein anerkannter Wissenschaftler dafür aus, was Regulationsmediziner und Störfeldtherapeuten schon lange fordern:

- Den krebskranken Menschen ganzheitlich zu behandeln.

Ist Krebs doch mehr als ein lästiges Geschwür? Genügt die übliche Nachsorge? Was heißt „Krebs ganzheitlich behandeln"? Wie stärke ich meine Abwehrkräfte? Was kann ich tun, wenn Operation, Chemotherapie oder Strahlentherapie abgeschlossen sind? Diese Fragen bedrängen viele Krebspatienten, wenn die Akutbehandlung abgeschlossen ist. Der Allgemeinmediziner Dr. med. Braun-von Gladiß bezeichnet die Erkankung an einer bösartigen Geschwulst nicht als lokale Störung, sondern als eine grundsätzliche Erkrankung des ganzen Menschen. Er schreibt: „Krebs ist die Knotenbildung eines Entwicklungsprozesses, in dem sich die schädigenden Einflüsse von inneren und äußeren Giftstoffen, Störfeldern, schädlichen Strahlungen, Lebensereignissen und Naturell verdichten und dessen Lösung immer grundsätzliche Entscheidungen und Neuorientierungen verlangt." Deshalb müsse eine Erkrankung an einem bösartigen Geschwulst „ganzheitsmedizinisch" betrachtet werden, und der Arzt könne dann an mehreren Stellen gleichzeitig ansetzen. Er führt weiter aus: „Das Immunsystem spielt dabei eine besonders wichtige Rolle. Wenn es als Nebenwirkung medizinischer Behandlungen zusätzlichen Schaden erleidet, muß es begleitend zu diesen dringend wieder aufgebaut werden. Die Abwehrkräfte zu stärken und Selbstheilungskräfte zu wecken ist das Ziel mehrerer naturheilkundlicher Therapiemethoden".

Wie sieht eine solche Behandlung aus, wenn Ihre Gesundheit aus der Balance ist? Dr. Braun-von Gladiß: „Chronische Krankheiten werden durch mehrere Ursachen gleichzeitig bedingt. Es handelt sich um ein Zusammenspiel aus mehreren Faktoren, die wie Zahnräder eines Uhrwerks ineinander greifen. Viele Menschen bleiben jahrelang gesund, obwohl sie schlechte Zähne haben, obwohl sie unter Streß leiden oder sich schlecht ernähren. Schädigende Reize und Gifte können lange im Körper gespeichert werden, bevor sich dies bemerkbar macht. Warum jemand schließlich krank wird, hängt oft mit dem „gefüllten Faß" zusammen, das der letzte Tropfen zum Überlaufen bringt und damit die Symptome bewirkt. Dieser letzte Tropfen kann z.B. ein Infekt sein, nach dem man sich nicht mehr erholt. In der Therapie geht es darum, die gesundheitlichen Belastungen eines Menschen insgesamt zu verringern, damit die Selbstheilungskräfte und das Immunsystem wieder greifen.

Merksatz für den Betroffenen

- *In der ganzheitlichen Behandlung geht es darum,*
- *die gesundheitlichen Belastungen eines Menschen insgesamt zu verringern,*
- *damit die Selbstheilungskräfte (Immunsystem) wieder greifen.*
- *Eine wesentliche chronische Belastung ist die Kieferostitis.*

Selbstverständlich kann ich als ganzheitlicher Zahnarzt keinen Krebs heilen. Aber durch die Sanierung der Zahnstörfelder kann das Umfeld jeder Krebstherapie verbessert werden. Der berühmte deutsche Krebsarzt Dr. J. Issels beschreibt in seinem Buch „Mein Kampf gegen den Krebs“: „Es ist mir daher ein Anliegen, auf einen Punkt noch besonders einzugehen, der in der allgemein geübten Krebstherapie keine Beachtung findet und sogar abgelehnt wird, weil die Zusammenhänge zwischen primären Kopfherden und Krebserkrankungen nicht bekannt sind. Die Arbeiten des Kreises um Prof. Pischinger, Wien, haben die Auswirkungen der Kopfherde in bezug auf die Blockade des Grundsystems und damit der Abwehrlage aufgezeigt. Folgende wichtige Beobachtungen, nach Beseitigung der Kopfherde (Sanierung), also der beherdeten Zähne und Mandeln, weisen in die gleiche Richtung: Wenige Tage nach Sanierung stoppte in allen Fällen die Sekretion bzw. Blutung aus der Mamille (Brustwarze), die oft über Monate bis mehrere Jahre bestanden und sich ständig verschlimmert hatte. Nach einschlägigen Erfahrungen kann sich daraus fast immer ein Brustkrebs entwickeln“. Meine persönliche Praxiserfahrung bestätigt die Aussage von Dr. Issels zum Zusammenhang von Zahnstörfeld und Brustproblemen, denn meine Patientin Frau B. H. berichtet von ihren Brustproblemen:

Im März 2000 kam Blut aus meiner linken Brustdrüse. Ich hatte dann eine Mammographie machen lassen und es wurde eine Gewebsveränderung festgestellt. In einem kinesiologischen Zahnstörfeldtest im Jahre 2002 wurde festgestellt, dass ein Zusammenhang mit dem wurzelgefüllten Zahn 25 im linken Oberkiefer bestand. Ich habe mir den Zahn ziehen lassen. Das Bluten hat dann nach einigen Tagen aufgehört. Probleme mit meiner linken Brust sind bis heute keine mehr aufgetreten.

Dr. Issels: „Knotige, auf Praecancerose verdächtige Verdickungen in der Brust bildeten sich in vielen Fällen zurück. Über Jahre bestehender Fluor (Ausfluß) sistierte in wenigen Tagen“. Auch hier bestätigt meine persönliche Praxiserfahrung die Aussage von Dr. Issels. Eine meiner Patientinnen berichtet zum Zusammenhang zwischen Zahnstörfeldern und Unterleib (Abschrift aus einem Video-Interview):

Ich bekam vor ca. 1 - 2 Jahren extreme Schulterschmerzen rechts, so dass ich meinen Arm kaum mehr bewegen konnte. Meine Ärztin schickte mich aufgrund meiner Beschwerden zu Dr. Lechner. Im linken Unterkiefer hatte ich einen wurzelgefüllten Backenzahn, der nie Beschwerden machte, sich aber im Test als Störfeld herausstellte, zusätzlich war auch ein Störfeld im Nachbarknochen zu finden. Nach langer Überlegung und Angstüberwindung ließ ich mich vor 2 Wochen operieren. Das erste was mir auffiel:

- **Ich hatte vor der Operation immer sehr starken Ausfluss, ging aber nie zur Frauenärztin; der ist seither komplett weg.**
- **Die Schulter hat sich zusätzlich wesentlich gebessert und ich habe nur noch ganz leichte Schmerzen.**

Dr. Issels: „Portio-Erosionen (Gebärmuttermundentzündungen), die jeder Behandlung trotzten, heilten in wenigen Tagen ab“. Auch hier bestätigt meine persönliche Praxiserfahrung die

Aussage von Dr. Issels. Meine Patientin Frau H. N. berichtet zum Zusammenhang zwischen Zahnstörfeldern und Unterleib:

Nach der Entfernung der Zahnmetalle und mehrerer wurzelgefüllter Zähne

- **bekommt die Patientin wieder ihre Regel-Blutung.**
- **Zusätzlich – und vielleicht noch überraschender – kann die Patientin wieder ohne Brille lesen.**

Dr. Issels: „Abstriche und Krebsteste nach Pap III und IV wurden negativ und zeigten damit Gesundung an". Auch hier bestätigt meine persönliche Praxiserfahrung die Aussage von Dr. Issels.

Meine Patientin Frau S. G. schickt mir nach der Kiefersanierung die Ergebnisse ihrer Abstrich-Untersuchungen:

Beginnend im Dezember liegt ein Pap IV vor mit vielen Dysplasien, also Entartungen der Zellen. Der Gynäkologe schlägt dringend eine Probeentnahme vor. Nach der Kiefersanierung im Januar des folgenden Jahres sinkt der Wert des Abstrichs im Verlauf von 9 Monaten auf Pap II ohne atypische Zellen.

Als Quintessenz seines Lebens als Krebsarzt schreibt Dr. Issels: „Diese Beobachtungen bestärkten mich darin, auf die seit dreißig Jahren praktizierte radikale Sanierung der Kopf-, Kiefer- und Zahnherde weiterhin größten Wert zu legen."

C] Körperabwehr, Immunsystem und Zahnstörfelder

Das Immunsystem arbeitet dann falsch, wenn es die Grenze zwischen körperfremden Reizen, die es abzuwehren gilt, und körpereigenem Gewebe nicht mehr erkennen kann. Es beginnt, eigene Organe anzugreifen und zu schädigen, indem dort Entzündungen auftreten. Borreliose, Herpes, Gürtelrose, Lymphknotenschwellungen und Entzündungen von Darm, Muskeln, Nerven, Schilddrüse, Leber, Nieren – bei allen diesen so unterschiedlichen Krankheiten zeigt sich, dass das Immunsystem falsch arbeitet. Und dies sind nur die bekanntesten Beispiele, sagt Dr. Karl Braun-von Gladiß. Auch er sieht in der Regulierung gestörter Abwehrmechanismen den Schlüssel zur ganzheitlichen Behandlung von schleichenden Infektionen und „Autoimmunkrankheiten". „Die Unterdrückung der Immunvorgänge mit Cortison ist keine ursächliche Behandlung", sagt Dr. Braun-von Gladiß. „Wichtig ist vielmehr, die Balance der Selbstheilungskräfte wieder herzustellen". Wie können diese fatalen Verwirrungen des körpereigenen Abwehrsystems überwunden werden? Die Vorstellung ist einfach und plausibel: Unter den ständigen Nadelstichen chronischer Entzündungsprozesse entgleist das Immunsystem. Entfernt man diese chronische Irritation, hat das Immunsystem eine Chance sich zu beruhigen. Überschießende Reaktionen, die an sich sinnlos sind und sich gegen körpereigenes Gewebe richten, bilden sich zurück. Rheumatisch schmerzende Gelenke werden wieder beweglich und schmerzfrei. Ein beeindruckender Fall für diese Verwirrungen des Abwehrsystems mit den merkwürdigsten Beschwerden, ist meine Patientin Frau H. T. Sie berichtet (Abschrift eines Video-Interviews):

Vor circa zwei Jahren wurde ich von Kieferchirurgen im linken Unterkiefer binnen eines halben Jahres zweimal operiert. Nach dieser letzten Operation hatte ich solche Schmerzattacken, dass ich Voltaren 150 einnehmen musste. Daraufhin hat sich der Schmerz beruhigt. Ich verspürte ein Ziehen im linken Halsbereich und die entsprechenden Muskeln wurden von Monat zu Monat schwächer. Diese Beschwerden sind trotz der Medikamente geblieben.

Allmählich sind die Schmerzen so stark geworden, dass ich eine Woche vor der Operation nicht mehr arbeitsfähig war. Die Schmerzen waren im ganzen Körper, von Kopf bis zu den Zehen. Mir hat es den Oberschenkel andauernd gerissen, die Kniekehle tat weh, ich konnte das Bein nicht mehr belasten, die Hände haben gerissen, als hätte ich eine neurologische Krankheit. Ich konnte zu dieser Zeit nichts mehr essen und lag nur noch im Bett vor lauter Schmerzen und Erschöpfung.

Nach der Sanierung bei Dr. L. hatte ich noch circa zwei Wochen Schmerzen, aber an und für sich konnte ich in der dritten Woche wieder arbeiten. Ich kann jetzt wieder meine Hände und meinen Hals ohne Probleme bewegen, obwohl ich spüre, dass die Halsmuskeln noch nicht ganz funktionsfähig sind. Der Oberschenkel hat sich auch wieder beruhigt.

Letztlich habe ich eine 85 - 90 %ige Verbesserung der Schmerzen.

Meine Patientin N. T. berichtet folgende Krankengeschichte: Vor 17 Jahren wurde bei ihr die Diagnose „Fibromyalgie“ erhoben. Ihre Symptome waren seither:

Ständiges unterschwelliges Fieber, häufige Durchfälle, der Körper schmerzt an allen Stellen, große Müdigkeit und Schlaflosigkeit. Gefühle, die dem Schmerz ähneln müssen als ob man zwei Messer im Rücken hätte, Lymphdrüsen am Hals – groß wie Taubeneier. Die Verdachtsdiagnose auf Tuberkulose verläuft negativ.

Die Patientin T. schildert ihre Symptome vor der Operation an Ostern 2006:

- **Fieber seit drei Monaten.**
- **Ständige und heftige Schmerzen am ganzen Körper; jede Bewegung schmerzt schier unerträglich.**
- **Gefühl, vergiftet zu sein. Der Körper fühlt sich vollständig eingeschnürt an.**
- **Gefühl, dass die ganze rechte Kopfseite von einer klopfenden Infektion durchzogen ist.**
- **Extreme Nervostiät.**
- **Häufiges Herzrasen.**
- **Eingeschränkte Atmung.**
- **Steife Finger am Morgen.**

- **Geistige Verwirrung und Konzentrationsstörungen.**
- **Vergesslichkeit**
- **Starke Krämpfe beim Schreiben.**
- **Ständige Erschöpfung.**
- **Seit Herbst 2005 unkontrollierte Gewichtszunahme, ca. 1 kg pro Monat**

Die Patientin schildert ihre Symptome im Juli 2006, also drei Monate nach der Operation, wobei lediglich ein wurzelgefüllter Zahn, die Kieferostitis im Bereich eines Scheidezahnes und in der Schleimhaut verborgene Amalgamreste entfernt wurden:

- **Nach einem Monat ist das Fieber verschwunden.**
- **Nach sechs Wochen sind die gesamten Schmerzen am Körper verschwunden.**
- **Nach einem Monat ein normales Körpergefühl, ohne Vergiftungsgefühl.**
- **Der Druck in der rechten Kopfseite vermindert sich deutlich.**
- **Nach drei Tagen normale Psyche.**
- **Kein Herzrasen mehr.**
- **Keine eingeschränkte Atmung mehr.**
- **Keine steifen Finger mehr am Morgen.**

- **Geistige Verwirrung und Konzentrationsstörungen sind verschwunden.**
- **Kann mir plötzlich wieder alles merken.**
- **Keine Krämpfe mehr beim Schreiben.**
- **Ständige Erschöpfung weicht einer normalen Energiesituation.**
- **Mein Stoffwechsel funktioniert wieder und ich habe innerhalb 3 Monaten 6 kg verloren, ohne mich beim Essen einzuschränken.**

D] Prostata und Zahnstörfelder

Ich habe bereits in Kapitel 1.3 auf die Verbindung zwischen Schneidezähnen und Blase und Unterleib hingewiesen. Für alle männlichen Leser sind folgende Zahlen nicht uninteressant: Dieses Jahr entdecken etwa 200.000 amerikanische Männer, dass sie Prostatakrebs haben. Dreißig Prozent der amerikanischen Männer hat bis zum Alter von 50 Prostatakrebs. Es wird erwartet, dass 38.000 Männer dieses Jahr allein in den USA an Prostatakrebs sterben. Hoffnunglose Aussichten für alle Männer über 50? Mitnichten: Als er selbst mit Prostatakrebs im Jahr 1991 diagnostiziert wurde, wies der Arzt Dr. Larry Clapp für sich die weitverbreitete Vorstellung zurück, gutartige Prostatavergrößerung und Prostatakrebs sei ein unvermeidlicher Teil des männlichen Alterns. Stattdessen war Dr. Clapp entschlossen, Alternativbehandlungen für sich zu suchen, um Operation, Strahlung oder Chemotherapie zu vermeiden. Die Ergebnisse von Larry Clapps außergewöhnlicher Reise wurde die Grundlage seines Heilprogramms, das letztlich seinen Krebs heilte, und das er in seinem Buch „Gesunde Prostata in 90 Tagen ohne Medikamente und ohne Operation" zusammenfasst.

An Stelle 2 von Dr. Clapps Ratschlägen zur Überwindung von Prostataproblemen steht:

- Befreien Sie den Mund- und Kieferbereich von versteckten Infektionen aus wurzelgefüllten Zähnen, Amalgamfüllungen und Zahnfleischinfektionen.
- Entgiften Sie danach den Körper von diesen Toxinen.
- Drehen Sie die Krebs verursachenden Wirkungen von Zahntoxinen zurück.

Der neue Ansatz von Dr. Clapp ensteht aus der einfachen Frage: Warum hat die Natur den Männern eine Prostata gegeben? Dr. Clapps Antwort ist einfach und naheliegend: Die Prostata hat auch die Aufgabe den Samen des Mannes von allen Toxinen zu reinigen. Die Natur hat das größte Interesse daran, den Samen und damit das Erbgut des Mannes unbelastet und unverfälscht weiterzugeben. Die Prostata ist daher eine Sammelstelle für Gifte. Mit zunehmendem Alter werden die angesammelten Toxine für den Filter Prostata zu viel, was zu Entartungen des Drüsengewebes führen kann.

- Wird die Menge an Giftzufuhr vermindert, hat die Prostata eine Chance auf Erholung.
- Dr. Clapp schreibt den Zahntoxinen einen wesentlichen Anteil zu und empfiehlt als unerlässlichen Punkt die Sanierung dieser Zahnstörfelder.

Diese Berichte werden umso wichtiger, wenn wir das Verhältnis von wurzelgefüllten Zähnen und den darin enthaltenen Zahntoxinen aus meiner Praxis betrachten:

- Im TOPAS-Test (siehe Kapitel 2.1 E]) hatten von zufällig ausgewählten 139 wurzelgefüllten Zähnen lediglich 11 keine deutliche Toxinabgabe.
- Deutlich bis starke Toxinabgabe hatten 82 Zähne.
- Extrem viele Toxine gaben 46 Zähne ab. Dieses kleine Zahlenwerk gibt einen erschreckenden Einblick in mögliche Zusammenhänge von Krebserkrankung und Zahnstörfeldern.

Für den weiter Interessierten:

Ausführliche wissenschaftliche Literatur und Quellenhinweise finden sich auf der Website www.topas-test.de oder unter www.prostata-ganzheitlich.de

E] Gesichtsschmerzen, Nervenschmerzen und Zahnstörfelder

Bei praktisch allen meinen Patienten mit Nervenschmerzen im Kieferbereich sind vor der Sanierung der kieferostitischen Bereiche alle Medikamente zur Schmerzstillung ohne Erfolg durchprobiert worden. Danach folgen in aller Regel massive Antibiotikagaben, die ebenfalls wirkungslos bleiben mit Ausnahme der bekannten Nebenwirkungen. Warum versagen die Medikamente? Die Kieferostitis ist ein „ischämischer Prozess", wie bereits beschrieben: Wegen stark verringerter Durchblutung entsteht ein lokaler Sauerstoffmangel im Gewebe. Stoffwechselreaktionen des Körpers und auch die Durchblutung liegen völlig darnieder, womit der Transport der Medikamente in das Kieferostitis-Gebiet nur eingeschränkt abläuft. Damit erübrigt sich auch jede Antibiotika-Therapie. Als Therapie der Wahl bleibt meist nur die operative Sanierung, die aber das geringere

Übel zu sein scheint, wenn man die Krankengeschichten der folgenden Patienten liest oder gar wenn man weiss, wie zerstörerisch auf Körper und Psyche der Nervenschmerz im Kiefer- und Gesichtsbereich wirkt.

Merksatz für den Betroffenen

- *Nicht jeder unspezifische Gesichtsschmerz ist eine Trigeminus-Neuralgie;*
- *der Trigeminus-Nerv ist aber immer beteiligt, da er durch die Prozesse im Kieferknochen gereizt wird.*
- *Deshalb ändert Professor Bouquot den deutschen Begriff „Kieferostitis" um in Neuralgia Inducing Cavitational Osteonecrosis (NICO), was übersetzt heisst: Neuralgie auslösende, hohlraumerzeugende Knochenauflösung.*

Meine Patientin Frau J. L. berichtet:

- seit 12 Jahren im Oberkiefer rechts ziehende Schmerzen Tag und Nacht,
- ständige Kopfschmerzen,
- alles begann mit Implantat und Wurzelfüllungen , die Schmerzen blieben aber auch nach der Entfernung der toten Zähne und der Implantate,
- „rechte Kopfseite fühlt sich an wie im Schraubstock".

Nach der Sanierung ist die Patientin zu 100% schmerzfrei mit anhaltendem Erfolg.

Nachhaltig und dauerhaft verliert auch meine Patientin Frau B. F. ihre Trigeminusschmerzen in der linken Gesichtshälfte nach der Sanierungsoperation im Oberkiefer links. Diese Trigeminusschmerzen plagten Frau F. mehr als 15 Jahre.

Heute, sieben Jahre nach dem Eingriff ist Frau F. immer noch schmerzfrei.

„Placebowirkung und Spontanheilung" sind häufig die Antworten der Schulmedizin auf die Krankengeschichten, über die Ganzheitliche Mediziner zu berichten wissen. Aber kann es nur „Einbildung" ein, wenn

bei meiner Patientin Frau A. I. eine seit fünfzehn Jahren bestehende Trigeminusneuralgie nach der Sanierungsoperation weg ist und weg bleibt.

bei meiner Patientin Frau I. S. nach der Ausräumung der Kieferostitis im Unterkiefer rechts die Neuralgie zu 100% verschwindet.

bei meinem Patienten Dr. G. B. F., der selbst Arzt ist, sich neurologisch bedingte Gangschwierigkeiten zu 70 % nach zwei Sanierungseingriffen mindern.

bei meiner Patientin Frau N. M. chronische Schmerzen im Kieferbereich des rechten Oberkiefers mit der ärztlichen Diagnose: „Trigeminus-Neuralgie" nach der Kieferoperation in diesem Bereich total verschwunden sind.

Für den weiter Interessierten:

Das interessante Phänomen des Placebos diskutiere ich in weiter führendem Zusammenhang in meinem Buch:
J. Lechner: „Dialog mit dem Inneren Bewusstsein"
und auf der Website www.mindlinktest.de

F] Rheuma und Zahnstörfelder

Dass langdauernde Entzündungen über die Botenstoffe der Zytokine und Interleukine miteinander verbunden sein können, weiß die moderne Medizin seit kurzem. Dennoch erscheinen die Versuche eines Ganzheitlichen Zahnarztes, mit der Entfernung solcher Prozesse im Kieferknochen Rheuma zu lindern, immer noch abenteuerlich. Um Betroffenen Mut und ergänzende Möglichkeit zur Heilung jenseits von Cortison und Schmerzmitteln zu geben, stelle ich einige Fälle zum Thema „Rheuma" vor, wie Frau V. F., die selbst Heilpraktikerin ist und die ihren Krankheitsverlauf stichpunktartig beschreibt:

vor Behandlung bei Herrn Dr. L.:

- **rheumatische Beschwerden**
- **wandernde Gliederschmerzen, vor allem nachts, mit daraus resultierender Schlaflosigkeit**
- **Zahnschmerz, v.a. nachts**
- **Rückenschmerzen lumbosakral**
- **starke Schmerzen beim Gehen, Treppensteigen nahezu unmöglich, teilweise Krücken erforderlich**
- **permanente Reizung der Kieferhöhlen mit Schwellungen im Gesicht**
- **geringste Anstrengung führt zu Erschöpfung**

nach Behandlung bei Herrn Dr. L.:

- **rheumatische Beschwerden weg (bereits während der Behandlung Besserung, aber Auf- und Abflackern der Beschwerden)**
- **Rückenschmerz stark vermindert (jedoch nicht weg aufgrund von Bandscheibenschaden)**
- **guter Schlaf**
- **Zähne schmerzfrei**
- **Kieferhöhlen ohne Beschwerden**
- **körperlich wieder normal belastbar**

Frage: Mit welcher Begründung weigert sich die Privatversicherung, die Behandlung zu bezahlen? **Antwort:** Sie führt die „Nichtwissenschaftlichkeit" der vorausgehenden Untersuchungen als Begründung an: „Diese so genannten komplementärmedizinischen Testverfahren haben nicht das Stadium erreicht, das nachvollziehbare und nachkontrollierbare Ergebnisse belegen könnten. Diese Teste sind also grundsätzlich nicht geeignet, die jeweilige Krankheit gezielt zu erkennen, zu heilen oder zu lindern." **Frage:** Beweist der Therapieerfolg die Richtigkeit der vorausgehenden Untersuchungen? **Antwort:** Jeder normale Bürger denkt, dass der Zusammenhang ganz ersichtlich ist: Ich habe Frau F. in vier verschiedenen Operationsschritten von chronischen Entzündungsherden im Kiefer befreit. Selbstverständlich liegen von jedem einzelnen Eingriff detaillierte Befundungen des Pathologen vor, der in seinen mikroskopischen Untersuchungen des Kieferknochens in allen vier Fällen die Kieferostitis bestätigt. Also auch vier unabhängige Untersuchungen beweisen

- die Richtigkeit der Untersuchungsergebnisse,
- die Richtigkeit der operativen Eingriffe und
- die erwartungsgemäße Heilung von rheumatischen, orthopädischen und neuralgiformen Beschwerden.

Frage: Ist wenigsten der Heilungserfolg ein Grund für die Versicherung die Kiefersanierung zu bezahlen, da sie ja doch langfristige Kostendämpfung bei dieser Kundin zu erwarten hat?
Antwort: Offensichtlich nicht, denn sie schreibt an meine Patientin:

Eine Zahlungspflicht liegt vor bei Maßnahmen, die aufgrund gesicherter Erkenntnisse grundsätzlich geeignet sind Krankheiten gezielt zu erkennen, zu heilen oder zu lindern. Hierbei kann nur auf die generelle Eignung einer Maßnahme oder eines Arzneimittels abgestellt werden. Auf einen im Einzelfall eventuell eingetretenen Heilerfolg kommt es nicht an.

Von einem solchen „im Einzelfall eventuell eingetretenen Heilerfolg" berichtet auch mein Patient Herr I. T. Alter 72 über die Genesung von seinen rheumatiformen Gliederschmerzen:

Vor 15 Jahren hatte ich Schmerzen und einen starken Juckreiz im rechten Arm, speziell in der rechten Schulter. Diese Beschwerden waren so stark, dass ich nach meinem ersten Arbeitstag nicht mehr weiter arbeiten konnte. Daraufhin bin ich von einem Arzt zum anderen, doch keiner konnte mir sagen was mir fehlte bzw. keiner konnte mir weiterhelfen. Die Schmerzen waren dann für circa 3 bis 4 Wochen extrem schlimm geworden, so dass ich in dieser Zeit nicht einmal mehr den Arm auf den Tisch legen konnte. Das hat mich psychisch so weit gebracht, dass ich oftmals ans Ableben gedacht habe.

Zusätzlich konnte ich nicht länger als circa 4 Stunden schlafen, da ich enorme Rückenschmerzen hatte und keine Luft mehr bekam. Mein jetztiger Orthopäde überwies mich dann zum Zahnarzt. In einem kinesiologischen Test kam heraus, dass eine chronische Kieferostitis vorlag. Ich hatte aber nie Schmerzen im Kiefer.

Nach der Operation, die jetzt 10 Jahre zurückliegt, waren die Schmerzen zwar noch nicht völlig verschwunden, ich verspürte aber dennoch eine tägliche Besserung, bis ich nach drei Wochen, und bis heute, keinerlei Schmerzen und keinen Juckreiz mehr verspürte.

Des Weiteren kann ich von den Rheuma- und Gelenkschmerzen meiner Patientin Frau D. T. berichten:

Bei ihr bleiben nach zwei Sanierungsoperationen im Unterkiefer beiderseits hartnäckige Schmerzen im Rücken- und Ischiasbereich ebenso aus, wie wechselnde rheumatische Gelenkbeschwerden. Zum Einwand von „Spontanheilung" und „Placeboeffekt" darf ich betonen, dass diese Eingriffe vor fünf Jahren von mir durchgeführt wurden und ihre Wirkung bis heute anhält.

Die Liste lässt sich fortsetzen mit Frau S. N., deren Kieferostitiden ich vor über zwanzig Jahren saniert habe und die bis heute von ihrem damaligen Rheuma völlig befreit ist. Den Einwand, dass Sanierungsoperationen wegen des hohen Aufwands und aus dem daraus folgenden Rechtfertigungszwang des Patienten schon deshalb Heilung „bringen müssen", widerlegt die Geschichte meiner Patientin

Frau H. R. Welche Placebowirkung hält mehr als zwanzig Jahre an?

Frau H. R. konnte wegen ihrer Knie- und Schulterschmerzen buchstäblich nicht mehr laufen. Nach mehreren Sanierungsoperationen sind diese Gelenkschmerzen weg bis heute, über zwanzig Jahre danach.

Auch Frau B. I. berichtet über ihre rheumatischen Beschwerden (Abschrift von einem Video-Interview):

Im Oktober 1986 sind meine Knie enorm angeschwollen und ca. drei Monate später konnte ich nicht mehr gehen. Ich musste auf die Toilette getragen werden, lag den ganzen Tag im Bett oder saß im Rollstuhl, ich war total bewegungsunfähig.

Es wurden dann die Störfelder getestet mit dem Resultat, dass insgesamt fünf Operationen notwendig waren.

Nach jeder Operation konnte ich mich ein bisschen besser bewegen. Acht Wochen nach der letzten Operation konnte ich wieder, für meine Verhältnisse, gut laufen.

Der Rollstuhl steht seither in der Ecke und wird im Laufe des Monats an die Krankenkasse zurückgegeben.

G] Chronische Müdigkeit, Erschöpfungssyndrom und Zahnstörfelder

In einer Zeit, in der sich jeder starken beruflichen wie privaten Anforderungen ausgesetzt sieht, muß folgende Krankengeschichten aus meiner Praxis von Interesse sein: Frau B. N., Alter 42 Jahre, berichtet ein ganzes Jahr nach ihrer Sanierung:

„Nach der Zahnsanierung im Oberkiefer ist meine Energielosigkeit um 80% besser geworden; meine Müdigkeitsattacken sind völlig verschwunden".

Sollte nicht diese Patientin im Alter von erst 42 Jahren eigentlich ihre vollen Kräfte für die Familie und den selbständigen Beruf zur Verfügung haben? Auch Frau H. G. beschreibt gesteigerte Lebensenergie und Lebensfreude mit ihren eigenen Worten:

Seit der Sanierung im linken Oberkiefer hat sich mein Zustand wesentlich gebessert. Die ständige Müdigkeit, die Kopfschmerzen, das Ziehen und Pulsieren im Kiefer und meine Wortfindungsstörungen sind zum größten Teil verschwunden. Vor allem hat sich meine Stimmung total gebessert. Ich fühle mich wohler, habe wieder Antrieb, bin lustiger und fröhlicher.

Frau N. T. leidet primär unter ständiger Energielosigkeit, die sich schrittweise nach meiner Sanierung bessert. Aber sie hat auch das Erlebnis eines sogenannten „Sekundenphänomens einer Heilung" direkt auf dem Zahnarztstuhl. Sie schreibt:

Ich musste nach dem Weg in den ersten Stock eines Gebäudes 10 Minuten ausruhen.

Nach Sanierung des linken unteren Weisheitszahngebietes ohne Zahnentfernung und nur Säuberung des zahnlosen Kieferknochens verschwinden Rückenschmerzen schlagartig. Diese Rückenschmerzen waren vorher so massiv, dass ich kaum in den Zahnarztstuhl klettern konnte. Sofort nach der Sanierung des zahnlosen Kieferareals im Unterkiefer links waren die Rückenschmerzen völlig weg und sind auch weg geblieben.

H] Gelenkschmerzen und Zahnstörfelder

Werde ich nach fast dreißig Jahren Sanierungstätigkeit gefragt, für welche Krankheiten ich eine Heilungsgarantie geben kann, dann muss meine Antwort lauten: Für keine. Denn Garantieversprechen sind in der Medizin nicht möglich und unseriös. Auch die Ganzheitliche Zahnheilkunde vertritt nur ein erweitertes Medizinkonzept und ist keine Produktionsstätte für medizinische Wunder. Aber die besten Erfolgsaussichten haben die Gelenksprobleme. Natürlich nur dann, wenn die Veränderungen und Schäden nicht zu weit fortgeschritten sind. Meine Patientin Frau E. A. schreibt nach den beiden Sanierungsoperationen in Ober- und Unterkiefer:

„Die von Ihnen operierten linken Ober- und Unterkiefer sind nunmehr schmerzfrei, wofür ich Ihnen von ganzen Herzen danken möchte. In der Kieferchirurgischen Universitätsklinik wollte man mir abwechselnd eine Ohrspeichelentzündung oder psychische Probleme unterstellen...

Nach Operation im Unterkiefer rechts vom 25.09.2003 sind nun auch meine Rückenschmerzen weg und ich kann wieder morgens schmerzfrei aufstehen"

Herr E. L. kommt in meine Praxis, nachdem er - früher Golfprofi - seit fast zwei Jahren nicht mehr Golf spielen kann, wegen eines sogenannten „Tennisarms" und wegen seiner Hüftbeschwerden rechts. Selbstverständlich suchte er mehrere Orthopäden und Chirotherapeuten auf, allerdings ohne Erfolg. In seiner Not wendet er sich auf Empfehlung an mich. Auch das von mir angefertigte Zahnröntgenbild zeigt keinerlei Verdacht. Im Gegensatz dazu zeigt der Zahn-Störfeldtest typische Belastungen im Bereich des fehlenden und überbrückten Backenzahnes im linken Unterkiefer. Nach operativer Sanierung des Zahnstörfelds im Unterkiefer links schreibt der Patient mir folgenden Brief:

Es ist vielleicht nicht üblich, dass sich Patienten, wenn ihnen geholfen wurde, nachträglich bei Ihnen bedanken, aber in diesem Fall möchte ich das schon tun. Ich darf Ihnen die erfreuliche Mitteilung machen, dass ich am Samstag und am Sonntag (Anmerkung: Drei Tage nach der Kiefersanierungsoperation) jeweils 6 bis 7 Stunden Golf gespielt habe, und es stellten sich keinerlei Schmerzen in den Armgelenken und auch nicht im Hüftgelenk ein.

Ihre Massnahme war also absolut richtig. Nochmals ganz herzlichen Dank.

Sind diese Patienten Einzelfälle? Keineswegs! Ich kann berichten von Frau T. A., die drei Jahre lang an einem Schulterarmsyndrom leidet, das allen orthopädischen und physiotherapeutischen Versuchen trotzt. Nach einer Sanierungsoperation im Unterkiefer rechts bleibt dieses schlagartig weg. Weiter von Frau C. E., die wegen ihrer Hüftschmerzen keine Treppe mehr hochgehen kann, die sich aber nach einer Sanierungsoperation sofort auflösen. Ich kann berichten von Herrn Professor A., der nach zwei Jahren wieder schlafen kann, nachdem meine Sanierungsoperation seinen hochempfindlichen Ellenbogenschmerz weggenommen hat, der ihn bei der geringsten unbewussten Belastung im Schlaf immer wieder aufwachen ließ. Ein sogenannter „Tennisellenbogen" belastet auch meinen Patienten Herrn L. M., weil ihm wegen der chronischen Schmerzen die Freude an jedem Sport verdorben ist. Er berichtet (Abschrift einer Video-Aufzeichnung):

Ich hatte Probleme in beiden Ellenbogen. Ich konnte nicht mehr Rad fahren und nicht mehr Golf spielen ohne Voltaren Schmerztabletten zu nehmen. In einem kinesiologischen Test wurden von Ihnen zwei Störfelder im Unterkiefer festgestellt und operativ entfernt. Auf der linken Seite habe ich die bessernde Wirkung sofort verspürt, auf der rechten Seite hat dies etwas länger gedauert. Aber jetzt nach etwa 5 - 8 Monaten ist das Rad fahren und das Golf spielen wieder problemlos möglich.

Ich würde sagen, die Gelenkschmerzen sind um 80 bis 90 % reduziert.

Ich kann berichten von Frau Dr. G. W. deren linke Schulter völlig schmerzfrei wird nach der Sanierungsoperation im Unterkiefer links und von Frau N. H., bei der nach einer Sanierungsoperation im Unterkiefer links hartnäckige Beschwerden im Bereich der Lendenwirbelsäule „wie von selbst" verschwinden. Frau H. sollte vorher entsprechend den Empfehlungen und Diagnosen dreier verschiedener Orthopäden an der Bandscheibe operiert werden. Bekannt ist, dass ständiger Schmerzmittelkonsum auch die Nieren zerstören kann, mit der schrecklichen Folge der Dialyse. Gerne lasse ich deshalb meine Patientin Frau H., von Beruf Klosterfrau und Pädagogin, zu Wort kommen und ihre gelungene Sanierung beschreiben:

Ich hatte Ruhe- und Bewegungsschmerzen in allen Gelenken, aber besonders in Knie- und Sprunggelenken. Besonders schlimm die letzten drei Jahren. Mein Schmerzmittelkonsum war so hoch, dass die Nieren anfingen zu schmerzen, so dass ich zusätzlich auch noch Rückenschmerzen bekam.

Durch die Kieferoperationen haben sich hintereinander zunehmend die Schmerzen beruhigt; nach der letzten Operation waren die Schmerzen vollständig verschwunden. Schmerzmittel sind praktisch überflüssig geworden".

Wer spricht bei meiner Patientin Frau K. N. vom zeitlichen Aufwand und von den Kosten, den 80 physiotherapeutische Behandlungen verursachen, um eine „frozen shoulder" ohne Erfolg zu behandeln? Nach der Kiefersanierung im Unterkiefer links tritt ein Sekundenphänomen ein und die Patientin bewegt ihre linke Schulter sofort schmerzfrei. Der Physiotherapeut ist ganz erstaunt „wie weich das Gelenk plötzlich ist". Oder das rechte Handgelenk bei meiner Patientin Frau J. I., das fast ganz bewegungsunfähig und äusserst schmerzhaft ist. Es ist bereits zwei Tage nach der ersten Sanierungsoperation um 50% besser! Oder das rechte Knie meines Patienten Herr S. I., Alter 51 Jahre,

das seit 1 Jahre so schmerzt, dass der Patient nicht mehr laufen kann. Dieses Knie wurde im Juli 2005 operiert, aber ohne Besserung der Schmerzen. Jetzt nach der Kieferoperation im rechten unteren Weisheitszahngebiet im November 2005 ist das Knie völlig schmerzfrei und der Patient kann wieder laufen.

Frage: Wurde bei Herrn S. I. von der Versicherung die erfolgreiche Kieferoperation bezahlt? **Antwort:** Nein. Wurde bei Herrn S. I. von der Versicherung die erfolglose Knieoperation bezahlt? **Antwort:** Ja. Die ganzheitlichen Verbindungen zwischen Knie und Kiefer sind sicher wenig bekannt. Die engen reflektorischen Beziehungen zwischen chronischen Störungen im Kiefebereich und der Muskulatur im Nacken- und Halsbereich dagegen schon. Trotzdem bringt häufig erst die Störfeldentfernung den gewünschten Erfolg, wie bei meiner Patientin Frau E. I.:

Ihre jahrelangen Halswirbelsäulen- (HWS-) Probleme verschwinden sofort nach der Sanierungsoperation im Unterkiefer rechts. Die Patientin wurde vorher jahrelang von Osteopathen wegen ihrer schmerzenden und verspannten Halswirbelsäule behandelt.

Frau I. N., Alter 45 Jahre, erzählt von ihren Problemen mit der Schulter (Abschrift von einem Video-Interview):

„Seit ca. 10 - 12 Jahren hatte ich Probleme mit meiner linken Schulter. Ich konnte nicht mehr aktiv Sport ausüben. Wenn ich ein enges Kleidungsstück über den Kopf ziehen musste war der Schulterbereich nicht beweglich. Ich war jahrelang erfolglos in einer krankengymnastischen Behandlung und konnte nach einiger Zeit nicht mehr auf dem linken Arm schlafen. Es wurde dann eine Sanierung im linken Kieferbereich vorgenommen und ein paar Stunden später waren die Schmerzen und die Bewegungsstörungen so gut wie verschwunden. Seither kann ich wieder ruhig und vor allem schmerzfrei schlafen."

Man muss sich das bildlich vor Augen halten, wie sich eine grosse und schlanke junge Frau 10 Jahre lang kein enges Kleid überziehen kann, wegen eines chronischen Kieferstörfeldes. Doch nicht nur in der Bekleidungsfrage gibt meine Sanierungsoperation der Patientin ihre Lebensqualität wieder zurück: Da ihre Beschwerden nicht nur im Schulterproblem bestanden, sondern sie auch von üblen Migräneanfällen geplagt war, schreibt sie mir ein weiteres Jahr nach dem Sanierungseingriff:

„...war Ihre Behandlung von entscheidendem Erfolg gekrönt. Nach einer Erstverschlimmerung der Migräne innerhalb der ersten Monate nach den drei Operationen (bis auf den sofortigen Erfolg mit meiner Schulter – die 10-jährigen Probleme die ich damit hatte, waren ja noch am Tag der ersten OP behoben –) geht es nun stetig bergauf.

Die damaligen Migräne-Attacken von 1 – 2 Wochen pro Monat haben sich inzwischen auf ca. 2 – 3 Tage pro Monat reduziert und dies auch mit deutlich geringerer Schmerzintensität! Herzlichen Dank dafür!!!"

Nicht nur Knie, Ellenbogen, Halswirbelsäule und Handgelenke können von Zahnstörfeldern irritiert sein, sondern auch das Hüftgelenk. Meine Patientin Frau J. R. berichtet:

Ich hatte circa zwei Jahre lang eine Blockade im linken Hüftgelenk. Mein Orthopäde schickte mich dann zum Zahnarzt. Er meinte, dass die Probleme in Verbindung mit den Zähnen stehen können. Nach einem kinesiologischen Test wurde eine Störfeldsanierung vorgenommen.

Einige Tage danach konnte ich bereits wieder gehen, die Schmerzen sind um einiges leichter geworden.

I] Migräne und Zahnstörfelder

Im März 1990 läuft im Südwestfunk ein Dokumentarfilm mit dem Titel „Heilen verboten". Dieser Film schildert das gesundheitliche Schicksal der Migränepatientin Frau E. T. (Abschrift aus dem Patienten-Interview des Fernsehfilms):

„Frau E. T. litt 20 Jahre unter Migräne, so stark, dass Sie sich fast nicht mehr bewegen konnte. Kein Arzt konnte ihr helfen. Gegen die immer stärker werdenden Schmerzen wurde ihr lediglich das schmerzstillende Medikament Dolantin verordnet. Aber Dolantin macht süchtig. Nachdem sie das Mittel jahrelang eingenommen hatte, lud sie das Gesundheitsamt wegen Medikamentenmissbrauchs vor. Frau T. war empört.

Ihre Odyssee fand erst bei einem naturheilkundlichen Zahnarzt ein erfolgreiches Ende: Mit den Sanierungseingriffen war der Medikamentenkonsum schlagartig zu Ende."

Warum hätte Frau T. diese auch noch nehmen sollen, nachdem die Migräne unmittelbar nach Entfernung der Kieferstörfelder verschwunden war und auch für die nächsten Jahre verschwunden blieb. Diese Sanierung war bereits 1984 in meiner Praxis durchgeführt worden, also sechs Jahre vor der Dokumentation des Filmes. Der Film fährt fort: „Frau T. war schmerzfrei: Geholfen hat ihr eine so genannte „wissenschaftlich nicht allgemein anerkannte Methode". Kosten: Circa 2.200 DM. Was ihr 20-jähriger vergeblicher Leidensweg durch Kliniken und Arztpraxen gekostet hat, kann heute niemand mehr errechnen."

Herr L. N. H. berichtet (Abschrift aus einem Video-Interview):

Durch die umfangreiche Zahnbehandlung bei Herrn Dr. Lechner und eine zusätzliche neuraltherapeutische Behandlung in Nürnberg habe ich meine Kopfschmerzen verloren, die ich 25 Jahre permanent hatte. Desweiteren verschwanden ein drei Jahre lang anhaltender Schulterschmerz und die Magenschmerzen, die seit 1988 mehr oder weniger ständig vorhanden waren.

Frau N. F. Alter 43 Jahre berichtet (Abschrift aus einem Video-Interview):

Ich habe seit 19 Jahren permanente Kopfschmerzen, die seit 2 Jahren noch intensiver geworden sind. Daraufhin hatte ich Beschwerden, wie starke Konzentrationsschwächen und Übelkeit.

Diese haben sich kurz nach der Sanierung erheblich gebessert. Seitdem habe ich wieder einen „freien" Kopf und fühle mich rundum wohl.

Wieder möchte ich die Frage stellen, wieviel an persönlicher Lebenseinschränkung, an emotionalem Konfliktpotential und an kreativer Lebensentfaltung hinter dem geschilderten Krankheitsbild steckt: Eine Mutter mit zwei Kindern und ständige Kopfschmerzen seit 19 Jahren. Von einem schönen dauerhaften Erfolg berichtet auch meine Patientin Frau S. I.:

Wegen ihrer unbehandelbaren Migräne im Jahr 2000 - also vor 6 Jahren – entfernte ich ihr einen wurzelgefüllten Backenzahn. Sie berichtet mir, dass sie seither keine Kopfschmerzen mehr hat mit einer Besserungrate um 95%.

Man beachte: Diese Kopfschmerzen bestanden über 10 Jahre lang praktisch ununterbrochen!

Frau F. D. berichtet über ihre Kopfschmerzen:

Ich hatte 18 Jahre Kopfschmerzen, die sich zur Myalgie steigerten. Ich konnte teilweise meine Augen nicht mehr öffnen vor lauter Schmerzen, bei Bewegung der Augen und auch bei Nichtbewegung der Augen. Ein Arzt meinte einmal, ich sei psychisch labil und sollte mich in Behandlung begeben. Dies tat ich aber nicht.

Im Oberkiefer wurden chronische Entzündungen im Kieferbereich festgestellt und entfernt. Nach diesen Operationen war schon eine deutliche Besserung zu spüren. Und als dann der Unterkiefer saniert war hatte ich keine Schmerzen mehr, sowohl die Gliederschmerzen als auch die Neuralgie waren weg.

J] Psyche und Zahnstörfelder

Da das Denken in energetischen Zusammenhängen und Funktionskreisen leider in der westlich-abendländischen Medizin wenig verbreitet und noch weniger akzeptiert ist, bleibt dem in seinem „wissenschaftlichen" Denken fixierten Arzt nichts weiter übrig, als die Psyche zur letzten Ursache aller ungeklärten Krankheiten hinzuzuziehen. Wenn Röntgenbilder, Computertomogramme und Laborbefunde den Ärzten keine fassbare Ursache für Schmerzen und Probleme ihrer Patienten liefern, bleibt den meisten Ärzten nur auf den Bereich der menschlichen Existenz auszuweichen, der ebenfalls wenig fassbar ist: Die Psyche. Dadurch wird sie häufig zum Stellvertreter und zum Sündenbock für nicht erkannte Störfeldbelastungen erklärt. Ich schildere zwei Fälle, bei denen die Erfolglosigkeit des Bemühens zur „Alibi-Diagnose Psyche" geführt hatte.

Nun möchte ich kurz mal per E-Mail schreiben, wie es mir nach der Behandlung von Ihnen geht, damit auch andere davon lesen und von der Methode Gebrauch machen.

Vor gut 18 Jahren bekam ich von heute auf morgen eine Panikattacke, die sich danach immer mehr häuften. Jahrelange Therapie, Krankenhausaufenthalte, Medikamente ... haben meine Beschwerden, wie Herzattacken, Schwindel, Übelkeit, Kopf- und Gliederschmerzen... nicht gelindert. Von einem meiner Ärzte (ich ging von einem zum anderen) bekam ich dann durch Zufall die Adresse von Dr. L. und seiner ganzheitlichen Zahnheilkunde in München. Zunächst war ich sehr skeptisch, da ja auch einige Kosten auf mich zukamen und die Krankenkasse davon nichts übernahm.

Dann wagte ich es doch und wurde viermal an den Zähnen operiert. Inzwischen geht es mir viel, viel besser – fast keine Panik und Angst mehr, wenig Kopfschmerzen, keine Herzbeschwerden und ganz wenig Schwindel. Die Ärzte haben mir eine chronische Angstneurose diagnostiziert, mit der ich leben muss. Inzwischen bin ich mir fast sicher, dass sehr vieles von den Zähnen kommt – und hoffe, dass viele Menschen mit ähnlichen Beschwerden wie ich, auch mal darüber nachdenken und sich Ihre noch lebenden und toten Zähne von einem Zahnarzt wie Ihnen richten lassen. Ich hoffe auch, dass viele Ärzte und auch Krankenkassen diese Zeilen lesen und auch diese Methode unterstützen.

Meine Krankenkasse ist total dagegen und zahlt mir keinen Pfennig. Inzwischen bräuchte ich neue Zähne, jedoch die KK und auch ein hiesiger Zahnarzt hat ein Gutachten abgelehnt und nun muss ich weiterstreiten. Den KK ist es lieber einen Krankenhaus-, Psychiatrie-, einen Kuraufenthalt mit tausenden von Euro zu finanzieren, als eine Alternativmethode von Ihnen zu bezahlen.

Mir geht es auf jeden Fall besser und falls Sie mal einen Bericht oder eine Vorstellung einer Patientin brauchen, ich stelle mich jederzeit zur Verfügung. Vor Jahren wäre das undenklich gewesen. Danke nochmals und ich mache weiter, auch wenn die Kasse nichts bezahlt.

Frage: Welche Einschränkung an persönlicher Lebensqualität geht mit 18 Jahren Panikattacken, Gliederschmerzen und Schwindel einher? Wieviel an persönlichem Entwicklungspotential wird möglicherweise dadurch vergeudet und blockiert? Wieviel an reduzierter Arbeitskraft bleibt durch die chronischen Angstneurosen – diese Diagnose stammt natürlich nicht von mir, sondern von den vorbehandelnden Neurologen und Psycholgen – an der „Solidargemeinschaft" hängen? **Antwort:** Die Lösung des Patientenfalls erscheint fast zynisch in ihrer Einfachheit: Sanierung der Kiefergebiete von chronisch belastenden Prozessen und ganzheitliche Begleitbehandlung. **Frage:** Hat die Krankenkasse diese Therapie bezahlt? **Antwort:** Auf diese Frage gibt die Patientin in schicksalsergebener Form selbst die Antwort: Sie erwartet von ihrer Krankenkasse gar keine Unterstützung und bezahlt die Therapie, die ihr hilft, lieber gleich selbst.

Wo ist der Zusammenhang zwischen Zahnstörfeldern und Psyche? Der amerikanische Kinesiologe Dr. A. G. Beardall hat sich intensiv mit dem Problem der Reizverarbeitungskapazität beschäftigt. Er hat das sogenannte „Biocomputer-Modell" geschaffen: Wenn nicht genügend Platz im Arbeitsspeicher des Körpers verfügbar ist können anstehende Probleme nicht richtig gelöst werden. Der Körper sucht dann einen Ausweg. Dieser besteht für den Organismus darin, die Information in umgekehrter Form zu speichern. Aus dieser Polaritätsumkehr entsteht langfristig die Situation einer „Eigensabotage", die amerikanische Psychologen als „Psychologische Umkehr" bezeichnen. Psychologische Umkehr und Eigensabotage sind natürlich das Gegenteil von systemkonformem und zielgerichtetem Handeln. Es ist klar, dass alle wohlmeinenden ärztlichen Bemühungen bei einer solchen Ausgangslage scheitern müssen, bis es jemand gelingt den Organismus soweit zu entlasten, dass der Biocomputer wieder richtige Problemlösungen erstellen kann. **Frage:** Wodurch kann diese Entlastung geschehen? **Antwort:** Zum Beispiel durch die Entfernung chronisch belastender Zahnstörfelder. Diese Erklärung passt auch auf den Sanierungserfolg meiner Patientin Frau T. K., die über ihre Psyche berichtet:

Ich hatte extreme Angstzustände, die sich im Laufe der Zeit entwickelten und circa zwei Jahre lang anhielten. Aufgrund eines kinesiologischen Tests wurde mein Kiefer saniert und drei wurzelgefüllte Zähne entfernt.

Das Resultat dieser Operation ist, dass sich meine Psyche wieder nach und nach stabilisiert hat und es mir viel besser geht als vor der Störfeldsanierung.

Merksatz für den Betroffenen

- *Zahnstörfelder mindern die Kapazität der Reizverarbeitung; sie können dadurch zu einer Psychologischen Umkehr führen.*

- *Psychologische Umkehr führt dazu, dass der „Innere Heiler irrt"; sie beschreibt die Unfähigkeit des Körpers positive Impulse als solche umzusetzen und zu Heilungsprozessen zu verwenden.*

- *Psychologische Umkehr schafft eine Situation des „gar nicht gesund werden Wollens" und ist dadurch ein häufiges Heil- und Therapiehindernis.*

Für den weiter Interessierten:

Zum Phänomen von Psychologischer Umkehr und Eigensabotage finden Sie nähere Informationen in dem Buch:
J. Lechner: „Armlängenreflex-Test und Systemische Kinesiologie", Das Handbuch; unter Mitarbeit von Rolf Krieger. VAK Verlag Freiburg im Breisgau 2002

Das Testen auf Psychologische Umkehr, schildere ich in meinen Büchern:
J. Lechner: „Störfelddiagnostik, Medikamenten- und Materialtest", Teil II: Kinesiologie, Armlängenreflex-Test und Testcomputer SkaSys.

J. Lechner: „Dialog mit dem Inneren Bewusstsein", Eigenverlag

Um ein ganzheitliches Theapiekonzept zur Einbindung psycho-emotionaler Störfelder in der Praxis treffsicher und mit wenig Aufwand umsetzen zu können, habe ich das Testsystem MindLINK TEST entwickelt. Näheres unter www.mindlinktest.de

K] Gehirn und Zahnstörfelder

Wegen ihres Schwindels und wegen ihrer Sehstörungen besuchte Frau H. M., Alter 39 Jahre, über ein Jahr erfolglos zahlreiche Ärzte. Bedauerlicherweise war erst ein ganzheitlich tätiger Zahnarzt die letzte Station ihres Leidensweges. Denn wer denkt schon an die Zähne bei Schwindel und Sehstörungen? Sie berichtet von ihrer Sanierung:

Letztes Jahr im August ist es losgegangen, da habe ich von einer Sekunde auf die andere nichts mehr gesehen.Das heißt ich hab so gesehen als wenn ich in die Sonne schaue und dann in einen dunklen Raum gehe. Teilweise bin ich Schlangenlinien gegangen, mein Oberkörper war total nach rechts abgewinkelt obwohl ich gemeint habe, dass ich gerade stehe.

Ich habe immer Müdigkeit, Schwindel und Sehstörungen gehabt, also alles quer Feld ein.

Dann ist ein Ärztemartyrium losgegangen, von Augenarzt, Ohrenarzt, Neurologe, Hirnwasser Untersuchung, Orthopäde, also wirklich die ganze Palette quer durch. Meine rechte Schulter war zum Beispiel fast 10 cm höher, doch der Orthopäde sagte nur, dass es selten ist, dass jemand immer gerade ist. Obwohl ich ihm gesagt habe, dass ich das vorher nicht hatte. Es ist nichts gemacht worden.

Ich habe dann sehr viele Behandlungen mit Krankengymnastik gehabt. Habe zusätzlich noch Kranio gemacht, teilweise sieben bis acht Behandlungen in der Woche, dann war ich nach fast einem halben Jahr zumindest soweit, dass ich wieder arbeiten konnte. Mein Hausarzt war dann der Meinung,

nachdem sich das auf Dauer nicht gebessert hatte, dass ich Einlagen bräuchte. Er hat mich dann zu einem anderen Orthopäden geschickt, der mich lange untersuchte.

Er meinte dann: „Nein, Sie lange ich nicht mehr an, das traue ich mich nicht durch die ganzen Sehstörungen." Er hat mich dann zum Herrn Dr. M. geschickt, der Orthopäde und Osteopath ist. Dieser stellte fest, dass mein Atlaswirbel immer verschoben ist und hat mir den wieder hingerichtet. Das war aber immer nur von kurzer Dauer. Er hat dann schon vermutet das es von den Zähnen kommt, hat in die Narben von den Weisheitszähnen eingespritzt (mit Lidocain), die mir im Februar 2003 entnommen wurden.

Auf Grund der Spritzen ist es mir zwei Tage lang sehr gut gegangen, aber leider nicht von längerer Dauer. Dann hat Dr. M. gesagt. "wunderbar dann passt es" und hat mich dann zu Herrn Dr. L. geschickt. Dort haben wir den Störfeldtest gemacht und es hat eindeutig gezeigt, dass an den Narben von den Weisheitszähnen eine Knochenostitis ist.

Ich bin auf der rechten Seite operiert worden und in der ersten Nacht bin ich ganz ruhig im Bett gelegen und mein ganzes Kreuz hat gekracht, es hat sich angehört, wie wenn zwei Hartgummis aneinander gerieben werden. Es hat also die ganze Nacht gearbeitet und seitdem ist meine Schulter fast gerade, ich habe seitdem keine Sehstörungen und keinen Schwindel mehr gehabt. Also mir geht's definitiv besser, das ist gar kein Vergleich mehr.

Eine ganz ähnliche Krankengeschichte, leider ebenfalls geprägt vom schablonenhaften Facharztdenken unserer Schulmedizin berichtet meine Patientin Frau C. L.:

Wegen Nervenschmerzen und Kribbeln in Armen und Beinen, sowie jahrelange Kopfschmerzen wird diese Patientin vom Neurologen auf Multiple Sklerose (MS) behandelt. Nach der Sanierung der Kieferherde verschwinden diese Beschwerden völlig.

L] Nahrungmittel-Allergien und Zahnstörfelder

Hauptursache von Allergien aus regulationsmedizinischer Sicht ist der Dauerbeschuss des Immunsystems, aber nicht durch akute Allergene, sondern unter chronischen Reizen. Dies führt zu einer Übersteuerung der körpereigenen Regulation. Warum ist die Ganzheitliche Zahnheilkunde so wichtig bei Allergien? Weil aus dem Zahn- und Kieferbereich eine Menge an Fremdstoffen stammt, wie Metallionen aus Zahnmetallen, totes und damit körperfremdes Eiweiss aus wurzelgefüllten Zähnen und Toxine aus chronischen Kieferentzündungen. Denken wir auch an das „Supertoxin", nämlich die Verbindung zwischen Metallionen und Eiweiß aus Kapitel 2.1. Warum sollte ein Ende dieses Dauerbeschusses nicht auch Lebensmittelallergien zum Verschwinden bringen? Meine Patientin Frau L. E. Alter 33 Jahre, berichtet über ihre Lebensmittel-Unverträglichkeiten:

Ich konnte zwei Jahre lang fast nichts essen; wenn ich das Falsche zu mir nahm, konnte ich die Arme nicht mehr bewegen wegen Lähmungserscheinungen. Ich war früher Leistungssportlerin und konnte die letzten Jahe überhaupt keinen Sport mehr betreiben.

Nach meiner Kiefersanierung kann ich jetzt wieder alles essen und bin wieder fit für meinen Leistungssport!

Meine Patientin Frau C. I., Alter 43 Jahre, hatte extrem starke Nahrungsmittelunverträglichkeit in Verbindung mit einer hartnäckigen und chronischen Darmerkrankung, der Colitis ulcerosa. Sie berichtet nach der Kiefersanierung:

70 bis 80 % der Besserung meiner Nahrungsmittelunverträglichkeiten und meiner Colitis führe ich auf die Zahnsanierung zurück.

Für den weiter Interessierten:

Über Beispiele zur Bedeutung der chronischen Kieferostitis für die Gesundheit informiert die Dokumentations-CD: **„Fakt oder Fiktion – Kieferostitis und Systemerkrankungen; Dokumentation des NICO Störfeldes“** Eine CD mit Patienteninterviews und Live-Operationen zu einem verkannten Phänomen.

Bestellungen unter www.dr-lechner.de

2.5 Wie werde ich Zahn- und Kiefer-Störfelder wieder los?

Mit einem einfachen Ursache-Wirkungs-Denken lässt sich das komplexe Steuerungssystem des Organismus nicht mehr erfassen. Deshalb sind simple Reihenextraktionen toter Zähne und invasive Operationen alleine keine Garantie für eine gelungene Störfeldsanierung. Was ist das Ziel einer Kiefersanierung? Selbstverständlich die Symptomfreiheit des Betroffenen. Jede andere Zielsetzung wäre zynisch dem Leidenden gegenüber. Darüber hinaus möchte eine Störfeldsanierung ihr eigentliches Konzept verwirklichen:

- Letztes Ziel ist die Wiederherstellung der Regulation.
- Ist die Regulation wieder intakt, tritt Selbstheilung ein.

Und damit wird jede Kiefersanierung zu einer Investition in die künftige gesundheitliche Entwicklung, auch wenn die direkten Probleme sich nicht bessern. Auch in meiner Praxis passieren Therapieversager, denn ich bin kein Wundertäter, sondern Therapeut. Mit jeder Kiefersanierung setzte ich mir – unabhängig vom subjektiven Beschwerdebild des Patienten – das Ziel, beim Betroffenen die Wiederherstellung von biologischen Reaktionsmustern zu erreichen, deren Dynamik sich an dem Begriff des „Inneren Heilers" orientiert. Störungen der inneren Ordnung werden durch die Kiefersanierung entfernt, um die Unversehrtheit des biodynamischen Netzwerkes wiederherzustellen. Die operative Sanierung ist immer nur der erste Schritt einer ganzheitlichen Störfeldtherapie. Eine Reihe weiterer Schritte ist notwendig, um den Sanierungserfolg auch für den Patienten spürbar werden zu lassen.

Für den weiter Interessierten:

Ausführlich stelle ich den Begriff des „Inneren Heilers" dar in meinem Buch:
J. Lechner: „Dialog mit dem Inneren Bewusstsein"
und auf der Website www.bewusstseinsmedizin.de

A] Die richtige Operationstechnik – der Erfolgsfaktor Nummer 1

In den 30 Jahren meiner operativen Sanierungspraxis habe ich einige Besonderheiten bei der Behandlung meiner Patienten eingebaut: Die chirurgische Bereinigung der Kieferostitis läuft im Prinzip genauso schmerzfrei ab, wie ein normaler zahnärztlicher Eingriff. Mit einer üblichen zahnärztlichen Betäubungsspritze wird das Operationsgebiet betäubt. Danach wird die Schleimhaut aufgeschnitten und der Schleimhautlappen vom Knochen gelöst. In der Regel befindet sich dort eine äußere Deckschicht aus hartem und gesundem Deckknochen; diese wird entfernt. Es ist für mich nach tausenden von Sanierungsoperationen immer wieder erstaunlich, wie klug die Natur vorgeht, indem sie den äußeren deckenden Knochen gesund erhält, während der innere –sog. Markknochen – völlig weich und fettig verändert ist. Würde, insbesondere im Unterkiefer, der deckende Knochen die gleichen Zersetzungsprozesse aufweisen wie der innere Knochen, wären Spontanfrakturen der zarten Unterkieferspange an der Tagesordnung. Nach dem Abheben eines Knochendeckels stellt sich das betroffene Kieferareal als fettige, weiche und in aller Regel völlig unstrukturierte Masse dar. Diese Masse kann mit einem Löffel ausgekratzt werden, häufig kann sie sogar mit dem Sauger entfernt werden. Jetzt liegt es in der Kunst des Operateurs das Gebiet weiter so zu säubern, dass alles kranke Gewebe entfernt wird. Dabei treten zwei Probleme auf, eines betrifft den Unterkiefer, ein anderes den Oberkiefer.

Im Unterkiefer verläuft der Nerv, der die Unterlippe der entsprechenden Seite vom Gefühl her versorgt. Häufig liegt der Nerv in diesem weichen und degenerierten Gewebe eingebettet. Es ist nun leicht vorstellbar, dass dieser Nerv, der in dieses entzündete und krankhaft veränderte Gewebe eingebettet ist – häufig über eine Länge von mehr als zwei Zentimeter – Störimpulse in Richtung Gehirn sendet. Denn dieser Nerv ist ein Gehirnnerv und entspringt im Zentralen Nervensystem.

Im Oberkiefer besteht eine enge Verbindung zwischen Zähnen, Kieferknochen und Kieferhöhlen. Häufig ist der Kieferknochen des Oberkiefers so stark erweicht, dass bei der Säuberung die Kieferhöhle eröffnet wird. In aller Regel sitzen dann in der Kieferhöhle kleine Zysten und Abszesse, die der Abwehrversuch des Körpers sind, die über den infizierten Knochen eindringenden Bakterien abzuwehren. Viele chronische Nebenhöhlenbeschwerden rühren von diesen unsichtbaren, chronischen Entzündungsprozessen im Oberkieferknochen.

Die Schnittführung muss horizontale Narbenbildung im Zahnfleisch vermeiden. Das Durchschneiden der senkrechten Fließrichtung der Meridiane hat zur Folge, dass die Wundheilung im gesamten Areal des betroffenen Zahnbereichs unter energetischem Defizit leidet. Verstärkte Wundheilungsstörungen, unnötige Schwellungszustände und Schmerzen sind die Folge. „Schmerz ist der Schrei des Gewebes nach fließender Energie". Bakterien und Bakterientoxine machen nicht an der knöchernen Grenze des Zahnfaches halt. Regelmäßig ziehen sich die subchronischen Entzündungstendenzen und Osteolysen bis in den den kranken Zahn umgebenden Kieferknochen hinein. Die Entfernung dieses umgebenden Kieferknochens ist leider in den meisten Fällen unerlässlich.

Merksatz für den Betroffenen

Ist die Ursache der Störfelderkrankung festgestellt, so ist diese zu beseitigen.

- *Ist die Ursache ein Zahn, muss dieser Zahn operativ entfernt werden, mit Säuberung des umliegenden Knochens. Wurzelbehandlung und Wurzelspitzenresektion sind in der Regel keine Methoden der Störfeldtherapie.*
- *Ist die Ursache eine chronische Kieferentzündung, dann ist die erkrankte Stelle zu eröffnen und das entzündete Gewebe zu entfernen.*
- *Fremdkörper im Kiefer sind zu entfernen, ebenso das entzündete Gewebe in ihrer Umgebung.*
- *Pigmentierungen in der Schleimhaut als Folge von Amalgamverschliff sind zu entfernen, am besten durch Exzision.*
- *Ist eine direkte Beziehung zwischen einem bestimmten Zahn oder einer beherdeten Kieferstelle und z. B. einem Schulterschmerz feststellbar, kann es genügen, nur dieses eine Störfeld zu entfernen, um Probleme dauerhaft zu beseitigen.*
- *Ist aber keine direkte Beziehung zwischen den vorhanden Störfeldern und dem peripheren Geschehen herzustellen, dann sind alle vorhandenen und erkennbaren Störfelder zu entfernen. Dies ist der Fall, wenn schwerwiegende systemische Erkrankungen ohne erkennbare Ursache vorliegen (Morbus Crohn, Multiple Sklerose, Rheuma, etc.)*

B] Die Ausheilung – der Erfolgsfaktor Nummer 2

Erst die primäre Ausheilung der Operationswunde garantiert die Störungsfreiheit. Eine sekundäre Ausheilung – zum Beispiel in Form einer längerdauernden Wundtamponade – führt immer zu einer Knochennarbe, die wieder Störfeldcharakter hat. Nach der Säuberung des Kieferknochens schliesse ich die Wunde so, dass der Knochendefekt optimal ausheilen kann. Das Ausheilen der Wunde ist wichtig zum Erfolg einer Störfeldsanierung. Gelingt es nicht, anstelle des kranken Knochen vom Körper wieder einen störungsfreien, gesunden Knochen entwickeln zu lassen, bleibt dieses Areal eine chronische Belastung und die Fernwirkung auf andere Organe oder das Gesamtsystem wird nicht unterbrochen. Der Patient wird dann keinen subjektiven Nutzen von diesem Eingriff haben und keine Linderung seiner Beschwerden verspüren. Deshalb ist die Nachbehandlung ein elementarer Bestandteil des gesamten Behandlungsplanes.

C] Die immunstimulierende Nachbehandlung – der Erfolgsfaktor Nummer 3

Ziel der Nachbehandlung ist die Anregung der Abwehrfunktion im Operationsgebiet und die Wiederherstellung der Regulation im Gesamtsystem. Lokal begase ich die Wunde mit Ozon: Im Wundareal einer Kieferostitis finden sich in erster Linie anaerobe Bakterien, die Toxine bilden. Diese Bakterien wachsen nur unter Ausschluss von Sauerstoff. Der hochaktive Sauerstoffträger Ozon eignet sich daher perfekt zur Bekämpfung der Anaerobier-Besiedelung. Seit 25 Jahren bewährt sich in meiner Praxis diese Begasung der Wunde mit Ozon nach randdichtem Wundverschluss. Zur Förderung der Heilungsprozesse im Operationsareal umspritze ich die Schleimhaut mit neuraltherapeutischen Injektionen im Sinne der „Mundakupunktur nach *J. Gleditsch*".

Wo immer es geht vermeide ich die Gabe von Antibiotika. Dies aus drei Gründen: Als vor fast 70 Jahren das erste Antibiotikum Penicillin entdeckt wurde, brach für die Medizin eine neue Zeitrechnung an. Jahrtausendealte Geißeln der Menschheit wie Tuberkulose, Diphterie oder Scharlach wurden seither in den Industrieländern nahezu ausgerottet. Doch weil die Wunderwaffe inzwischen wahllos vom Husten bis zur Tiermast eingesetzt wird, ist sie stumpf geworden: Viele Bakterien sind inzwischen gegen Antibiotika resistent. Werden Mikroben auch gegen die letzten Reserveantibiotika immun, droht eine Katastrophe. Die Zahl von jährlich 40.000 Todesfällen in deutschen Krankenhäusern aufgrund von Antibiotika-resistenten Bakterien macht alternative Maßnahmen zu Antiobiotika notwendig. Jeder Dritte über 65 Jahren stirbt an einer Infektion im stationären Bereich!
Die Gefahr der Resistenzbildungen über unnötige Antibiotika-Aufnahme wächst dramatisch. (Zeitschrift „Stern" 17/2005 Seite 146).

Ich vermeide zum zweiten Antibiotika auch deshalb, weil sie die Wiederherstellung der Regulation hemmen – und damit dem eigentlichen Ziel einer Störfeldsanierung entgegenarbeiten. Antibiotika lösen – wie jeder andere Reiz oder Fremdstoff – eine Stressreaktion aus. Alle Antibiotika führen letztlich zu einer unerwünschten Hemmung der Immunleistungen, im Sinne einer Schockreaktion und demnach zu einer Lähmung des Grundsystems und gefährden damit die Wiederherstellung der körpereigenen Regelmechanismen. Drittens zerstören Antibiotika die Darmflora, wodurch Spätfolgen ganz anderer Art entstehen. Im Interesse des Patientenschutzes kann die Infusionsbehandlung mit Ozon dieses global gravierendste Problem – das Nachlassen der Waffe „Antibiotika" – mindern. Die von mir als Heilpraktiker durchgeführte **Ozon-Eigenblutbehandlung** ist

- ein unschädliches, ungefährliches und hochwirksames Abwehrstimulans
- macht Antibiotika bei den Sanierungseingriffen überflüssig
- reduziert das Antibiotka-bedingte Problem der Keimresistenz
- vermeidet die Nebenwirkungen von Antibiotika, wie beispielsweise Darmprobleme, Allergien oder ähnliches.

Wie verläuft die Ozon-Eigenblutbehandlung? Aus der Armvene werden 50 ml Eigenblut entnommen, das mit exakt vorgegebenen Mengen Ozon angereichert und unmittelbar rückgeführt wird. Reinfundiert wird das Blut in Form einer üblichen Tropfinfusion. Für die Ozon-Behandlung wird prinzipiell nur steriles Einmalmaterial verwendet. Bei Kontakt mit Blut reagiert das Ozon im Sekundenbruchteil. Das bedeutet: Nicht ein einziges Ozon-Molekül gelangt in das Gefäßsystem. Wie und warum wirkt die Ozon-Eigenblutbehandlung? Ozon regt die T4-Helferzellen an, das das für eine funktionierende Abwehr kennzeichnende Interferon zu produzieren. Mit synthetischem Interferon wird versucht Krebs und Multiple Sklerose zu bekämpfen; allerdings sind die Nebenwirkungen erheblich. Ozon steigert das körpereigene Interferon, ganz ohne Nebenwirkungen sowie auch den Tumor-Nekrose-Faktor. Dieser kann als Maß für die biologische anti-tumorale Aktivität angesehen werden. Die immunaktivierende Wirkung des Ozons bewährt sich bei

- geschwächter Immunlage
- bakteriellen Infektionen
- viral bedingten Erkrankungen (z.B. Grippe, Hepatitis, Herpes zoster u.a)

Zusätzlich hat Ozon eine entgiftende Wirkung. Diese beruht darauf, dass Ozon Enzym-Blockaden abbaut, die durch Schwermetall- und Feinstaubbelastungen bedingt sind. Verboten ist die Ozon-Eigenblutbehandlung bei Sportlern wegen des Dopingeffektes. Aber jeder kann sich als Patient dieses „Gesundheits-Doping" für sich selbst zunutze machen.

Für den weiter Interessierten:

Die Ozon-Anwendung und ihre wissenschaftlichen Hntergründe sind ausführich dargestellt in meinem Buch:
J. Lechner: „Störfelder im Trigeminusbereich und Systemerkrankungen, 1999"

Die Nachbehandlung ist in Einzelschritten einzusehen unter meiner Praxis-Website
www.dr-lechner.de oder unter www.focodent.de

D] Risiken einer Störfeldsanierung

Eine Störfeldsanierung ist nie ohne Risiko, denn niemand kann den erwarteten Erfolg mit Sicherheit vorhersagen oder garantieren. Der Erfolg ist auch von Mitarbeit und Lebensbedingungen des Patienten abhängig – wie Ernährung, emotionale Verfassung, usw. Aber selbst wenn der unmittelbare Erfolg ausbleibt, ist die Beseitigung von Störfeldern für den Organismus eine gewaltige Entlastung. Diese Entlastung kann dann häufig der erste Schritt zu einer echten Wiederherstellung der Selbstheilungskräfte des Organismus sein und schließlich zu einer dauerhaften Genesung führen. Jeder operative Eingriff in den Körper kann postoperative Narbenschmerzen mit sich bringen. Eine konsequente Störfeldtherapie ist häufig mit größeren Eingriffen und Zahnverlust verbunden. Jeder Zahnersatz wird nach einer störfeldbedingten Zahnentfernung und Kiefersanierung aufwendiger und schwieriger. Daher ist jeder Radikalität und jedem Dogmatismus in der Störfeldtherapie eine klare Absage zu erteilen. Umfang und Intensität der Störfeldsanierung müssen immer individuell bestimmt werden. Um dieser medizinischen Sorgfaltspflicht gerecht zu werden, führe ich die umfangreichen bioenergetischen Teste durch.

E] Gibt es Alternativen zur chirurgischen Kiefersanierung?

Meine Antwort aus 30 Jahren Kiefersanierung ist leider sehr zurückhaltend: Chronische Entzündungsprozesse können nur durch konsequente Beseitigung des Entzündungsareals ausgeheilt werden. Massive Antibiotikagaben sind in der Regel nicht zielführend und führen lediglich zu einer vorübergehenden Unterdrückung des Problems aber nicht zu einer Heilung. Sie sind also keine echte Alternative.Gelegentlich kann versucht werden, über Injektion von homöopathischen Mitteln an oder in das betroffene Kieferknochenareal eine Ausheilung der Prozesse zu erreichen (Stabident-System). Klinische Erfahrungen hierzu sind in meinem Buch „Störfelder im Trigeminusbereich und Systemerkrankungen" niedergelegt. Zur Zahnentfernung steht als Alternative die optimale Erneuerung alter Wurzelfüllungen in Verbindung mit einer Wurzelspitzenresektion zur Verfügung. Später kann nachgetestet oder mit dem TOPAS-Test bestimmt werden, inwieweit der Störfeldcharakter des revidierten Zahnes sich gebessert hat.Die Anwendung dieser Alternativen muss von der Intensität der systemischen Entgleisung abhängig und von Fall zu Fall individuell diskutiert werden.

Kronen und Brücken als Störfelder

Oder: Die Blockade der Selbstheilungskräfte durch Zahnmetalle

3. Kronen und Brücken als Störfelder
Oder: Die Blockade der Selbstheilungskräfte durch Zahnmetalle

Nur wer blind oder zynisch ist, wird die Erfolge der wissenschaftlich strukturierten Medizin leugnen und eine „Alternative" dafür fordern. Der ganzheitliche Ansatz einer systemischen Zahnheilkunde kann also niemals „alternativ", sondern nur „ergänzend" sein. Eine komplementäre Zahnheilkunde ergänzt sinnvoll das notwendige zahnärztliche Handeln mit dem erweiterten Aspekt der Ganzheitlichkeit. Denn es gibt keinen medizinischen Eingriff, der nicht zu jedem Teil des Organismus in irgendeiner – wenn auch noch so kleinen – Form Bezug hätte. Dieses Gesamtgefüge zu erkennen und weitere zahnärztliche Folgemaßnahmen so durchzuführen, daß es nicht gestört oder in krankmachende Bereiche der Regulation verschoben wird, ist Grundlage eines Ganzheitlichen Denkens. Eine Alternative zur Füllung einer Zahnkaries gibt es, wenn der betroffene Zahn erhalten werden soll, auch in der Ganzheitlichen Zahnheilkunde nicht. Aber der ergänzende komplementäre Gedanke wäre:

- Ist diese Amalgamfüllung für gerade diesen Patienten die richtige Maßnahme oder schafft das Füllungsmaterial zusätzlichen Stress?

Eine Alternative zur notwendigen Überkronung gibt es auch in der Ganzheitlichen Zahnheilkunde nicht. Aber die komplementäre Überlegung zur Krone ist die Frage nach der Materialverträglichkeit,

- nach der möglichst unbelastenden Integration des Fremdmaterials „Krone" in das regulatorische und immunologische Gesamtsystem des Organismus.

Die Bewegung des biologischen Landbau und auch politisch engagierte und kämpferische Organisationen wie Foodwatch schärfen das Bewusstsein der Verbraucher für gesunde Lebensmittel.

- Aber: Was nützt uns das gesündeste Essen, wenn wir es mit ungesunden Füllungen und Kronen kauen?

Der Zahn-, Mund- und Kieferbereich ist die erste Stelle des alchemistischen Labors, das vom Mund bis zum Enddarm reicht und das dem Aufschluss der Nahrung dient. Hier beginnt der komplizierte Kreislauf durch den die Energie der Sonne, die sich in den Lebensmitteln speichert, rückverwandelt wird in körpereigene Energie. Eine wertvolle Nahrung, die aber mit Werkzeugen zerkleinert wird, die ständig Metallionen abgeben, wird dadurch verunreinigt und in ihrem ursprünglichen Wert gemindert.

Wenn meine Patientin Frau I. W. nach Entfernung von Goldversorgungen berichtet, dass

- **das Zungenbrennen weg ist, das seit 6 Jahren besteht,**
- **Gangschwierigkeiten sich erheblich verbessern**
- **und die ewig übererregte Schilddrüse sich deutlich verbessert,**

dann lohnt es sich über das Thema „Zahnmetalle" nachzudenken, insbesondere dann, wenn Frau I. W. wegen des Zungenbrennens auch noch in psychiatrische Behandlung überwiesen wurde. Oder wenn mein Patient Herr N. G. nach Metall- und Amalgamentfernung berichtet, dass

seit Jahren bestehende Schwindelzustände sich um 50 % bessern. Zusätzlich war Herr N. G. früher von einem vollkommen darniederliegenden Immunsystem geplagt.

Seit der Metall-Sanierung hat Herr G. keine Krankheitstage wegen Erkältungen mehr.

Warum können Zahnmetalle derartige Probleme auslösen? Da Zahnärzte beim Versuch, Karieslöcher zu füllen und fehlende Zähne zu ersetzen, auf ein kaufestes und damit hartes Material zurückgreifen müssen, haben Metalle in jeder Form in die praktische Zahnheilkunde Einzug gefunden: Silberamalgam als preisgünstiges Füllungsmaterial, Gold als „Edelmetall" als Basis der meisten Zahnlegierungen und teureren Kronen, Brücken und Einlagefüllungen, Palladium als Basis der billigeren Zahnlegierungen und preiswerteren Kronen und Brücken, Platin und Indium als härtende Legierungsbestandteile, Indium und Gallium als Verbindungselemente zu den keramischen Verblendungen. Neben den Materialeigenschaften ist natürlich auch zu klären, ob diese Legierungen für den Organismus verträglich sind, oder ob sie als Gifte wirken können. Die Frage der Verträglichkeit ist die Frage nach ihrer **Biokompatibilität.**

- Wenn eine Zahnersatz-Legierung keine schädigenden Einflüsse auf den lebenden Organismus ausübt, dann ist sie biokompatibel.

Die klinische Zahnheilkunde kommt unter anderem zu folgenden Ergebnissen: Eine Studie stellt bei 502 Zahnersatzarbeiten fest, dass sich in zehn Prozent eine Verfärbung der Metalloberfläche zeigt. Vier Prozent dieser Patienten gaben an, seit Eingliederung des Zahnersatzes unter Geschmacksirritationen und Metallgeschmack zu leiden. Professor Geis-Gerstorfer berichtet über die verblüffend hohe Löslichkeit von Goldlegierungen, die bis zu 35 Tage in speichelähnliche Lösungen getaucht wurden. Aber haben Sie Ihren goldhaltigen Zahnersatz nicht jahrelang im Mund? ZEITWISSEN 5/05 berichtet von Professor M. Antonietti, Direktor des Max-Planck-Instituts für Kolloid- und Grenzflächenforschung in Potsdam, dessen Sorgen den Nervenzellen und Synapsen im Gehirn gelten. „Denn an den Enden der Nervenzellen lagern sich elektrisch geladene Atome (Ionen) an, auf diese Weise kommunizieren die Zellen untereinander. Und diese Ionen werden durch Handystrahlung ins Schwingen gebracht." Die Wissenschaft weiß selbstverständlich, dass Ionen mit biologischem Gewebe in Wechselwirkung treten. Substanzen mit frei verfügbaren Ionen sind aber Metalle, die sich im Mund aus Zahnlegierungen lösen. Könnte nicht meine Patientin Frau F. K. Alter 65 Jahre, ein Opfer dieser Ionen an den Nerven gewesen sein, wenn sie nach der Entfernung ihres metallenen Zahnersatzes in Ober- und Unterkiefer berichtet:

Beschwerden vor Zahnbehandlung bei Dr. Lechner:

Brennen der Zunge und Mundschleimhaut
Trockenheitsgefühl

Missempfindungen im Mund:
„Alles brennt wie Feuer"

Gefühl, es zieht sich im Mund alles zusammen

Zeitweise auch als ob man auf Stanniol - Papier beißt

Diese Beschwerden sind jetzt alle weg.

Die wissenschaftlich bewiesene Löslichkeit von Metallionen wirft die Frage auf: Wieviel solcher Zahnmetalle liegen feinstverteilt im menschlichen Kieferknochen? Und: Wieviel solcher Zahnmetalle sind damit im Organismus frei verfügbar? Die Antwort gibt uns mein Patient Herr V. M. der bereits im Alter von 42 Jahren eine völlig versteifte Wirbelsäule hat wegen einer Rheumaerkrankung namens Morbus Bechterew. Ich habe – nach entsprechenden Testen – sein Gebiet des unteren rechten Weisheitszahngebietes von einer Chronischen Kieferostitis oder NICO befreit. Um eine chronische Zahnmetallbelastung seines Immunsystems abzuklären, habe ich den Kieferknochen aus diesem Gebiet im Labor untersuchen lassen. Obwohl das Röntgenbild im Bereich des Weisheitszahngebietes völlig unauffällig ist, zeigen sich dennoch extrem hohe Metallbelastungen im Kieferknochen von Herrn V. M.:

Gold ist gegenüber der Gift-Obergrenze um das 76-fache erhöht.

Indium ist gegenüber der Gift-Obergrenze um das 1.450-fache erhöht.

Palladium ist gegenüber der Gift-Obergrenze um das 9.921-fache erhöht.

Silber ist gegenüber der Gift-Obergrenze um das 78.900-fache erhöht.

Einer meiner Seminarteilnehmer hat einmal berechnet, dass wenn der Silbergehalt im gesamten Körper die gleiche Konzentration hätte wie im Kieferbereich, dass dann dieser Patient circa drei Kilogramm Silber im Körper haben müsste: Eine beunruhigende gesundheitliche Vorstellung. Aus dem Beispiel meines Patienten ergibt sich die Frage:

- Was wissen wir über die Verteilung von Metallionen im Körper?

Die Antwort muss leider lauten: Wir wissen sehr wenig über das elektrolytische Verhalten von Metallionen im Gewebe.

Warum bauen wir Zahnärzte dann so leichtsinnig Tonnen von Zahnmetallen in die Zähne unserer Patienten, nur um beißfeste und ewig haltbare Kauwerkzeuge zu fabrizieren?

Merksatz für den Betroffenen

- *Offensichtlich sind bildgebende Verfahren – wie z. B. Röntgen – nicht geeignet um Metallanreicherungen im Kiefer zu zeigen;*
- *sie bleiben daher in aller Regel unentdeckt und unerkannt.*
- *Deshalb werden auch die krankheitsauslösenden Wirkungen dieser Schwermetall-Depots häufig nicht richtig beurteilt.*

Bedauerlicherweise machen die wissenschaftlichen Untersuchungen zur Löslichkeit von Zahnmetallen nicht den nächsten Schritt, der für jeden Laien und erst recht für einen Ganzheitsmediziner sofort als Frage aufkommt: Wenn sich ständig Metallionen aus den Zahnlegierungen herauslösen, wo gehen diese Ionen denn hin? Gibt es möglicherweise eine schädliche Wirkung auf den Körper, ausgehend von diesen Ionen aus den Zahnmetallen? Und leiden bestimmte Körperfunktionen unter diesen Ionen? Wissen wir überhaupt, was diese Zahnmetalle mit unserem Gewebe und unseren Körperflüssigkeiten anstellen? Keines der Zahnmetalle Gold, Nickel, Palladium, Silber, Platin und Titan besitzt nämlich eine ursprünglich biologische Funktion beim Menschen. Drei Belastungsrichtungen durch Zahnmetalle sind möglich:

- Eine mengenabhängige Wirkung, die für die **Giftwirkung** der Zahnmetalle verantwortlich ist.
- Eine allergische, die mengenunabhängig aber materialspezifisch ist. Diese ist für die **immunologische Wirkung** der Zahnmetalle verantwortlich.

- Eine mikrophysikalische, die mit Elektrosmog und immaterieller **Antennenwirkung** verbunden ist.

Die Tatsache, dass die gesundheitliche Wirkung von Zahnmetallen für jeden höchst unterschiedlich ist – je nach individueller Konstitution, Empfindlichkeit und gesundheitlichen Rahmenbedingungen – macht die Diskussion der Zahnmetallbelastungen nicht leichter. Auch wenige Metalle im Mund können eine große gesundheitliche Belastung sein, wenn wenig körpereigene „innere" Entgiftungsfaktoren verfügbar sind. Dies kann ein – auch genetisch bedingter – Glutathion-Mangel sein. Wenig Zufuhr von „äußeren" Entgiftungsfaktoren wie Vitamin C bei Fehlernährung, kann ebenfalls zu einer Metallbelastung führen. Natürlich schlucken wir den Speichel, und die darin gelösten Metallionen landen im Darm. Wer von uns weiß schon, dass gewöhnliche Geschirrspülmittel das Einschleppen von Metallionen aus dem Darm fördern und damit das Problem verstärken?

Genauso können viele Metalle im Mund eine geringe gesundheitliche Belastung sein, bei geringen Vorbelastungen durch frühere Erkrankungen, guten Entgiftungsfunktionen und geringer Aufnahmerate bei gesunden Schleimhäuten in Mund und Darm. Natürlich hat man sogenannte Grenzwerte für alle Schwermetalle eingeführt. Der Praxisalltag zeigt allerdings, dass bei vielen chronisch kranken Patienten eine Metallbelastung weit unterhalb dieser toxischen Grenzen individuell sehr schlecht vertragen wird und zu einer schleichenden Veränderung des Immunsystems führen kann – man nennt diesen Prozess „Sensibilisierung" – und vielfältige „unklare" Krankheitsbilder erzeugen kann. Der Fall von Herrn N. M., Alter 42 Jahre, zeigt deutlich den gesundheitlichen Stellenwert der Zahnmetalle (Abschrift aus einer Video-Dokumentation):

Angefangen hat alles vor ungefähr fünf Jahren mit den Metallkronen, die ich eingesetzt bekam. Drei Monate später hatte ich Doppelbilder, Netzhauteinblutungen und Schwindel. Eine zweimalige Computertomographie und intensive Laserbehandlungen mit circa 800 Schüssen beim Augenarzt brachten keine Verbesserung. Der Augenarzt riet mir zu einer Brille.

Der Schwindel verschlechterte sich so, dass ich nicht mehr auf einem Bein stehen konnte und längeres Gehen unmöglich war, da ich mich irgendwo festhalten musste. Dieser Schwindel hielt drei Jahre an. Ich war bei verschiedensten Ärzten, jeweils ohne Erfolg. Der Orthopäde röntgte die Halswirbelsäule – ohne krankhaften Befund, der Neurologe hatte mehrfach meine Gehirnströme gemessen mit keinem Ergebnis und dem Rat mich einer psychiatrischen Behandlung zu unterziehen. Diesen Rat habe ich aber nicht angenommen.

Danach kam ich zum Dr. L. Dieser stellte eine Metallunverträglichkeit und mehrere Störfelder im Kieferknochen fest. Nach Metallentfernung und Kiefersanierung hat sich der Schwindel um 95 % verbessert. Die Einblutungen im Auge sind vollkommen verschwunden und ich habe daher auch wieder 100% iges Sehvermögen. Zuvor sind es teilweise nur ca. 20 – 30 % gewesen.

Der Schwindel war meistens ein Drehschwindel, so dass es unmöglich war auf einem Bein zu stehen oder längere Wege zu Fuß zu gehen, er hielt vor der Kiefersanierung circa drei Jahre an.

Worin besteht nun die Gefahr durch Zahnmetalle? Die Biochemie beschreibt die Vorgänge einer chronischen und niedrigdosierten Vergiftung durch Zahnmetalle kurz und verständlich: Die positiv geladenen Metallionen binden sich an die Schwefel- Gruppen (SH- Gruppen) von Eiweissen und Proteinen. Diese bestehen aus Aminosäuren, die fast alle eine hohe Bindungsbereitschaft ihrer SH-Gruppen für Metallionen haben. Dadurch gehen die Metalle bereitwilligst Bindungen ein mit körpereigenen Substanzen wie den Roten Blutkörperchen, die besonders reich an SH-Gruppen sind. Dadurch können ionisierte Metalle verschiedene andere Eiweissstrukturen auf dem Blutweg erreichen – mit manchmal fatalen Folgen, wie Herr N. M. jetzt weiß.

Merksatz für den Betroffenen

- *Chronisch gering einwirkende Mengen von Metallionen können sich an körpereigene Proteine binden,*
- *diese Proteine dadurch verändern und in ihrer Wirkung blockieren und damit*
- *an Schlüsselstellen wichtiger Körperfunktionen – die in aller Regel Proteine sind – verheerende Wirkungen haben.*

3.1 Biologische Schlüsselfunktionen und Zahnmetalle

Wie äußert sich eine Belastung durch Zahnmetalle? Für den Betroffenen ist dies eine wichtige Frage. In wenigen Fällen sind durch Metallbelastung Metallgeschmack und Mundbrennen, starkes Zahnfleischbluten und geschwollenes Zahnfleisch spürbar. Auch weißliche Veränderungen an der Mundschleimhaut in Form eines sogenannten Lichen planus werden Metallbelastungen zugeschrieben. Das Problem für den Betroffenen und auch den Arzt sind aber die typischen und völlig uncharakteristischen Beschwerden einer Zahnmetallbelastung wie:

- Müdigkeit und Adynamie,
- Migräne, Nervenschmerzen und Sensibilitätsstörungen,
- Gelenksschmerzen,
- Gedächtnisschwierigkeiten und psychische Syndrome,
- Schleimhautentzündungen von Augen und Nebenhöhlen,
- immer wiederkehrende Infekte.

Bei längerer chronischer Reizung des Abwehrsystems durch Metalle kann es später zur Entstehung von echten Autoimmunerkrankungen kommen. Diskutiert werden dramatische Krankheiten, wie Sklerodermie, rheumatoide Arthritis, Glomerulonephritis (Nierenerkrankungen), multiple Sklerose (MS-Syndrom) und Parkinson-Syndrom. Je mehr Zahnmetalle als Quellen vorliegen und je länger der unterschwellige Ionenfluss einwirkt, desto mehr Schlüsselstellen können blockiert werden. Je mehr Schlüsselstellen blockiert sind, desto „giftiger" ist die Wirkung der beteiligten Zahnmetalle. Solche Schlüsselstellen sind beispielsweise Enzyme, Neurotransmitter, die Blut-Hirn-Schranke, Zytokine und Interleukine.

Merksatz für den Betroffenen

- *Die merkwürdige Vielfalt an Symptomen entsteht deshalb, weil Zahnmetalle wichtige biologische Schlüsselfunktionen besetzen.*
- *Diese Schlüsselfunktionen bestreiten ganz unterschiedliche Aufgaben im Netzwerk des Organismus.*
- *Bei jedem kann eine andere Schlüsselfunktion eingeschränkt sein und damit andere Krankheitsbilder provozieren.*

Bereits Kapitel 2.1 „Toter Zahn als Störfeld" beleuchtet die Schlüsselstellung der Enzyme. Eine weitere wichtige Schlüsselstelle sind die Neurotransmitter. Was machen Neurotransmitter? Sie sind die chemischen Vermittler von Nervimpulsen im Gehirn und in jeder Nervleitung. Jedes Psychopharmakon beeinflusst die Biochemie der Neurotransmitter. Neurotransmitter bestehen aus Aminosäuren. Diese sind reich an SH-Gruppen und binden daher leicht Zahnmetalle. Die bekannteste Neurotransmitter-Störung ist die Parkinson-Krankheit auf Grund von Dopamin-Mangel. Die Krankheitszeichen von Parkinson können über die genannten Bindungsreaktionen mit Zahnmetallen in Zusammenhang gebracht werden. Wichtig ist zu wissen, dass Neurotransmitter durch Nervimpulse aus kleinen Bläschen freigesetzt werden, kurzfristig ihre Wirkung entfalten indem sie sich an Rezeptoren festsetzen, um dann sofort über Enzyme wieder abgebaut zu werden. Rezeptoren, Enzyme und Neurotransmitter selbst bestehen aus Eiweissstrukturen, die sämtlich SH-Gruppen besitzen. Ebenso wie mit Psychopharmaka über biochemische Reaktionen bestimmte Neurotransmitter beeinflusst werden können, sind auch toxische – also unerwünschte – Beeinflussungen des feingliederigen Gefüges der Neurotransmitter möglich:

- Toxine binden sich an Rezeptoren und steigern die Wirkung der Neurotransmitter oder hemmen sie. **Folge:** Wir sind entweder übererregt durch zuviel Neurotransmitter oder haben zuwenig Neurotransmitter.

- Die Bildung des Neurotransmitters wird blockiert durch Zerstörung der synthetisierenden Enzyme. **Folge:** Wir haben zuwenig Neurotransmitter und sind vielleicht ständig müde und antriebslos.

- Toxine blockieren die Freisetzung der Transmitter aus dem Speicher. **Folge:** Wir haben zuwenig Neurotransmitter und sind möglicherweise in der Muskelfunktion behindert.

Nur durch die Wechselwirkungen zwischen einem übergeordneten Steuerungssystem wie den Neurotransmittern und den Zahnmetallen erklärt sich der Sanierungserfolg meines Patienten Herr I.-R. H., Alter 36 Jahre, nach der Metall-Sanierung:

- **Seine „Lebensenergie" verbessert sich um 100%.**

- **Seine Denk- und Gedächtnisfunktionen verbessern sich merklich.**

- **Seine allgemeine Arbeits- und Leistungsfähigkeit steigert sich erheblich.**

- **Ein bestehender Tinnitus ist fast weg.**

Im Jahre 1885 entdeckte der deutsche Biologe Paul Ehrlich, dass Farbstoffe in der Blutbahn alle Körpergewebe anfärben, mit Ausnahme des Gehirns. Es existiert also im Bereich des Gehirns und des Zentralnervensystems eine selektive Barriere als Schutz für das wertvolle Gehirn. Dies ist die sogenannte Blut-Hirn-Schranke (BHS). Sie ist eine Zellschicht zum Schutz des Gehirns vor schädigenden Stoffen aus dem Blutkreislauf. Sauerstoff und wichtige Nahrungsbestandteile – Fette und Eiweiße – lässt sie durch. Kohlendioxid und Abfallprodukte wehrt sie ab. Deshalb ist die Blut-Hirn-Schranke unglaublich wichtig. Die Wissenschaft weiß, dass aufgrund ihrer Fettlöslichkeit die ionisierten Zahnmetalle die Blut-Hirn-Schranke leicht passieren. Gleichzeitig diffundieren die Metalle aber kaum mehr zurück. Dadurch kommt es langfristig zu erheblicher Anreicherung im Gehirn, auch wenn dies zunächst in einem sehr niedrigen Dosisbereich vor sich geht. Woher kommen diese Metallionen? Zum Beispiel aus Amalgamfüllungen, denn dort wird kontinuierlich Quecksilberdampf freigesetzt. Dieser passiert die Blut-Hirn-Schranke rasch.

- Während die Halbwertszeit von Quecksilberdampf im Blut kurz ist, kann sie im Gehirn 20 Jahre und mehr betragen.

- Quecksilber konnte bei der Autopsie in Nervenzellen noch 16 Jahre nach dem Kontakt nachgewiesen werden.

Zahlreiche wissenschaftliche Veröffentlichungen beweisen die Zerstörung der Blut-Hirn-Schranke durch Quecksilberdampf. Zu diesen wissenschaftlichen Erkenntnissen passt genau die folgende Geschichte meiner Patientin Frau N. C., 41 Jahre alt. Sie schreibt:

Vom 20. bis ca. 30. Lebensjahr Amalgamträgerin an ungefähr 10 Zähnen, dann – 10 Jahre Gold-Metall Kronen an über 12 Zähnen.

Meine chronischen Beschwerden:

- **seit 20 Jahren: Migräne mit Übelkeit und Erbrechen ca. 3 x im Monat.**
- **die letzten 7 Jahre waren sehr schlimm:**
- **zunehmender Ausfall meines rechten Armes, wollte und konnte den Arm wegen den Schmerzen nicht mehr benützen oder bewegen (Tennisarmsyndrom)**
- **rechter Arm inklusive rechte Kopfhälfte und Ohr immer Schmerzen**
- **Tinnitus und Ohrensausen- und Töne**
- **chronische Müdigkeit**
- **Darmprobleme – immer zu Durchfall neigend**
- **und Hormonprobleme – immer zu wenig Menstruationsblut**

Am 12.3.2003 erste Störfeldsanierung (Zyste), in den Wochen darauf komplette „Ent-Metallisierung". Auffallende Entgiftungssymptome: Nach jeder Metallkrone die fiel: Angeschwollene Lymphen und Lymphschmerzen.

Besserung der Migräneanfälle um 80 %, vereinzelt traten nur noch Kopfschmerzen auf. Ohrensausen ist weg. Am schwersten sind: meine chronische Müdigkeit und mein rechter Arm und die betroffene rechte Kopfhälfte mit rechten Ohr – beides ist jetzt nach 8 Monaten um etwa 70 % besser.

Merksatz für den Betroffenen

- *Aufgrund ihrer Fettlöslichkeit passieren die ionisierten Metalle leicht die Blut-Hirn-Schranke.*
- *Die von der Natur gebaute Schutzbarriere – die Blut-Hirn-Schranke – wird damit durchbrochen.*

Das reibungslose Zusammenwirken aller Prozesse im Organismus mit 50 Billionen Einzelzellen erfordert eine gut funktionierende Kommunikationsbasis. Diese höchst komplexe Kommunikation findet – neben Hormonen und Nervenimpulsen – insbesondere über Zytokine und Interleukine statt:

- Zytokine vermitteln eine indirekte Kommunikation als Form von Botenstoffen.
- Sie sind darin den Hormonen ähnlich, aber noch komplexer und komplizierter in ihrer Vielzahl und Verschiedenheit.
- Sie werden durch bestimmte Situationen und Impulse freigesetzt und wieder an andere Rezeptoren angebunden.
- Zytokine und Interleukine wurden erst in den letzten Jahren entdeckt, spielen aber in der Biotechnologie eine zentrale Rolle.

Auch durch psychische Faktoren oder Virus-Infekte können ZNS-Zellen vermehrt Zytokine ausschütten. Diese Zusammenhänge haben zur Ausbildung des medizinischen Fachgebietes der „Psychoneuroimmunologie" geführt: Die zytokingestützte Zellkommunikation ist die wissenschaftliche Grundlage jedes vernetzten Lebens. Verschiedene Enzyme beeinflussen die Zytokine, die von den Zellen freigesetzt werden, beeinflussen ihre Inaktivierung, beeinflussen die

Aktivierung von Zytokin-Rezeptoren und das Gegensteuern einer Zytokin -Überschussproduktion. Wir landen hier also auch wieder bei den Enzymen, wie weiter oben. Bei meinem Patienten Herrn D. T., Alter 39 Jahre, könnten die Zahnmetalle das durch Zytokine gesteuerte Immunsystem so weit gestört haben, dass er zusätzlich zu seiner chronischen Müdigkeit mit einer dramatischen Diagnose leben muss. Er kommt mit folgender Krankengeschichte in meine Praxis:

Vor ca. 1 Jahr war die gesamte linke Körperhälfte plötzlich mit einem oberflächlichen Taubheitsgefühl befallen. Er wendete sich daraufhin an die Uniklinik für Neurologie in Jena. Dort war er stationär für 11 Tage und wurde in dieser Zeit gründlich untersucht. Die Diagnose der Uniklinik Jena war niederschmetternd: Multiple Sklerose.

Über private Empfehlungen kam Herr D. T. in meine Praxis. Ich habe Herrn D. T. von 2 toten Zähnen und von sämtlichen Amalgamfüllungen und sämtlichen alten Goldkronen und -brücken befreit und eine intensive Ausleitungstherapie durchgeführt. 8 Monate nach metallfreier Versorgung und Metallsanierung gibt Herr D. T. eine 70 % Besserung seiner Beschwerden an; das Taubheitsgefühl ist nicht wieder aufgetreten.

Er hat aber insbesondere eine verbesserte Ausdauer und verliert fast völlig sein chronisches Müdigkeitsgefühl. Er kann wieder so leben und arbeiten, wie man das von einem 39-jährigen Mann erwartet.

Merksatz für den Betroffenen

- *Die immunmodulierende Wirkung von Zahnmetallen beruht auf ihrer Fähigkeit,*
- *grundsätzlich Enzyme zu hemmen,*
- *durch ein Ungleichgewicht zwischen verschiedenen Zytokinen/Interleukinen autoimmune Reaktionen zu fördern und*
- *dadurch Bildung von Antikörpern gegen körpereigene Stoffe auszulösen.*

Im Gegensatz zu toxischen Effekten spielt die Menge des Metalls bei der Sensibilisierung und Allergisierung empfindlicher Menschen nur eine geringe Rolle. Auch niedrige Konzentrationen von Metallen können Reaktionen des Gehirns und anderer Organe auslösen. Aus der Unzahl an wissenschaftlichen Arbeiten über biologische Wirkungen von Zahnmetallen greife ich eine Arbeit der Wiener Universität heraus, die zeigt welche allergisierenden Wirkungen Zahnmetalle haben können: Metallionen aus zahnärztlichen Werkstoffen setzen in menschlichen Blutzellen Histamin frei. Histamin ist der Stoff, der allergische Symptome auslöst. Dieser Effekt trat bei Silber- und Quecksilber-Ionen bereits nach 60 Minuten und bei Platin-Ionen nach 12 Stunden ein. Dies sind natürlich lächerlich kurze Zeitspannen im Vergleich zu den Jahren, die Sie Ihre Amalgamfüllungen oder platinhaltigen Kronen im Mund haben. Die Freisetzung von Histamin war bei den Blutzellen verbunden mit Veränderungen ihrer Strukturen und bei längerer Einwirkung mit Zelltod. Silber-, Quecksilber- und Goldionen lösen direkte Toxizität aus, Platin-Ionen verursachen Zelltod durch Auflösung der Zelle. Wir sehen verblüfft, dass unsere teuren Goldkronen durchaus schädlich sein können: Bei Metallunverträglichkeit richtet sich das Abwehrsystem gegen metallveränderte Antigene des eigenen Körpers, sogenannte Autoantigene. Diese können dann eine Autoimmunerkrankung auslösen.

Die möglichen immunologischen Effekte von Zahnmetallen sind

- immunsuppressiv – also unterdrückend –
- oder aktivierend mit entzündlicher Entgleisung des Immunsystems.

Die Süddeutsche Zeitung vom 17.09.2002 berichtet über die Auswirkungen des Katalysators mit einem Beitrag von Professor Reinhold Kiehl: „Seit der Einführung des Katalysators steigen Hauterkrankungen, Atemwegserkrankungen und vor allem Asthma, Erbschäden sowie Krebserkrankungen, wie Leukämie. Verantwortlich dafür sind die in unsere Atmosphäre geblasenen feinstverteilten Metalle wie Quecksilber, Cadmium, das am weitesten verbreitete Kontaktallergen Nickel sowie – der meist signifikante atmosphärische Kfz-Umwelt-Ausstoß Platin, Palladium, Rhodium, mit oder ohne die ebenfalls zur Emission gelangenden aliphatischen und aromatischen Kohlenwasserstoffe sowie Rußpartikel. Ein PKW mit Katalysator verliert im Schnitt 1,5 Mikrogramm feinst verteiltes Platin pro Kilometer Fahrt. In einer Großstadt wie München werden pro Tag ein Gramm Platin freigesetzt oder circa ein halbes Kilo/Jahr plus Kohlenwasserstoffe und Rußpartikel. Die direkte Einatmung durch Fußgänger sowie Schwangere und Kleinkinder erklärt die Erkrankungsraten. Die Konsequenz dürfte damit klar sein: Schnellste Reduktion der Metalle aus unserer Atmosphäre (neben der Reduktion von CO2) – vielleicht haben wir Glück und die Atmosphäre erholt sich." Professor Reinhold Kiehl spricht deutlich die Gefahr für unsere Gesundheit an durch feinstverteilte Metalle aus der Umwelt. Aber die Schwermetalle aus der Innenwelt, also aus dem Zahnbereich? Sind diese nur deshalb harmlos, weil sie von einem Zahnarzt eingesetzt wurden, der sich ja bestens auskennt mit der Umweltmedizin?

- Sollten wir uns da nicht auch Gedanken machen über die zusätzliche – aber vermeidbare – Wirkung der Zahnmetalle im Mund und gegebenenfalls über die Entfernung der Metalle aus unseren Zähnen?

Offensichtlich besitzt die Umweltbelastung durch die Katalysatoren noch einen Verstärker aus dem Bereich der Zahnmetalle: Es fand sich in der Presse diese Meldung mit dem Titel „Unschuldiger Kat: Platinbelastung aus Zahnfüllungen: Es war nicht der Katalysator, es waren die Zahnfüllungen: Die Belastung der Bevölkerung mit Platin beruht vor allem auf Inlays, Kronen und Brücken, wie das Umweltbundesamt (UBA) in Berlin herausgefunden hat. Bisher hatte man angenommen, dass für die gemessenen Platinmengen in Blut und Urin die Einführung der Abgaskatalysatoren die Ursache war. Aus diesen könnten Spuren des Edelmetalls in die Umwelt gelangen. Um die Herkunft des Platins und anderer Umweltschadstoffe zu klären, hatte das Umweltbundesamt 1997 ein Untersuchungsprogramm begonnen, dessen Ergebnisse nun vorliegen. Besonders auffällig war, dass der Platingehalt im Morgen-Urin einer Testgruppe proportional zur Zahl der Zähne anstieg, die mit Edelmetall gefüllt waren. Er lag insgesamt bei wenigen Nanogramm je Liter Urin. „Dabei begünstigt vor allem Kaugummikauen die Freisetzung der Dentalmetalle", sagt Margarete Seiwert vom Umweltbundesamt. „Ein deutlicher Einfluss des Straßenverkehrs konnte dagegen nicht nachgewiesen werden. „Es bleibt aber unklar, ob das Metall aus dem Zahnersatz Einfluss auf die Gesundheit hat."

Für den weiter Interessierten:

Bioenergetisch lassen sich Blut-Hirn Schranke, Neurotransmitter, Zytokine und Interleukine sowie die Blut-Hirn-Schranke mit dem SkaSys® Testsystem testen (www.skasys.de). Die Testtechnik hierzu findet sich in meinem Buch:
J. Lechner: Störfelddiagnostik, Medikamenten – und Materialtest Teil II

Worin besteht die mikrophysikalische Antennen-Wirkung/Elektrosensibilität?

Der Nobelpreisträger Professor Fröhlich hat die Existenz einer von Zellen ausgehenden elektromagnetischen Strahlung berechnet mit einer Resonanzfrequenz von 10^{11} bis 10^{12} Hertz, also im Mikrowellenbereich liegend. Diese Kommunikation zwischen den Zellen ist ein elektromagnetischer Prozess. Die Qualität dieser Zellkommunikation ist eine Frage der Kohärenz und der biologischen Ordnung. Die spezifische Oszillation biologischer Systeme kann leicht durch zerstörerische Wechselwirkungen in ihrer Ordnung gestört werden. Damit ist das reibungslose Funktionieren der Steuerungsfunktionen eines Organismus gefährdet.

- Fernreichweitige Wirkungen fremder Felder auf das Grundsystem sind damit vorstellbar.

- Insbesondere dann, wenn im gehirnnahen Mundbereich Metallstrukturen in Form von Zahnkronen vorliegen, die Antennencharakter besitzen.

Die Wechselwirkung zwischen Zahnmetallen und Elektrosmog zeigt der Fall meines Patienten Herr N.

Herr N. kommt in meine Praxis mit multiplen vegetativen Beschwerden; daneben war vor ca. 1-2 Jahren bei ihm ein Ohrgeräusch im Sinn eines Tinnitus aufgetreten, der bislang therapieresistent blieb. Die von mir durchgeführten Teste zeigen eine generalisierte Metallunverträglichkeit mit Ausnahme von Titan. Die Versorgung wurde mit Vollkeramikkronen durchgeführt. Lediglich im linken oberen Kieferquadranten war eine Titanbrücke von Zahn 24 auf 27 notwendig; diese Spanne und die anderen Gegebenheiten machten eine Keramikversorgung in diesem Bereich aus Gründen der Bruchgefahr unmöglich. Daher wurde im Oberkiefer links eine Titanbrücke angefertigt. In der Zeit in der der Patient lediglich mit Kunststoffprovisorien versorgt war, war sein Tinnitus auf Null reduziert. Nach Eingliedern der Keramikversorgung und der Titanbrücke trat jedoch der Tinnitus schlagartig wieder auf. Entfernen der Titanbrücke brachte den Tinnitus sofort wieder zum Abklingen. Gleichfalls klang der Tinnitus ab, wenn sich der Patient im Urlaub befand oder an eine andere Schlafstätte begab.

Warum? Das Haus des Patienten ist nahe einer Bahnlinie. Es ist ca. 200 m von einer mit Hochspannung ausgerüsteten Eisenbahnlinie entfernt.

Mit reproduzierbarer Sicherheit ließ sich immer der Tinnitus dann hervorrufen, wenn der Patient mehrere Tage zu Hause verbrachte. Der Aufenthalt zu Hause ohne Titanbrücke, nur mit Kunststoffprovisorien provozierte das Auftreten des Tinnitus nicht. Desgleichen war der Tinnitus verschwunden, wenn die Titanbrücke im Mund, der Patient sich aber für mehrere Tage anderswo aufhielt.

Der mehrfach wiederholte Verträglichkeitstest in meiner Praxis ergab eindeutig, dass Titan als Material an sich für den Patienten gut verträglich war. Offensichtlich war die Metallstruktur der Brücke in der Lage über Feldinduktionen mit der Hochspannungsleitung eine neurovegetative Irritation im Innenohr des Patienten auszulösen.

Es gibt also auch in der Medizin – und nicht nur in der Technik – neben der sichtbaren Materie noch unsichtbare Feldkräfte, die aber auf die Materie durchaus Einfluss haben und diese bestimmen. Da diese Feldkräfte in Wechselwirkung mit anderen Feldkräften treten können, stehen lebende Organismen in ständiger immaterieller Wechselwirkung mit ihrer Umgebung.
Natürlich wäre es besser, wenn wir keinen elektromagnetischen Feldern technischen Ursprungs ausgesetzt wären. Im Augenblick scheint eine solche Wunschvorstellung weder politisch, noch technisch, noch wirtschaftlich durchsetzbar. Der Beitrag einer Zahnmedizin, die die Wechselwirkungen zwischen Feldern von Außen und Feldern im Inneren beachtet, kann diese Wechselwirkungen mindern,

- durch Ersatz metallischer Zahnmaterialien durch nichtleitende Keramikmaterialien.
- Resonanzen biologischer Strukturen mit externen Feldern durch metallische Antennen im Mund sind dadurch ausgeschlossen.

Für den weiter Interessierten:

Weitere Informationen zur Resonanzstruktur von Metallversorgungen finden Sie in dem Artikel: „Vom Amalgam zum Gold“ oder „Vom Regen in die Traufe“ von Dr. J. Lechner.

3.2 Amalgam als Störfaktor
Oder: Der Dauerbrenner im Wissenschaftsstreit

Mary Starrett war 21 Jahre beim US-Fernsehen als Nachrichtensprecherin, Moderatorin von Talkshows und Berichterstatterin im medizinischen Bereich. Sie schildert in einer angesehenen amerikanischen Zeitung das Ringen aufgeklärter Patienten mit dem US-amerikanischen Zahnärzteverband ADA (American Dental Association) um die Verwendung von Amalgam. Ihr engagierter Beitrag trägt den Titel: *Warnung: Ihr Zahnarzt kann zu einem Gesundheitsrisiko für Sie werden:*

„Wir sollten mit einem deutlich sichtbaren Totenkopf auf unseren Lippen herumlaufen. Dieses allgemein verbreitete Zeichen für Gift würde diejenigen von uns mit Quecksilber-Amalgam-Füllungen daran erinnern, dass unser Mund voller Gift ist. Jedes mal, wenn wir Zähne putzen, schlucken, kauen, etwas heißes trinken oder schlichtweg atmen, setzen wir in unserem Körper das giftigste nicht-radioaktive Element frei, das die Menschheit kennt. Der Totenkopf würde uns auch auf eine der möglichen Ursachen hinweisen, warum wir uns nicht gut fühlen und wir könnten aufhören, unsere Zeit bei Ärzten zu verschwenden, um das Warum herauszufinden.Quecksilberhaltige Produkte wie Thermometer sind abgeschafft worden. Das giftige Metall wurde aus Kontaktlinsenlösungen herausgenommen und Anstrengungen, es aus Impfstoffen zu entfernen, waren erfolgreich. Dennoch wird Quecksilber, welches größten Schaden verursacht, in unsere Zähne gefüllt. Das Material ist giftiger als Arsen oder Blei. Der Amerikanische Zahnärzteverband (ADA), der seit langem Quecksilberfüllungen verteidigt, sagt: Es besteht augenblicklich keinerlei Anlass, den Gebrauch von Amalgam für Zahnfüllungen einzustellen. Kein Anlass eben nur dann, wenn man folgende Ärgernisse ignoriert wie: Asthma, Autismus, Tremor, Epilepsie, diverse Krebsarten, Gedächtnisstörungen, Depressionen, MS, Herz- und Nieren Probleme, Veränderungen der Sehstärke und des Hörvermögens, Bluthochdruck, Fötusmissbildungen, Lungen- und Atemwegserkrankungen, Muskelschwäche, Fibromyalgie, Immunologische Funktionsstörungen... um nur ein paar zu nennen.

... Aber die ADA sagt, wir sollen uns keine Sorgen machen: Dieses „sichere, kostengünstige und haltbare Material wurde bereits bei über 100 Millionen Amerikanern zur Zahnsanierung eingesetzt". Das ist unumstritten wahr.
Der Ausschuß konnte als EINZIGE Antwort auf die Frage nach der Sicherheit von Amalgamfüllungen sagen: „Sehen Sie, wir haben es bereits in viele Münder gefüllt, also MUSS es in Ordnung sein". Kein Witz. Vielleicht leiden deshalb 60 Millionen Amerikaner an zahlreichen chronischen Erkrankungen, die sich die Ärzte nicht erklären können:

Ein Patient litt an Erwachsenenepilepsie und hatte das starke Anfallmittel Dilantin verordnet bekommen. Nach allem was man hört, war er ein „Zombie" aufgrund der Medikation. Seine Frau hatte schon die Befürchtung, man müsse ihn stationär weiter behandeln lassen. Als jedoch seine Quecksilber-Amalgamfüllungen entfernt worden waren, verschwanden die Anfälle. Eine anderere Patientin, eine Frau Mitte vierzig, litt unter schweren Depressionen und Angstzuständen. Mit Ihrer Gesundheit ging es so rapide aufwärts nach der Entfernung ihrer Füllungen, dass sie heute als Rednerin auf Konferenzen für quecksilberfreie Zahnheilkunde referiert.

Ungeachtet all dessen und über 1000 weiterer Studien über die Vergiftungen an Tieren und Menschen, hält der Amerikanische Zahnärzteverband ADA an seinem Standpunkt fest, dass

Quecksilber vollkommen sicher sei. Und das aus gutem Grund. Stellen sie sich das Ausmaß der Schadensansprüche vor, wenn es öffentlich bekannt würde, dass die Zahnheilkunde einen 150 Jahre langen Versuch an der Amerikanischen Bevölkerung vorgenommen hat?" Soweit die amerikanische Journalistin.

A] Was ist Amalgam?

Was kann ich dieser leidenschaftlichen Stellungnahme von Mary Starrett noch hinzufügen? Amalgam gilt als preisgünstiger, einfach zu verarbeitender und dauerhafter Füllungswerkstoff. Wegen dieser vorteilhaften Eigenschaften halten die Krankenkassen, das Bundesinstitut für Arzneimittel und Medizinprodukte (BfArM) und die zahnärztliche Standesführung die Verwendung von Amalgam für sozialpolitisch notwendig und als Standardversorgung in der zahnärztlichen Praxis für unverzichtbar. Sind die weite Verbreitung eine Gewähr für eine Unschädlichkeit des Amalgams? Kontrovers wird seit Jahren die Frage diskutiert, ob und in welchem Ausmaß gesundheitliche Beeinträchtigungen durch Amalgam verursacht werden, denn seine Zusammensetzung stimmt nachdenklich: Ein Legierungspulver aus Silber, Zinn, Kupfer und Quecksilber wird vor dem Legen einer Füllung mit der gleichen Menge flüssigen Quecksilbers vermischt. Zu mindestens 50 % enthält eine Amalgamfüllung demnach das toxische Schwermetall Quecksilber. Personen mit einer größeren Anzahl von Amalgamfüllungen tragen auf diese Weise ständig mehrere Gramm Quecksilber im Mund. Jede Amalgamfüllung enthält die gleiche Menge Quecksilber wie ein Thermometer. Zur Erinnerung: Quecksilberthermometer sind in den meisten Staaten nicht mehr zugelassen. Wenn man dieses Zeug in einem Glasröhrchen als gefährlich erachtet, warum dann nicht auch in unseren Mündern? Die meisten Zahnärzte behaupten, dass Quecksilber „stabil" oder fest gebunden wird, wenn es in den Zahn kommt. Wissenschaftler Boyd Haley, ein Chemieprofessor an der Universität von Kentucky, sagt, dass das eine Lüge ist: „Man füllt dieses Zeug in der Leute Münder, dabei ist es giftig, bevor es reinkommt und es bleibt giftig, wenn es sich im Zahn befindet. Wie kann es dann plötzlich „sicher" sein?"

Am besten lassen wir – jenseits aller wissenschaftlichen Stellungnahmen – meine Patientin Frau D. I. nach ihrer Amalgamentfernung zu Wort kommen:

Ich hatte früher ungefähr drei Jahre lang Probleme mit meinen Augen, die waren immer müde und brannten, sie fühlten sich an, als würden sie nicht zu mir gehören. Ich hatte immer das Gefühl ich müsste sie zumachen; mein Körper war fit, meine Augen waren müde; ich war schon bei fünf Augenärzten, die mir nicht helfen konnten; ich hatte ein CT gemacht vom Kopf – ohne Befund.

- **<u>Seit Entfernung des Amalgams ist es wirklich um 180 % besser</u> (Anmerkung des Autors: Dies ist kein Druckfehler, sondern die Patientin drückt sich so überschwänglich aus).**
- **Ich habe keine müden Augen mehr.**
- **Ich habe Sehstärke von 0,7 und 1,2; durch die müden Augen benötigte ich die Brille unbedingt, habe jetzt aber das Gefühl, wenn ich sie einen halben Tag nicht aufsetze, geht mir nichts ab.**

Ich hatte zusätzlich ca. 20 Jahre lang ständige Kopfschmerzen, habe verschiedene Therapien ausprobiert (Schmerztabletten, Osteopathie, Akupunktur, usw.), die mir überhaupt nicht halfen.

- **Nach Entfernung des Amalgams hatte ich nur ein einziges mal Kopfschmerzen, die nach Einnahme von 200 mg Ibuprofen sofort verschwanden;**

- **früher benötigte ich 3 x 600 mg um die Schmerzen einigermaßen erträglich zu machen.**

Ich wiederhole die **Frage:** Wieviel an persönlicher Lebensqualität geht mit 20 Jahre ständigem Kopfschmerz einher? Wieviel an persönlichem Entwicklungspotential wird möglicherweise dadurch vegeudet und blockiert? Wieviel an Einschränkung der Arbeitskraft bleibt dadurch an der „Solidargemeinschaft" hängen? Kann man angesichts eines solchen Falles noch von „sozialpolitischer Notwendigkeit" der Amalgamfüllungen sprechen? **Antwort:** Die Lösung erscheint wieder fast zynisch in ihrer Einfachheit: Entfernt die Amalgamfüllungen und leitet die im Gewebe verbliebenen Schwermetalle aus! **Frage:** Hat die Krankenkasse diese Therapie bezahlt? **Antwort:** Nein, denn sowohl die Diagnose „Amalgambelastung" als auch die folgende Ausleitungstherapie entsprechen nicht den „Wissenschaftlichkeits- und Wirtschaftlichkeitskriterien" der kassenzahnärztlichen Versorgung.

Immer wieder wird behauptet, Amalgam müsse schon deswegen unschädlich als Zahnfüllungsmaterial sein, weil es ja problemlos seit anderthalb Jahrhunderten verwendet würde. Eine regelrechte Geschichte von sogenannten Amalgam-Kriegen zeigt, wie unrichtig diese Behauptungen sind: Professor Alfred Stock war ein berühmter deutscher Fachmann für anorganische Chemie und gilt heute noch als Pionier seines Fachgebietes. Die deutsche Gesellschaft für Chemie vergibt immer noch einen „Alfred Stock Gedächtnispreis" für anorganische Chemie. Stock selbst war Opfer einer chronischen Vergiftung mit Quecksilberdampf. Er befasste sich daraufhin mit diesem Problem ausführlich und schrieb zwischen 1926 und 1943 etwa 50 wissenschaftliche Arbeiten über die verschiedenen Aspekte des Quecksilbers. Während seiner Erkrankung konsultierte Stock den weltberühmten Toxikologen Louis Lewin (1850-1929), dessen Lehrbuch „Gifte und Vergiftungen" heute noch, mehr als 70 Jahre nach seinem Tod (!), gedruckt wird. Ich zitiere aus der Auflage des Jahres 1962: „Aus Amalgamfüllungen, besonders aus Kupferamalgam, kann das Metall in die Mundhöhle gelangen, oder kann auf die eine oder andere Weise das Dentin erreichen, vom Kreislauf aufgenommen werden und eine chronische Intoxikation unterhalten. Dies manifestiert sich in einer großen Anzahl verschiedenartiger Störungen von Organen des Körpers, besonders als Verlust der normalen Funktion des Gehirns und des Nervensystems. Schon seit Beginn dieses Jahrhunderts (1900!) habe ich das nicht nur in meinen Vorlesungen gelehrt, sondern auch die Konsequenz aus diesem Wissen gezogen, wenn Amalgamträger zu mir mit unklaren Symptomen einer Nervenerkrankung kamen. Ich habe dann immer die Entfernung solcher Füllungen empfohlen, was zu Verbesserungen geführt hat, sogar bei Professor Stock ...und er gewann seine Gesundheit wieder." Auf diese Weise wurden 1923-24 die Augen von Stock für das Problem der Amalgamfüllungen geöffnet. Professor Erich Rudolf Jänsch (1883-1940), Ordinarius für Psychologie der Universität Marburg, hat die detaillierte Geschichte seiner eigenen „Amalgamkrankheit" schriftlich niedergelegt:

Jänsch war 15 Jahre alt, als er seine ersten Amalgamfüllungen erhielt und entwickelte danach schrittweise seine Nervenbeschwerden, was als „hypochondrische Neurasthenie" diagnostiziert wurde. Körperlich erschien er in gutem Gesundheitszustand zu sein, was sich aber 1909, nachdem ein Zahnarzt ihm eine Goldbrücke eingesetzt hatte, die seine großen Amalgamfüllungen in den Molaren verband, änderte. Nach einiger Zeit begann Jänsch an chronischem Durchfall zu leiden, was zwischen 1912-1916 zu mindestens 10 Stuhlgängen pro Tag führte. Dies wieder führte zu Gewichtsverlust, starken Schmerzen in verschiedenen Körperabschnitten, Schlafstörungen, Stomatitis, asthmatischen Symptomen und Angst und schrittweise wurde Jänsch mehr oder weniger bettlägerig und unfähig noch weiter geistig zu arbeiten. Der Gedanke, dass seine schwere Krankheit mit seinen 26 großen Amalgamfüllungen zusammenhing, kam ihm erst 1916. Er nahm Kontakt mit einem gewissen Professor Sommer auf, der einverstanden war diese offensichtlich unwahrscheinliche Möglichkeit zu untersuchen, wobei festgestellt wurde, dass der Quecksilberspiegel im Urin erhöht war. Die schriftlichen Schlussfolgerungen über die ursächlichen Zusammenhänge, die Professor Sommer verfaßte, wurden aber von einer Reihe von Zahnärzten total abgelehnt.

- **Diese waren davon überzeugt, dass die Sicherheit des Amalgams eine wissenschaftliche Tatsache wäre.**

- **Die Entfernung des Amalgams wurde folglich als unnötig betrachtet und kein Zahnarzt wollte diese durchführen.**

Erst auf ausdrückliche Aufforderung entfernte ein befreundeter Zahnarzt Jänschs Amalgamfüllungen. Am Anfang nahmen seine Symptome, während des Entfernungsvorgangs zu, aber später als die Absaugung zur Entfernung des Amalgamstaubs und Amalgamdampfs angewandt wurde, tauchte dieses Problem nicht mehr auf. Sofort nach der vollständigen Entfernung besserte sich sein chronischer Durchfall beträchtlich und darauf folgte eine langsame Erholung von allen seinen Krankheitssymptomen.

Als Stock diese Details aus der Krankengeschichte Jänschs veröffentlichte, waren bereits 10 Jahre seit der Behandlung vergangen und die Erholung war offensichtlich vollständig. Seine akademische Karriere bestätigte dieses. Der Punkt, auf den es hier ankommt ist, dass Jänsch einige Jahre lang vor 1916 völlig unfähig war zu arbeiten, dann aber nach der Entfernung seiner Amalgamfüllungen seine Gesundheit uneingeschränkt wieder gewann. Warum erzähle ich diese alten Geschichten?

Merksatz für den Betroffenen

- *Es stimmt gar nicht, dass Amalgam seit 150 Jahren als problemloses Füllungsmaterial angesehen wird.*
- *Alle diese Amalgamkritiker waren hochanerkannte Wissenschaftler, Chemiker und Psychiater.*
- *Schon damals erkennen wir einen fatalen Widerspruch, der sich bis heute durch die Amalgamdiskussion durchzieht: Warum wissen Zahnärzte „wissenschaftlich" besser, wie sich Metalle verhalten als Chemiker, Umweltmediziner und Toxikologen, wo sie doch dafür wissenschaftlich gar nicht ausgebildet sind?*
- *Warum wissen Zahnärzte „wissenschaftlich" besser als psychiatrische Fachärzte, dass Amalgam keine Wirkungen auf Gehirn, Nevensystem und Psyche hat, wo sie doch dafür wissenschaftlich gar nicht ausgebildet sind?*

Wie oberflächlich die Zahnärzteschaft in der tendentiellen Verharmlosung der Amalgamfrage argumentiert, zeigt auch das Gutachten, das mir Frau F. L. vorlegt wegen ihrer Rückenbeschwerden. Dabei geht es um die Konzentration von Quecksilber in einer Gewebeprobe aus einer ihrer Bandscheiben mit folgendem Wortlaut:

"Der Quecksilbergehalt im Bandscheibengewebe ist bislang in der Wissenschaft kaum beachtet worden."

Ich war über diese Information zutiefst erstaunt: Ist es aus der Sicht der Millionen von Patienten mit Rückenschmerzen und Bandscheibenproblemen nicht erstaunlich, dass bei den extrem hohen Kosten und dem extrem hohen Verbreitungsgrad von Rückenleiden noch niemand auf diese Idee kam – ein weiterer Beweis wie blind man dem Quecksilberthema gegenüber ist. Das Gutachten schreibt weiter:

„Hintergrund dafür mag sein, dass man den Schäden der Nieren, von Leber, Schilddrüse und insbesondere Zentralnervensystem eine größere Bedeutung beigemessen hat. Klinisch werden von den chronisch quecksilberbelasteten Patienten allerdings schmerzhafte Beschwerden im Lendenwirbelsäulenbereich sowie Myogelosen besonders häufig angegeben. ...Es war deshalb sinnvoll, das wegen eines Bandscheibenvorfalls entnommene Gewebe auf seinen Quecksilbergehalt zu untersuchen. Der Wert lag mit 2664 µg Quecksilber pro Kilogramm Gewebe außerordentlich hoch." (Anmerkung: Der Maximalwert sollte 50 µg Quecksilber pro Kilogramm Gewebe nicht überschreiten).

Wir sehen: Der leidende Patient und der engagierte ganzheitliche Zahnarzt finden sich beide mitten in einem wissenschaftlichen „Thesen-Streit" wieder. Die Leseprobe aus der Stellungnahme des Bundesinstitutes für Arzneimittel und Medizinprodukte (BfArM) fasst die Thesen der Amalgam-Befürworter zusammen zur Frage: Kann durch Amalgamfüllungen eine chronische Quecksilber-Vergiftung hervorgerufen werden? **Antwort des BfArM:** „Nach dem gegenwärtigen wissenschaftlichen Erkenntnisstand besteht kein begründeter Verdacht, dass ordnungsgemäß gelegte Amalgamfüllungen negative Auswirkungen auf die Gesundheit des zahnärztlichen Patienten haben. Ausnahmen sind die selten auftretenden lokalen Reaktionen in der Mundhöhle sowie die sehr seltenen Anfälle allergischer Reaktionen." Die ganze Stellungnahme des Bundesinstitutes für Arzneimittel und Medizinprodukte (BfArM) finden Sie im Internet unter **www.bfarm.de/de/DasBfArM/publ/Broschuere_Amalgame.pdf**

Das BfArM mag als Amt hervorragend arbeiten, aber diese Äußerungen verkennen vollständig, dass Arzt und Zahnarzt Individuen vor sich haben, und dass es keinen „zahnärztlichen Standard-Patienten" in der ärztlichen Praxis gibt. Das Bundesinstitut tut so, als ob jede individuelle Betrachtung eines individuellen Patientenschicksals medizinisch unnötig sei. Statt jeden einzelnen Patienten mit seinen einzigartigen Bedingungen zu sehen, wird prinzipiell von einem simplen Dosis-Wirkungs-Verhältnis des Giftes Quecksilber ausgegangen, das jeden gleichermassen betreffen soll. Die ererbte Empfindlichkeit auf bestimmte Gifte, die unterschiedliche ererbte Leistungsfähigkeit der körpereigenen Abwehr, die individuelle Kapazität der Entgiftungsfähigkeit sowie die individuell höchst unterschiedliche Lebensweise, Ernährungsweise und Ansammlung anderer Umweltgifte schaffen für jeden von uns sehr verschiedene Rahmenbedingungen, die im Verlauf der Einwirkzeit des Giftes Quecksilber unterschiedlich schnell für die Gesundheit bestimmend werden. Überempfindlichkeiten verschiedener Patienten beruhen auf mehreren erblichen und konstitutionellen Faktoren, wie beispielsweise die mangelnde Aktivität von Glutation S- Transferasen. Diese erblich festgelegten und konstitutionellen Faktoren machen eine individuelle Betrachtung des Materialproblems unabdingbar.

Merksatz für den Betroffenen

- *Eine generelle Verurteilung wie auch eine generelle Unbedenklichkeitserklärung irgendeines Materials ist daher keine medizinisch relevante Aussage und*
- *bezogen auf den einzelnen Patientenfall niemals situationsgerecht.*

Wertvolle Informationen zu den Thesen der Amalgamkritiker finden Sie auch auf der Website der International Academy of Oral Medicine and Toxicilogy www.iaomt.org. Sie können dort zwei wissenschaftlich fundierte Filme anschauen: Der eine mit dem Titel „The smoking teeth" ist von Professor B.Haley, Universität Kentucky, und zeigt die Ausgasung von Quecksilberdämpfen aus Amalgamfüllungen noch nach über 10 Jahren. Der andere ist von Professor Lorscheider, Universität Calgary: „How mercury causes brain degeneration": Dieser Film zeigt die Degeneration von Gehirn-Nervenzellen bei Schnecken unter dem Einfluss hochverdünnter Quecksilberlösungen. Man muss wissen – und es erstaunt ein wenig – dass das Schneckengehirn dem menschlichen Gehirn sehr ähnlich ist. Bei Schnecken wie beim Menschen finden sich an den Enden neu bildender Gehirnnerven sogenannte Wachstumskerne. Diese spielen eine wichtige Rolle bei der Verjüngung und Regeneration des Zentral-Nervensystems. Nach der Zugabe einer geringen Menge von Quecksilber Lösung (2 µl einer 10^{-7} M Lösung H_gCL_2) kollabiert innerhalb weniger Minuten der Wachstumskern und zieht sich zurück. Wichtig zu wissen: Die Konzentration der Quecksilber- Lösung entspricht einem Tausendstel der Konzentration einer chronischen Einwirkung von Quecksilber-Dampf, wie sie bei Amalgamträgern berichtet wird. Die Schlussfolgerung der Autoren ist wie folgt:

- Zu durchschnittlich 77 % wurden die Wachstumskerne der Gehirnnerven durch Quecksilber geschädigt.

- Der chronische Einfluss von Quecksilber kann ein Faktor in der Nervdegeneration beim Menschen sein.

Obwohl Quecksilber bereits schon 1874 im Gehirn in Werten proportional zu der Anzahl der Füllungen im Mund vorgefunden wurde, wurde geleugnet, dass überhaupt Gesundheitsschäden entstehen könnten. „Quecksilber im Gehirn – na, und?" sagte der Professor für Zahntoxikologie, K.S. Larsson, auf der Konferenz des Medizinischen Forschungsrates 1992. Die Erniedrigung der Wissenschaft zu einem Instrument, um 150 Jahre der Zahnbehandlung mit Amalgam zu verteidigen, wurde bereits 1956 in dem Buch „Verrat an Deiner Gesundheit" des deutschen Zahnarztes H. Struntz erwähnt: Er meint: „Einflussreiche zahnärztliche Kreise sabotieren eine Lösung des Amalgamproblems." Eine weitere Patienteninformation über Amalgam ist bei der Internationalen Gesellschaft für Ganzheitliche Zahnmedizin unter www.gzm.org erhältlich. Weiter kann man sich unter der Website www.amalgam.org eine übersichtliche Zusammenfassung von über 500 Seiten wissenschaftliche Untersuchungen und Literaturangaben zu den Nebenwirkungen von Amalgam herunterladen. Für mich als Praktiker ist die entscheidende Basis einfach die vielen Fallberichte in Kapitel 3.5, die zeigen, dass sich langanhaltende Symptome verbessern, wenn Amalgam ordnungsgemäß entfernt wurde.

B] Amalgam und seine Nebenwirkungen

Amalgam – wie auch jedes andere Zahnersatzmaterial und wie jedes andere Medikament – hat selbstverständlich Nebenwirkungen. Auswirkung und Bedeutung dieser Nebenwirkungen für den Betroffenen sind nach wie vor Gegenstand wissenschaftlicher Auseinandersetzungen, obwohl die Weltliteratur voll ist von Hinweisen auf die schädliche Wirkung von Quecksilber und anderer Metallionen auf verschiedenste Immun- und Organfunktionen (Wissenschaftliche Literatur unter www.zahnmetalle.de).

Merksatz für den Betroffenen

- *Diese unbestreitbaren Nebenwirkungen hängen in ihren klinischen Auswirkungen von der individuellen Empfindlichkeit des Betroffenen ab.*

- *Müsste man nicht denken, dass in der wichtigen Frage von Gesundheit oder Krankheit ein Vorsichtsgebot an erster Stelle zu stehen hätte?*

- *Müsste man nicht denken, dass in der wichtigen Frage von Gesundheit oder Krankheit bereits der geringste Verdacht zu einer Verbannung des fraglichen Materials führen sollte?*

- *Verdachtsmomente gibt es angesichts vieler zerstörter Patientenbiografien in meiner und den Praxen anderer ganzheitlicher Zahnärzte und Umweltmediziner erschreckend viele.*

Ein beeindruckendes Beispiel hierzu ist die durch Quecksilber verursachte Hemmung des Enzyms Tubulin im Gehirn. Tubulin besitzt wenigstens 13 freie Schwefel-Gruppen, von denen zwei nachweislich eine hochreaktive Verbindungsbereitschaft mit Schwermetallen wie Blei, Quecksilber und Cadmium haben. Durch die Anbindung von Schwermetallionen an diese Kontaktstellen wird das Enzym Tubulin blockiert. Tubulin ist für den Transport von Nährstoffen zuständig; ohne diesen Transport gibt es kein Überleben der Gehirnnerven. Warum sollen diese Wirkungen von Quecksilber nicht auch zur Verschärfung der „Alzheimer-Krankheit" beitragen? Professor B. Haley (USA) schlussfolgert als Chemiker aus seinen Untersuchungen: Quecksilber, mit dem chemischen Zeichen „Hg", ist ein Nervengift und fähig im normalen Hirngewebe viele der biochemischen Abweichungen zu verursachen, die wir in Alzheimer-Krankheit befallenen Gehirnen finden. Auch Ratten, die Quecksilberdämpfen ausgesetzt wurden, zeigen gleiche Veränderungen in ihrem Gehirngewebe. Im Detail betrachtet, findet durch niedrige Mengen von Quecksilber oder der Aufnahme von Quecksilberdämpfen eine rasche Deaktivierung der gehirneigenen Enzyme wie Tubulin statt.

- Diese gleichen Enzyme sind auch im Alzheimer-Hirn deutlich gehemmt.

Längerer Kontakt von Nervenzellen in Nährkultur mit Quecksilber bringt drei der gemeinhin anerkannten krankhaften Zeichen von Alzheimer-Krankheit hervor. In die gleiche Kategorie fallen auch andere Schwermetalle wie Blei und Cadmium, die in ihren Wechselwirkungen die toxischen Effekte von Quecksilber und organischen Quecksilber-Verbindungen verstärken, so z.B. Thiomersal als Bestandteil von Impfstoffen und anderen Arzneimitteln. Der vollständige Text der Abhandlung ist unter www.altcorp.com/dentalinformation/admercury.htm abrufbar.

Auch im Bereich der DNA – also der Erbsubstanz – laufen die gleichen Bindungsmuster ab: Die Wechselwirkungen zwischen Nukleinsäuren und Quecksilberverbindungen wurden in einer Vielzahl von experimentellen Studien untersucht. Ganz generell können Metalle sich an die negative Ladung der Aminosäuren im Zellkern anlagern und sich an spezifische Bindungsstellen der Nukleidbasen anlagern. Mehrere Studien belegen, dass anorganisches Quecksilber mit den Stickstoffverbindungen in der DNA des Zellkerns heftig reagieren und Verbindungen eingehen kann. Dagegen provoziert das organische Quecksilber irreversible Schäden an den Nukleinsäuren. Es gibt also auch genetische Effekte von Quecksilber-Belastungen.

Viel wird über die Organschäden – wie Leber und Niere – von chronischen Quecksilber-Belastungen diskutiert. Weitaus tiefgreifendere Schichten der chronischen Quecksilber-Belastungen sind aber die Minderung der Mitochondrien. Sie sind die Kraftwerke unserer Zellen; arbeiten diese nicht ausreichend kann der gesamte Betrieb einer Zelle und des zugehörigen Organs nicht zufriedenstellend arbeiten. Eine Störung der Mitochondrien führt zu einer energetischen Krise in der Körperzelle. Die Hauptaufgabe der Mitochondrien bei dem Prozess der Energiebereitstellung ist die Produktion des Hauptenergieträgers, dem sogenannten ATP. Die verminderte Verfügbarkeit von Energie ist der Hauptgrund für Muskelschwäche, Müdigkeit und Herzproblemen. Ein beeindruckendes Beispiel hierzu ist meine Patientin Frau N. C.:

Im Jahre 2000 – also vor sechs Jahren – entferne ich ihre Amalgamfüllungen. Sie leidet unter chronischem Müdigkeits-Syndrom, das anfallsweise so stark ist, dass sie im Sitzen und beim Autofahren einschläft.

Ihre chronische Müdigkeit hat sich seit der Amalgamsanierung und Amalgamausleitung stabil um 80 % gebessert.

Neurotransmitter sind die Botenstoffe unseres Nervensystems; sie beeinflussen wesentlich unsere Gehirnchemie und bestimmen unsere Stimmungen, Teile unserer Persönlichkeit und unseres psychosozialen Verhaltens. Häufig finde ich in meinen Testen eine Verbindung zwischen einer Amalgambelastung und der Funktion der Neurotransmitter. Diese Tatsache sollte nicht überraschen: Zellstudien zeigen, dass die Aufnahme von Quecksilber direkt die Aufnahme und Freisetzung der Neurotransmitter Dopamin, Norepinephrin und Serotonin negativ beeinflussen. Ein niedriger Serotonin-Spiegel führt zu Depression, Unlust und Antriebslosigkeit. Ein Beispiel hierzu ist meine Patientin Frau N. M.: Sie beschreibt mit ganz einfachen Worten, wie sie ihren Antrieb durch die Amalgamsanierung wieder zurückgewonnen hat:

Zunächst herzlichen Dank für die von Ihnen an mir so erfolgreich vorgenommenen Kiefersanierungen. Meine Beschwerden sind verschwunden, ich habe wieder Energie und Tatkraft zurück gewonnen. Im Voraus herzlichen Dank für die zusätzliche Arbeit und noch einmal Dank für die erfolgreiche Behandlung.

> Für den weiter Interessierten:
>
> Ausführliche Darstellungen und Informationen zu den oben genannten Problemen finden sich in meinem Buch:
> **J. Lechner: Störfelddiagnostik, Medikamenten – und Materialtest Teil II**

Wie hoch muß die Dosis an Quecksilber sein, um schädlich wirken zu können? Betrachten wir einige der vorausgegangen Wirkungsorte von Quecksilber, genügen in der Tat kleinste Mengen:

- Ein ppm Hg ändert die Membranfunktion einer Zelle: Was bedeutet ppm? Der englische Ausdruck „parts per million" steht zu Deutsch für Teile pro Million und damit für einen in Millionstel Teilen ausgedrückten Zahlenwert, so wie Prozent (%) für Hundertstel steht, und wird in den Naturwissenschaften verwendet.

- Ein ppm Hg^{++} reduziert die Aktivität wichtiger Enzyme im Gehirn.

- Bei 0,2 ppm von Quecksilber in Ionenform werden die Gliazellen des Gehirns zerstört.

- Bei nur 0,04 ppm von Methylquecksilber – bei „Vierhundertstel eines Millionstels" – treten die gleichen Zerstörungen an den Grundzellen des Gehirns auf; diese werden Astrozyten genannt und fatalerweise sind gerade sie die Zellen, die am empfindlichsten auf Quecksilber reagieren.

- Ab 2,5 ppm werden selbst die widerstandsfähigsten Teile unseres Zentralnervensystems geschädigt.

- 10 ppm können zu Schäden in den DNA-Verbindungen führen, was Entartungen der Zellkerne mit Schäden in den Genen zur Folge haben kann.

- Die Blut-Hirn-Schranke verliert im Experiment ihre Schutzfunktion bei 1 ppm innerhalb von Stunden nach Anwendung von Methylquecksilber.

Muss es da verwundern, dass diese kleinen Teilchen auch in geringsten Konzentrationen sogar Schäden im Mutterleib anrichten? Krankheit tritt nie spontan auf: Sie ist das Ergebnis von Stressreaktionen, die sogar schon in der mütterlichen

Gebärmutter ablaufen können. Daher kann es durchaus sinnvoll sein bei Patienten, die selbst noch nie Amalgamfüllungen in den Zähnen hatten, nach einer Amalgambelastung aus der Vorgeburtsphase zu suchen. Dies zeigt der Fall eines fünfzehnjährigen Jungen N. N. aus meiner Praxis:

Bei diesem Jungen trat 1996 plötzlich ein juveniler Diabetes auf ohne klinische Ursache. Die vom Internisten verordneten und notwendigen Insulingaben stabilisieren den Zustand des Jungen. Insbesondere aber die Gaben von Basisinsulin belasten ihn so stark, dass er fast nicht fähig ist, die Schule zu besuchen. Da die Mutter bei mir ohnedies in Behandlung ist, bittet sie mich, ihren Sohn auf eine Amalgambelastung hin zu testen, obwohl ihr Sohn keine Amalgamfüllungen hat und auch niemals hatte. Der Test zeigt

- **eine starke Belastung mit Amalgam und**
- **eine reflektorische Beziehung zwischen Amalgam und Bauchspeicheldrüse, was**
- **eine Beteiligung der Amalgamtoxine am Diabetes des Jungen nahelegt.**

Allerdings hatte die Mutter zu Zeiten der Schwangerschaft viele Amalgamfüllungen.

Nicht nur für die, die Amalgam im Mund haben ist Quecksilber eine Gefahr: Dieses sich am schnellsten verflüchtigende Schwermetall setzt sich bereits in Blut, Gehirn und Organen derjenigen ab, die noch gar keine Zähne im Mund haben. Für den heranwachsenden Fötus besteht das Risiko, einen höheren Blut-Quecksilber-Wert zu erreichen als die Mutter. Das kann schwerwiegende Folgen wie Hirnstörungen, geistige Behinderungen, Anfälle und Sprachunvermögen hervorbringen. Zwei wissenschaftliche Untersuchungen klären unabhängig von einander die Frage nach einer solchen vorgeburtlichen Amalgambelastung: Die Tübinger Amalgam-Studie zeigte, dass bei Frauen die Quecksilber-Konzentration in der Follikelflüssigkeit mit der Zahl der Amalgamfüllungen übereinstimmte. Professor Drasch konnte zeigen, dass die Quecksilber- Konzentration in Leber, Niere und Gehirn von Ungeborenen in direkter Beziehung zur Zahl der Amalgamfüllungen der Mütter steht.

Lassen Sie uns den Dauerbeschuss von Baby`s Gehirn im Mutterleib mit Quecksilber noch näher betrachten: Am 12. Juli 2000 erschien in der Los Angeles Times und in anderen amerikanischen Presseorganen ein Artikel, wonach ca. 60 000 Babys jedes Jahr in den Vereinigten Staaten geboren werden, die eine ernsthafte Einschränkung ihrer Lernfähigkeit oder andere neurologische Schäden aufweisen, weil ihre Mütter während der Schwangerschaft mit Quecksilber belasteten Fisch gegessen haben. Dies wurde auf einer Konferenz der nationalen Akademie der Wissenschaften berichtet. Es wurde festgestellt, dass eine entsprechende Stellung der amerikanischen Umweltschutzagentur wissenschaftlich gerechtfertigt ist. Für Erwachsene bestünde kein Risiko, aber die Forscher warnten schwangere Frauen, dass bereits der Verzehr von kleinen Fischmengen das Gehirn der Babys in der Entwicklung beeinflussen könnte.

Merksatz für den Betroffenen

- *Erschreckend an dieser Art von Wissenschaft ist für den Betroffenen, dass als einzige bedrohliche Quecksilberquelle für das Gehirn der Babys nur der Fisch aufgeführt wird.*

- *Von den Amalgamfüllungen der Mütter, deren Amalgam über die Gebärmutter hinaus in das Baby eindringt, wird nichts gesagt.*

Professor Drasch stellt in seinen Untersuchungen eine Entwicklungsstörung des Baby-Gehirns nicht zur Diskussion. Setzt man aber beide Teile des Puzzles zusammen, so ergibt es einen Sinn. Es erscheint für einen logisch denkenden Laien höchst merkwürdig, dass ausschließlich das Quecksilber aus dem Fischverzehr das Gehirn der Babys schädigen sollte, während das nachweislich aus dem Amalgam austretende Quecksilber keinerlei Auswirkungen auf das Gehirn des Babys hat, obwohl nachgewiesenermaßen Quecksilber von der Mutter auf das Baby übergeht.

„Die Dosis macht das Gift". Dieser Satz kann nicht länger als Entschuldigung dienen, um niedrige Dosen von biologisch schädlichen Substanzen zu tolerieren. Es hat geradezu einen ironischen Hintergrund, dass Paracelsus gerade diesen Spruch in die Welt setzte, als Entschuldigung für seinen eigenen exzessiven Gebrauch von quecksilberhaltigen Medikamenten. Paracelsus starb 1541, aber es scheint unter Ärzten und Zahnärzten Mode zu sein, seine alte Verteidigung als unverrückbares Dogma anzusehen. Ist es nicht ein Treppenwitz der Medizingeschichte, dass ganzheitlich orientierte Ärzte und Zahnärzte von „wissenschaftlich orientierten" Kollegen regelmässig als Quacksalber und im angelsächsischen als „Quaks" tituliert werden, obwohl doch dieses Wort von Quecksilber herrührt. Heute wird aber von den „Quacksalbern" das Quecksilber verdammt, während die vermeintlichen „Nicht-Quacksalber" dasselbige für harmlos und medizinisch vertretbar halten. Einen auffälligen Zusammenhang zwischen Amalgam und chronischer Lymphbelastung zeigt der folgende Fall aus meiner Praxis:

Patientin N. U., Alter 44 Jahre, sucht mich auf mit einer circa pfirsichgroßen Schwellung auf der rechten Halsseite. Diese Schwellung war bereits vor 8 Wochen in gleicher Größe aufgetreten; auch damals war diese Schwellung symptomlos und schmerzfrei und ohne offensichtliche kausale Zusammenhänge aufgetreten. Die behandelnden Ärzte waren zunächst ratlos in Bezug auf Ursache und Diagnose. Zur Abklärung eines malignen Geschehens wurde eine Biopsie und operative Ausräumung des Tumors durchgeführt. Die Diagnose war im kritischen Befundbericht sehr unspezifisch: „Reaktives Lymph-Gewebe ohne Anhalt für Malignität" Das entfernte Gewebe war also Lymphknotengewebe ohne Zeichen einer bösartigen Entartung. Von diesem Eingriff behält die Patientin eine circa 5 Zentimeter lange, deutlich sichtbare Narbe an der rechten Halsseite zurück.

Jetzt – 8 Wochen später – tritt die pfirsichgroße Schwellung wieder auf. Die Patientin ist ratlos: Soll sie sich ein zweites Mal operieren lassen, wo doch bereits die erste Narbe eine unschöne Entstellung darstellt? Andererseits scheint es keine medizinisch tragfähige Erklärung für die mysteriösen Erscheinungen an ihrer rechten Halsseite zu geben.

Die Inspektion des Mundes zeigt das Vorhandensein von insgesamt 10 Amalgamfüllungen.

Der von mir durchgeführte Test auf Belastung durch Amalgam zeigt eine deutliche Vergiftungsreaktion auf diesen Werkstoff. Nach schrittweiser Entfernung der Amalgamfüllungen und Ersatz durch giftfreie Zementfüllungen führe ich eine individuell getestete Ausleitungsbehandlung durch.

- **Parallel zur Ausleitungs-Behandlung verschwindet die Schwellung am Hals innerhalb von 4 Wochen genauso wie sie gekommen war.**

Selbstverständlich tut sich die Frage auf: Ist die erste operative Ausräumung der Schwellung überhaupt nötig gewesen, da sie doch offensichtlich lediglich lymphatischen Ursprungs war? Die faire Antwort muß sein, dass eine Biopsie zur Abklärung des Tumors selbstverständlich medizinisch indiziert war. Dennoch hätte eine vorurteilsfreie und undogmatischere Bewertung der von ganzheitsmedizinischer Seite seit langem propagierten typischen chronischen Lymphbelastung durch Amalgam, der Patientin den entstellenden Umfang des Eingriffs durchaus ersparen können.

Die selbsttätige Rückbildung des Rezidivs unmittelbar nach Amalgamentfernung und Ausleitungs-Therapie legt nahe, dass zumindest in diesem Fall

- **die Amalgamfüllungen für die Lymphschwellung als Auslöser in Frage kommen,**
- **die von mir durchgeführte Ausleitung eine äußerst wirksame Methode zur Entlastung der Lymphbahnen von Zahnmetallen ist,**
- **die Verkennung dieser Belastung dem Patienten erhebliche gesundheitliche Nachteile bringen kann.**

> Für den weiter Interessierten:
>
> Dieser Fall ist in medizinischer Ausführlichkeit dokumentiert in meinem Buch:
> J. Lechner: Störfelder im Trigeminusbereich und Systemerkrankungen, 1999

C] Amalgam und Merkaptan: Das „Supergift"

Als ob die Schwermetalle im Amalgam noch nicht genug wären, kann die herkömmliche Praxis der Zahnheilkunde deren Wirkung noch steigern: Aus Quecksilber und wurzeltoten Zähnen entsteht das „Supergift". Wie wir vorher in Kapitel 2.1 sehen konnten, wird Schwefelwasserstoff im Mund von Bakterien gebildet und macht sich gewöhnlich als Leichengestank aus toten Zähnen, als Mundgeruch oder als stinkende Ablagerung in Zahntaschen oder Zahnzwischenräumen bemerkbar. Ein besonders gefährliches Gift bildet sich aber, wenn die Bakterien aus wurzelgefüllten Zähnen direkt unter Amalgamfüllungen gedeihen: Methylmercaptan. Der medizinische Ausdruck – lateinisch: captans – bedeutet nichts anderes als dass sich aus beiden eine Essenz bildet: – „das das Quecksilber einfängt". Es gelingt nie, sämtliches zerfallenes Eiweiss aus einem toten Zahn zu entfernen. Die Folge ist: Die hochgiftigen Eiweiss-Zerfallsprodukte (Mercaptan, Thioäther = Schwefel-Eiweiss-Verbindungen) sind im und um den toten Zahn vorhanden und belasten den Kiefer und das Zahn-Umfeld. Aus diesen Zahnleichengiften in Verbindung mit Quecksilber kann das „Supergift" – Zitat Professor B. Haley – Dimethylquecksilber – entstehen. Wieso sollte die Schwefelverbindung nicht mit Quecksilber zu Dimethylquecksilber reagieren? Bereits in Kapitel 2.1 habe ich den tragischen Fall von Dr. Karen Wetterhahn aufgeführt.

Sie experimentierte mit organischen Quecksilberverbindungen, wie sie sich auch im wurzelbehandelten und amalgamgefüllten Zahn bilden. Das Ganze scheint nicht gerade harmlos zu sein, denn ein Tropfen Dimethylquecksilber reicht aus, um einen Menschen zu töten.

Merksatz für den Betroffenen

- *Es reicht nicht, nur das Quecksilber aus den Amalgam-Füllungen zu entgiften: Wir müssen uns auch über das Supertoxin Dimethylquecksilber Gedanken machen.*

- *Die Grundlage um diesen Stoff zu bilden tragen die meisten in Form von Quecksilberdepots im Gewebe.*

- *Wenn noch Leichengifte aus toten Zähnen hinzukommen, entstehen hochtoxische Verbindungen.*

3.3 Gold als Störfaktor
Oder: Es ist nicht alles Gold was glänzt

Obwohl Gold ein wenig reaktionsfähiges Material ist, kann es dennoch Überempfindlichkeitsreaktionen auslösen. Gold kann sowohl Reaktionen des menschlichen Abwehrsystems dämpfen als auch übererregend wirken. Gold-Reaktionen sind höchst widersprüchlich und sind abhängig von den wechselnden Zuständen der Goldsalze und deshalb ist die Diskussion verwirrend. In meinem Buch „Herd, Regulation und Information" (Buch-Bestellung unter www.dr-lechner.de/Publikationen) weise ich bereits 1993 (erste Auflage) und 1998 (zweite Auflage) auf die immunmodulierende Wirkung von hochwertigen Goldlegierungen hin. Zum Zeitpunkt der ersten Auflage erscheint in der Münchner Abendzeitung AZ ein Bericht über einen Spitzensportler, dessen Karriere offensichtlich unter Goldfüllungen sehr gelitten hat. Ich zitiere aus der Zeitung:

„Hermann Weinbuch ist leise geworden, scheu wirkt der Doppel- Weltmeister in der Nordischen Kombination von 1985, nachdenklich und verunsichert. Nach zwei Jahren, in denen der einstige Sunnyboy des Deutschen Ski-Verbandes (DSV) krankheitsbedingt „aus dem Verkehr gezogen" war, feiert Weinbuch beim Weltcup-Auftakt am kommenden Wochenende sein internationales Comeback.

Zu sehr hatten ihm jene 24 Monate zugesetzt, in denen er – insgesamt drei Operationen im Kiefer-Bereich über sich ergehen lassen mußte, ehe eine „Metall-Allergie" als Ursache allen Übels ausgemacht wurde. Die Folge: Sämtliche 13 Goldfüllungen in seinen Zähnen wurden durch Porzellan ersetzt. Seither ist Weinbuch zwar körperlich wieder auf dem Vormarsch, aber (noch) ist die Psyche nicht wieder im Lot. „Ich hatte schon die schlimmsten Befürchtungen", offenbart Weinbuch, der sich nach den drei erfolglosen Eingriffen sogar Krebs- und Aids-Tests unterzogen hatte."

Trifft es nur die Spitzensportler? Der Toxikologe Professor Drasch schreibt hierzu: „Nach den hier erstmalig erhobenen Befunden sollte auch der Einsatz von Goldlegierungen in der Zahnheilkunde kritisch betrachtet werden, weil daraus resorbiertes Gold immunsuppressive Effekte auslösen kann. Diese immunologischen Befunde unterstreichen jedoch unsere zunächst aus toxikologischer Sicht erhobene Forderung, die Verträglichkeit von Edelmetall-Legierungen als zahnärztlichen Werkstoff nicht als grundsätzlich gegeben anzunehmen, sondern sie sowohl toxikologisch als auch immunologisch zu überprüfen."

Merksatz für den Betroffenen:

- *Goldhaltiger Zahnersatz scheint also nicht so uneingeschränkt verträglich zu sein, wie bisher gedacht wurde.*
- *Der Ausdruck „Biogold" als immer und für jeden verträgliches Ersatzmaterial muss kritisch betrachtet werden.*
- *Systemische Entgleisungen des Immunsystems können auch durch hochgoldhaltigen Zahnersatz verursacht sein.*

Die Frage der biologischen Wirkungen von Zahnmetallen muss unter veränderten Umweltbedingungen zunehmend kritisch betrachtet werden. Die Allergisierungsrate der Bevölkerung steigt dramatisch an. Zunehmend allergische Krankheitsbilder weisen auf alarmierend steigende Allergisierungsraten hin. Professor Johanson, Präsident der Europäischen Akademie für Allergologie und klinische Immunologie, EAACI sagt zum Thema Allergisierung: „Dies ist ein Trend, der bei Fortsetzung im Jahr 2020 zur Erkrankung der gesamten Weltbevölkerung führen wird".

Die moderne Umwelt bringt für sensibilisierte Patienten unter dem Aspekt einer grundsätzlich gesteigerten Umweltbelastung mehrere generalisierte Belastungsfaktoren mit sich, die noch vor 10 Jahren nicht oder nur in beschränktem Umfang wirksam waren:

- Der zunehmende Elektrosmog durch Mobilfunk, Computerisierung der Arbeitswelt etc.

- Das kolloidale Platin und Palladium aus den Abgaskatalysatoren der Automobile

Dies führt zu völlig neuartigen Krankheitsbildern, die häufig vorschnell psychosomatischen Symptomenkreisen zugeordnet werden und deren Auswirkungen sich in erster Linie in der Zahnarztpraxis zeigen: Unvorhergesehene und schwer zu fassende Unverträglichkeitsreaktionen machen die zahnärztliche Versorgung mit Ersatzmaterialien für Behandler und Patient gelegentlich zu einem wenig erfreulichen Vorgang. Wie erbittert und einseitig der Streit um „Gold als immer verträglich" oder „Gold im Mund macht niemals etwas" geführt wird, zeigt ein Blick in die Gerichtsakten eines Prozesses, den einer meiner Patienten gegen eine Versicherung führen musste, um die Zahnbehandlung bezahlt zu bekommen.

Mein Patient Herr H. W. war nach einer Goldversorgung durch einen anderen Zahnarzt trotz des Hinweises und der Vorlage eines Goldunverträglichkeitsattestes derart massiv krank geworden, dass er für 6 Monate arbeitsunfähig war. Auf Suche nach medizinischer Hilfe war der Patient auch in der Praxis eines Professors für Dermatologie und Allergieerkrankungen.

- **Dort wurde ihm erklärt, dass es eine Goldunverträglichkeit nicht gäbe.**

Nach Entfernung der nagelneuen Goldrestauration in meiner Praxis war der Zeuge aber sofort gesundheitlich wiederhergestellt und in der Lage seine Arbeit wieder aufzunehmen.

Für den medizinischen Fachmann stellt sich der Vorgang einer Goldsensibilisierung so dar: Der Reaktionsmodus von Gold zeichnet sich insofern aus, als das Metall mit körpereigenem Eiweiss selbst reagieren und so die Bildung Goldspezifischer T-Zellen verursachen kann. Auch für Chrom, Silber, Palladium und Platin liegen Ergebnisse vor, nach denen eine Sensibilisierung durch Zahnmetalle über einen Zelloberflächen-Komplex gesteuert wird. Eine Zahnmetallsensibilisierung entsteht, indem körpereigene Antigene durch die Gold-Bindung in ihrem Charakter so verändert werden, dass sie eine Gefahr für andere Körperzellen werden. Die Bereitschaft mit solch veränderten Antigenen auf Gold zu reagieren, wird als individuelle Empfindlichkeit auch vererbt. Die erbliche Komponente der Metall-Empfindlichkeit zeigt Frau Professor Vera Stejskal in einer LTT-MELISA-Testung bei 46 jährigen weiblichen eineiigen Zwillingen. Eine hat Goldfüllungen im Mund, die andere nicht. Die Untersuchung zeigt, dass

- bei beiden Zwillingen identische vererbte Sensibilisierungsmuster auf Goldsalze vorliegen,

- bei dem einen Zwilling ist durch die Goldfüllungen eine weitaus stärkere Sensibilisierung nachzuweisen.

Merksatz für den Betroffenen:

- *Die eigentliche „Goldunverträglichkeit ist also eine Kombination aus*
- *ererbter Disposition, also genetischer Veranlagung und*
- *erworbener Exposition, also Kontakt mit Goldmaterialien als Zahnersatz.*
- *Erst wenn beide Faktoren zusammenkommen, gibt es eine Reaktion, die krankheitsauslösend wirkt.*
- *Forscher schätzen, dass etwa 30 % eine ererbte Goldunverträglichkeit besitzen und etwa weitere 30 % eine Sensibilisierung durch den Goldkontakt erleiden.*

Bedauerlicherweise werden diese Kenntnisse über chronische Belastungen im Bereich der Zahnersatzmetalle von Medizin und Zahnmedizin weitestgehend ignoriert. Dies führt dann zu Krankengeschichten, wie sie mir Herrr C. K. Diplom-Finanzwirt in einem Brief vom 04. November 2001 schildert:

Sehr geehrter Herr Dr. L., mit großem Interesse habe ich bei meinem Zahnarzt Ihren Artikel „Vom Amalgam zum Gold" oder: „Vom Regen in die Traufe?" gelesen. Ich stimme Ihnen aus meiner eigenen Krankengeschichte in vollem Umfang zu. Mein Leidensweg begann, als ich Ende 1992 meine sanierungsbedürftigen Amalgamfüllungen mit Gold ersetzen lies. Ein einziges Inlay machte noch keine Probleme. Daraufhin lies ich auf Anraten des damaligen Zahnarztes – gleich drei auf einmal machen (rechts oben). Bereits beim Einsetzen hatte ich das Gefühl, dass etwas nicht so war wie es sein sollte (ein stechender Schmerz bis unter die Schädeldecke). So wanderte ich seit 1993 von Zahnarzt zu Zahnarzt (inzwischen bin ich beim Zehnten angelangt!).

Tatsache ist nun, dass die drei Zähne vom erstenmal inzwischen gerissen wurden (nach erneuten Inlays, einer Wurzelresektion und einer Kiefer -OP in diesem Bereich). Im linken Oberkiefer hatte sich kurz nach einem weiteren Inlay mit besonders hochwertigem Gold 1995 (= im Unterkiefer links) eine Zyste gebildet. Im Mai 2000 wurde dann bei mir erstmals Morbus Basedow festgestellt. Auf Therapien sprach ich sehr schlecht an. Die endgültige Heilung begann im Juni 2001, als mein jetziger Zahnarzt mittels Kinesiologie eine Goldunverträglichkeit festgestellt hat und ich daraufhin sämtliche Goldinlays durch Keramik ersetzen ließ und homöopathisches Gold in Hochpotenz erhielt.

- **Auch meine Depression, wegen der ich seit September 2000 in therapeutischer Behandlung war, war mit einmal verschwunden.**

Insgesamt kann ich feststellen, dass alleine die Entfernung des Goldes eine ganz erhebliche Verbesserung meines Allgemeinbefindens gebracht hat und ich hoffe, dass sich meine gestörte Regulationsfähigkeit nach und nach wieder normalisiert. Vielleicht können Sie mit meinen Erfahrungen etwas anfangen. Für Ihre weitere Arbeit wünsche ich Ihnen auf jeden Fall viel Erfolg.

3.4 Auf welche Krankheitsbilder haben Zahnmetalle Einfluss?

Seit mehr als 25 Jahren bin ich in meiner ganzheitlich orientierten Praxis tagtäglich mit ungeklärten Leidensgeschichten konfrontiert. Immer wieder bin ich überrascht, wie wenig dabei an die Zahnmetalle gedacht wird und wie dramatisch sich Krankheitszustände verbessern, wenn die Zahnmetalle entfernt werden. Dennoch gilt auch hier:

Merksatz für den Betroffenen

- *Zahnmetalle sind nur EIN möglicher chronischer Belastungsfaktor.*
- *Einfach alle Metalle aus dem Mund herauszureissen ist keine Ganzheitsmedizin.*

Wenn Sie an einer der folgenden Erkrankungen und chronischen Beschwerdebildern leiden, dann könnte auch für Sie eine Sanierung der Störfelder im Zahn- und Kieferbereich von Nutzen sein. In der folgenden Aufstellung beschreibe ich nur solche Patientenfälle, die mehrere Monate Abstand zwischen den Sanierungen und den berichteten Ergebnissen haben. Dadurch vermeide ich, Placebo-Effekte und kurzfristige Entlastungsphänomene zu beschreiben; das wäre nicht ehrlich dem Leser gegenüber. Der kritische Leser mag schmunzeln über die „anekdotische" Beweisführung meines Buches, aber über gefälschten Berichten und Statistiken deutscher Krebsforscher und koreanischer Klonkünstler muss aus der Sicht eines betroffenen Patieten ein sogenannter „Wissenschaftlichkeitsanspruch" ohnedies ins Wanken geraten. Ich habe bewusst den Schwerpunkt dieses Buches auf die Darstellung von Patientenfällen gerichtet, denen in den Augen der Mainstream-Medizin nicht mehr anders zu helfen war. In aller Regel waren diese Patienten bereits bei allen möglichen Fachärzten. Auch zahnärztlicherseits wurden alle bekannten und auch sonst bewährten Methoden praktiziert, allerdings ohne Erfolg. Ich zitiere hier nur einige beeindruckende Fälle aus einer langen Liste und ich bitte zu bedenken:

- Niemand lässt sich bei Beschwerden als ersten Schritt und einfach auf Verdacht teure Kronen und Brücken herausnehmen.

A] Depression und Zahnmetalle

Am 27.11.1995 werde ich von Herrn Jürgen Fliege eingeladen in einer seiner Sendungen aufzutreten. Thema dieser Sendung war „Wenn es Nacht wird in der Seele – Depression, eine der grossen Krankheiten unserer Zeit". Eine Betroffene war bereit, in dieser Sendung aufzutreten und ihre Erfahrungen mit Depression und Metallstörfeldern im Zahnbereich zu schildern. Der Fall meiner Patientin Frau C. T. zeigt, dass Depression eben nicht immer eine Sache der Psyche, sondern auch Folge einer Zahnmetallbelastung sein kann. Lassen wir Frau T. selbst sprechen: (Abschrift aus der Fernsehsendung):

„Zuerst denkt man gar nicht an Depressionen, denn man hat ja seine Verpflichtungen. Dass es Depressionen sein könnten darauf kommt man erst später. Besonders im letzten Jahr der Depression versagte einfach mein Körper: Er tat nicht mehr was mein Kopf wollte. Ich wusste auch nicht den Grund, warum das alles so war. Ich wollte zum Beispiel Kaffee einschenken und habe daneben gegossen, wenn ich mich nicht 100 % darauf konzentrierte. Oder beim Staubsaugen, das ging einfach nicht mehr, weil ich so müde war. Ich konnte nicht mehr und weinte nur noch. Auch die einfachsten Bewegungen waren nicht mehr zu koordinieren. Die letzten drei Jahre waren die Hölle".

Die 17 jährige Tochter von Frau T. war ebenfalls in der Sendung anwesend und berichtete „wie Mama nicht mehr so richtig funktionierte": Die Tochter: „Sie hatte einfach die Kraft nicht mehr wie früher, als sie alles organisierte. Sie konnte sich auch bei Gesprächen nicht mehr richtig konzentrieren. Das Kochen war für sie so anstrengend, dass sie sich hinterher hinlegen musste."

Was hat nun die Lösung für die Depression gebracht? „Ich hatte auch immer Metallgeschmack im Mund seit mir auf die Amalgamfüllungen Kronen gemacht wurden". Dies war der Schlüsselsatz: Die weiteren von mir durchgeführten Teste zeigten alle eine massive Unverträglichkeit der Zahnmetalle und der verbliebenen Amalgamfüllungen.

Frage: Was wäre die medizinische Alternative zur Zahnmetallsanierung gewesen?
Antwort: Frau T. hätte mit Antidepressiva und Psychopharmaka behandelt werden müssen. Oder die Familie hätte den mütterlichen Mittelpunkt mehr und mehr eingebüßt. Depression und Chronisches Müdigkeitssyndrom haben natürlich mit Prozessen im Gehirn zu tun, die von Zahnmetallen betroffen sind. Die Wissenschaft weiß, dass das menschliche Immunsystem ein „infektorientiertes" ist. Das Abwehrsystem schlägt also immer dann Alarm, wenn ein Bakterium oder ein Virus eindringt. Dieser Alarm löst beträchtlichen Stress und Anspannung aus: Das hormonelle System mit der Hypothalamus-Drüse im Gehirn und der Drüsen der Nebenniere schüttet Adrenalin aus, um den Betroffenen in einen perfekten Angriffs- oder Verteidigungszustand gegenüber dem Eindringling zu bringen. Nach erfolgreichem Abwehrkampf sinkt der Stressspiegel normalerweise innerhalb von mehreren Tagen schnell wieder ab.

- Hält er aber an, dann erschöpft sich das gesamte Drüsensystem der Stresshormone.

- Ohne Stresshormone mobilisieren wir auch keine Energie in Belastungsssituationen:

- Wir sind dann antriebslos und ständig müde.

Bekommt ein Patient vom Zahnarzt eine Metalllegierung eingebaut, die für ihn unverträglich ist, dann löst dieses Zahnmetall den gleichen Mechanismus des Invasoren-Alarms aus. Denn die Metallionen binden sich an körpereigene Eiweisse und dringen genauso in den Körper ein, wie Bakterien und Viren. Das Mittel, das sich optimal zur Abwehr von Infekten eignet, funktioniert aber nicht bei den Zahnmetallen, denn diese sind

- fest eingebaut und

- nicht niederzukämpfen und

- nicht mit den bewährten Methoden des Immunsystems zu eliminieren.

Der Alarmzustand dauert also solange an, wie sich das auslösende Metall im Mund befindet. Da Zahnärzte gewöhnt sind, teure Goldrestaurationen so sorgfältig auszuführen, dass sie über Jahre im Mund verbleiben, erschöpfen sich die Stresshormone im Abwerkampf mit den völlig falschen Mitteln. Kommen dann noch körpereigene aggressive Antikörper hinzu, können sich im Gehirn Störungen des Nervensystems oder der Psyche ergeben. Dieser Prozess kann auch schon bei Schulkindern durch Amalgamfüllungen oder nickelhaltige kieferorthopädische Zahnspangen ausbilden. In Kombination mit exzessivem Handy-Gebrauch kann dies den Grundstein zu weiteren chronisch-unterschwelligen Belastungspyramiden bilden.

Ebenso wie der Diplom-Finanzwirt aus Kapitel 3.2 nach der Goldentfernung seine Depression verliert, geht es meiner Patientin Frau F. T.:

Ihre Angstzustände und Allergien verschwinden nach der Metallentfernung vollkommen und Frau F. T. beschreibt ihr neues Lebensgefühl nach der Metallsanierung stichpunktartig:

- **Lebensenegie viel besser**
- **depressive Zustände weg**
- **vorher: Jahrelang in psychologischer Behandlung**

Meine Patientin Frau E. G. berichtet von ihren Erlebnissen mit Zahnmetallen (Abschrift aus einem Video-Interview):

Angefangen haben die Probleme mit Mißempfindungen im Gesicht: pelzige Zunge mit elektrisierendem Gefühl und pelziges Gesicht, steife Stirn. Ich war bei vielen Ärzten, die mir alle nicht helfen konnten. Der einzige, der kurzweilige Linderung über zwei Jahre hervorbrachte, war mein Heilpraktiker, der mich mit Akupunktur behandelt hatte.

Dr. L. stellte eine massive Metallunverträglichkeit fest. Daraufhin ließ ich mir die Metalle entfernen und durch metallfreie Vollkeramik austauschen. Meine Beschwerden verbesserten sich nur langsam, aber jetzt, zwei Jahre später, bin ich komplett beschwerdefrei.

Ich nehme auch keine Psychopharmaka mehr, die ich vorher über 10 Jahre eingenommen habe.

Die Einnahme von Psychopharmaka mag der einfachere und zunächst auch billigere Weg sein, als der Austausch von Goldkronen gegen metallfreie Keramikversorgung. Aber welcher Arzt und welcher Psychologe, Psychotherapeut und Neurologe denkt schon an das Gold als auslösenden Faktor für psychische Probleme?

B] Gehirn und Zahnmetalle

Dr. K.-D. Runow ist Umweltmediziner, Forscher und seit 20 Jahren praktischer Anwender neuester amerikanischer Diagnostik- und Behandlungsmöglichkeiten. Schwerpunkt seiner Forschung ist die Zunahme neurodegenerativer Erkrankungen. „Diese stark zunehmenden Gehirnerkrankungen wie Alzheimer Krankheit, Parkinson-Krankheit – zu Deutsch auch „Schüttellähmung" genannt – oder auch die einfache Altersvergesslichkeit finden häufig Ihren Anfang in einem gestörten Entgiftungsumfeld. Ist der Körper nicht mehr in der Lage, alle Entgiftungsprozesse zu regeln und die Zellen zu schützen, kommt es zu einer regelrechten Gehirnverschmutzung. Dies geschieht in zunehmend jüngeren Jahren." Ein beunruhigender Ausblick auf die Zukunft: Wenn wir uns deshalb die Hauptangriffspunkte der Zahnmetalle – siehe Kapitel 3.1 – nochmals durchsehen, wird klar, warum gerade das Gehirn ein entscheidender Schauplatz der Metallbelastungen sein muss:

- Im Gehirn leiten die Neurotransmitter die Nervenimpulse weiter.
- Im Gehirn sitzt das metallempfindliche Enzym Tubulin, das für die Erneuerung und Verjüngung der Gehirnnerven zuständig ist.
- Das Gehirn wird nur von der Blut-Hirn-Schranke vor Verschmutzung geschützt, die selber aber besonders metallempfindlich ist.

- Und nicht zuletzt: Die Natur hat leider die Nervenzellen und das Gehirn des Menschen mit der niedrigsten Entgiftungsfähigkeit aller Körperzellen ausgestattet.

Es wundert dann nicht, wenn durch die Metallentfernung meine Patienten von den „merkwürdigsten" Verbesserungen ungeklärter Beschwerden berichten, die sich alle im Kopf abspielen. So wie mein Patient Herr H. N. berichtet:

1. **Stärkste Symptome seit Januar 1985: Schmerzen von fast unerträglichem Ausmaß um die Oberkieferzähne Richtung Eckzahn. Selbst Berührungen mit der Zunge waren unerträglich. Die Schmerzintervalle wurden immer kürzer.**

2. **Starke Symptome zusätzlich zum Zahnschmerz waren: Kopfschmerzen von leicht bis mittel traten immer häufiger auf. Sehstörungen. Abgeschlagenheit.**

3. **Das Auftreten all dieser genannten Symptome ist mit der Eingliederung des Zahnersatzes, der aus einer Goldlegierung, überwiegend mit Platin verarbeitet war, zeitlich in Zusammenhang zu bringen.**

4. **Nach Entfernung des Zahnersatzes waren alle Symptome nach gut einer Woche verschwunden.**

5. **Vor Materialentfernung wurde ich bei anderen Therapeuten nur geröngt. Deren Diagnosen berief sich lediglich nur auf eine Hypersensibilität und der Aussage die Symptome seien ausschließlich psychisch bedingt.**

Ist Herr H. N. nur ein Einzelfall? Keineswegs, denn ganz ähnlich erging es meiner Patientin Frau N. T. Sie schreibt:

1. **Symptome seit 1981, unmittelbar aufgetreten nach Einsetzen der neuen Brücken: Extreme Schmerzen im und am Kopf, wohin ich tippte, tat es weh. Beispiel: Fürchterliche Schmerzen vom Nasenbein bis zum Hals, Augenflimmern – nachts war es unerträglich.**

2. **Ich habe monatelang nur Schmerzmittel genommen.**

3. **Alle Symptome, ohne Ausnahme, sind SOFORT nach der Entfernung der Brücken verschwunden. „Es war eine Erlösung!" Der ganze Spuk war sofort vorbei.**

4. **Zuvor erhielt ich medizinische Unterstützung von meinem Arzt. Dieser hat mir mit Spritzen, Bestrahlungen und Akupunktur (auch Dauerschmerznadeln, die einige Tage drin geblieben sind) die Schmerzen einigermaßen erträglich gemacht und mich beruhigt.**

Auffallend ist auch bei meiner Patientin Frau B. B. die unmittelbar nach der Metallentfernung auftretende Besserung, die sie wie folgt schildert:

1. **Symptome seit Dezember 1983: Magenschmerzen, Gelbsucht, Auffälligkeit für grippale Infekte, schlechtes Allgemeinbefinden und starke Gewichtsabnahme.**

2. **Das Auftreten all dieser genannten Symptome ist mit der Eingliederung des Zahnersatzes, der aus einer Goldlegierung mit Keramikverblendung bestand, zeitlich in Zusammenhang zu bringen.**

3. **Nach Entfernung dieser Metalle sind die Magenschmerzen SOFORT verschwunden und mein Allgemeinbefinden besserte sich wesentlich. Auch sofortige Gewichtszunahme.**

Dem Leser muss allmählich die Übereinstimmung im Beschwerdebild, in der vergeblichen Bemühung, anderweitig Hilfe zu finden und in der simplen Lösung der Metallentfernung bei all diesen Fällen auffallen. Fast gleichlautend berichtet meine Patientin Frau H. S.:

Meine Beschwerden waren:

- **Ständig starke Verkrampfungen und Spannungs- und Vibrationsgefühle im gesamten Kopfbereich, allgemeine Unruhe und Nervosität.**
- **Schmerzende und kratzende Augen (Fremdkörpergefühl), sowie zitternde Augenlieder.**
- **Nach Kauen von festeren Nahrungsmitteln, wie z. B. Fleisch oder Ähnlichem; stundenlang schmerzende Backenzähne, Schmerzen im Kiefergelenk, sowie beachtliche Ohrenschmerzen, vor allem der belasteten Seite.**
- **Generell schlechtes Einschlafen und oft zu frühes Aufwachen wegen o. g. Beschwerden.**

Das Auftreten all dieser genannten Symptome ist mit der Eingliederung des Zahnersatzes, der aus einer Goldlegierung mit Platin bestand, zeitlich in Zusammenhang zu bringen. Früher hatte ich auch viele Amalgamfüllungen.

- **Nach Entfernung dieser Metalle sind alle o. g. Symptome SOFORT verschwunden.**

Zuvor bin ich von verschiedensten Ärzten „Durch die Mühlen gedreht worden". Ich wurde internistisch und neurologisch untersucht. Ich hatte auch mehrere HNO-Eingriffe, alles ohne Erfolg.

Eine dramatische und langdauernde Krankengeschichte berichtet meine Patientin Frau S. v. M. Sie schildert ihre Leidensgeschichte der Krankenkasse, die den Ersatz der Metallbrücken gegen metallfreie Vollkeramik nicht bezahlen wollte, in folgender Prozessabschrift:

1957

Erste Amalgamplombe mit ca. sechs Jahren (Backenzahn).

1967

Bis zum 16. Lebensjahr alle großen Molaren mit Amalgam plombiert.

1978

Beginn der Zahnsanierung: Nach der Entfernung des Amalgams wurden sofort Goldkronen und Gold-Inlays eingesetzt.

...

Bei den ersten Behandlungssitzungen treten Herz-Rhythmus-Störungen und Atemnot ein. Arzt und Assistenz holten einen Ambubeutel. Als sie mich aufrecht hinsetzten hatte ich das Gefühl zu schweben. Der behandelnde Zahnarzt führt die Probleme auf die Betäubungsspritze zurück.

...

Schutzmaßnahmen beim Entfernen des Amalgams wurden nicht ergriffen.

...

In späteren Behandlungssitzungen traten die Beschwerden noch weitere zwei Mal auf. Während der Behandlungszeit begannen massive Beschwerden.

1979

Gleichgewichtsstörungen (zeitweiser Verlust jeglicher räumlicher Orientierung, kein Bewusstsein darüber, ob gerade aufrecht oder auf dem Kopf stehend, etc., immer mussten andere Menschen als Orientierungshilfe dienen).

...

Sehstörungen (zeitweise war nur das Fettgedruckte einer Zeitung lesbar, normale Textzeilen verschwammen ineinander).

...

Völlige Kraft- und Energielosigkeit, totale Erschöpfung, Platzangst, schwere Konzentrationsstörungen und starke Beeinträchtigung der Merkfähigkeit, Gegenstände nicht gezielt ergreifbar. Aufgrund der Gleichgewichtsstörungen starke Gehprobleme, Stolpern, Entfernungen nicht mehr richtig abschätzbar, Depressionen, Selbstmordgedanken, Orientierungsverlust.

...

Besuche bei verschiedensten Ärzten über Jahre hinweg (wie oben beschrieben) wegen massiver Schwindelanfälle, Gleichgewichts- und Herz-Rhythmus-Störungen, Erschöpfungszustände und Depressionen.

Die Besuche bei diversen Ärzten bringen keinerlei Erkenntnisse, keinerlei Erfolg.

...

Die Ergebnisse schulmäßiger Laboruntersuchungen – z. B. BB, Elektrolyte, etc. – konnten keinen Befund liefern, der Rückschlüsse auf die Ursachen der Beschwerden zulässt.

1979

Untersuchung wegen Herz-Rhythmus-Störungen und Erschöpfungszuständen, Gleichgewichtsstörungen, Gehproblemen. (siehe oben)

1983

Eine Frontzahnbrücke wird über die vorderen vier Schneidezähne eingesetzt. Die Gleichgewichtsstörungen werden schlimmer, elektrische Impulse im Kopfbereich. Der Kopf fällt oft unkontrolliert zur Seite, der linke Arm ist zeitweilig gelähmt. Die unter 1979 geschilderten Symptome bleiben.

1984

Untersuchung wegen Gleichgewichtsstörungen, Schwindelgefühlen und Depressionen.

1984

Untersuchung wegen Gleichgewichtsstörungen, Schwindelgefühlen, Sehstörungen, Herz-Rhythmus-Störungen und Depressionen.

1993

Eine EAV-Untersuchung ergibt Materialunverträglichkeit.

Arzt verordnet eine Ausleitung. Die Dilutionen werden nach Vorschrift eingenommen, daraufhin verschlechtert sich der Gesundheitszustand massiv. Die Einnahme der Tropfen führt zu äußerst großen Beschwerden – daraufhin Absetzen des Medikaments auf eigene Entscheidung.

...

Das Ergebnis einer weiteren Austestung ergibt ebenfalls eine Materialunverträglichkeit gegen Metalle.

...

Hinweis von Dr. L.: Vor Beginn der Ausleitung müssen erst die Ursachen beseitigt werden, die die Symptome bewirken und auslösen.

...

Die Frontzahnbrücke wird gegen metallfreie Vollkeramik ausgetauscht. Schon drei Wochen später sind kaum noch Beschwerden zu spüren. (z. B. elektrische Impulse im Kopf)

- **Das Gleichgewichtsgefühl bessert sich.**
- **Die Lähmungserscheinungen bessern sich und verschwinden schließlich ganz.**
- **Die elektrischen Impulse im Kopf kehren in den zwei folgenden Jahren zwar sporadisch zurück, verschwinden dann aber völlig.**

Die streng auf klassische Krankheitsbilder fixierte Schulmedizin tut sich sehr schwer mit solchen diffusen und unklaren Beschwerdebildern. Gerade mit „Befindlichkeitsstörungen" kommen aber immer mehr Patienten in die Praxen, provozieren durch ihre unklaren Krankheitsbilder dramatische Diagnosen der Ärzte, werden – wie viele meiner hier zitierten Patienten schildern – „durch die Mühle gedreht" und produzieren immense Kosten. In dieses Bild passt auch meine Patientin Frau C. G.:

Frau C. G. quälen seit 1994 alle paar Wochen schwerste Ohnmachtsanfälle: Ihre Finger „schlafen ein mit Taubheitsgefühl", auch wenn Frau C. G. im Bett liegt. Nachdem die Computertomographie des Gehirns gottlob keinen Tumor zeigte, war die Diagnose des Neurologen: Epilepsie. Die Untersuchungen in meiner Praxis ergaben zwei Auffälligkeiten:

- **die Brücken waren aus einer hochgoldhaltigen Legierung**
- **der immunologische Test war auf Gold hochgradig positiv**

Resultat: Die Entfernung der hochgoldhaltigen Brücken bringt die „Epilepsie" schlagartig zum Verschwinden.

Diese war natürlich in diesem Fall keine „echte" Epilepsie, sondern lediglich eine Funktionsstörung, ausgelöt durch Zahnmetalle. Die Krankengeschichte von Frau G. zeigt, welchen völlig unterschätzten und unterbewerteten Einfluss Zahnmetalle auf unser Gehirn haben können. Was wäre bei der Diagnose „Epilepsie" die Alternative zur Zahnsanierung gewesen? Was ist „echte" Epilepsie? Bei der Epilepsie kommt es zu abnormer Erregungsbildung im Gehirn, zu krankhaften Entladungen der Gehirnnerven und dadurch zu Krampfanfällen und kurzfristigen Bewusstseinsstörungen. Diese unberechenbaren und nicht vorhersehbaren Anfälle führen natürlich auch zu erheblichen sozialen und beruflichen Problemen. Wie wird Epilepsie behandelt? Bei der medikamentösen Behandlung wird die Übererregbarkeit von Nervenzellen herabgesetzt. Dies setzt auch wegen der Nebenwirkungen eine regelmäßige ärztliche Kontrolle voraus. Diese können sein: Allergische Reaktionen auf die Haut sowie Übelkeit, Erbrechen und Appetitstörungen, aber auch Schwindelgefühle, Müdigkeit und Sehstörungen. Die Leber, das Lymphsystem und die Knochen können betroffen sein.

- Was ist nun das kleinere Übel für meine Patientin? Aufwand und Kosten einer metallfreien Versorgung,
- oder die jahrelange nebenwirkungsreiche Therapie einer Krankheit, die der Betroffene gar nicht hat?

Wie man sich leicht vorstellen kann, ist es für einen unter diesem Aspekt tätigen Ganzheitlichen Zahnarzt nicht leicht, sich einerseits innnerhalb einer meist voreingenommenen Kollegenschaft zu behaupten. Andererseits ist Ausdauer und Nervenkraft von Nöten, sich in den Streitfällen zwischen dem Patient, der die Rechnung für eine metallfreie Zahnversorgung zahlen muss, und den Krankenkassen und Versicherungen, die diese Versorgung tunlichst als „nicht wissenschaftlich anerkannt" und daher auch „medizinisch nicht notwendig" nicht erstatten wollen, zurechtzufinden.

C] Zungenbrennen und Zahnmetalle

Meine Patientin Frau I. W. war wegen Zungenbrennens in psychiatrische Behandlung überwiesen worden. Sie berichtet über ihre Erlebnisse mit Zahnmetallen: (Abschrift eines Video-Interviews):

Ich bekam auf Grund meiner Amalgamfüllungen sehr starkes Zungenbrennen und es war ein begrenzter roter Streifen auf der Zunge sichtbar. Deswegen wollte ich mir die Amalgamfüllungen entfernen lassen. Der Zahnarzt tauschte sie daraufhin mit Goldfüllungen aus. Nachdem ich die Goldfüllungen kurze Zeit im Mund hatte, habe ich mich überhaupt nicht gut gefühlt und wollte sie sofort wieder heraus machen lassen.

Doch der Zahnarzt entgegnete mir dann, dass jeder Gold verträgt und dass durch Gold keine Allergien hervorgerufen werden.

Das Zungenbrennen wurde mit der Zeit immer schlimmer und ich entschied mich die Goldfüllungen entfernen zu lassen. Die Goldfüllungen wurden letztlich im Unterkiefer durch Vollkeramik ersetzt. Seitdem hat sich das Zungenbrennen gebessert und ist mittlerweile völlig verschwunden. Auch die Schilddrüse ist jetzt viel besser.

Außerdem hatte ich Nervenstörungen (Schwierigkeiten beim Treppensteigen) und psychische Ängste, die jetzt nicht mehr vorhanden sind.

Merksatz für den Betroffenen

- *Welcher Arzt oder Zahnarzt würde bei jedem einzelnen dieser Symptome an das Zahnmetall als Auslöser denken?*
- *Welcher Zahnarzt würde umgekehrt erwarten, dass die von ihm wunderschön gemachten Goldkronen die Probleme eines seiner Patienten auf neurologischem Gebiet die Gangschwierigkeiten, auf psychischem Gebiet die Angststörungen, auf hormonellem Gebiet die Schilddrüse und auf immunologischem Gebiet das Zungenbrennen verursachen?*

D] Abwehr und Zahnmetalle

Ich hatte vor kurzem ein überwältigendes Erlebnis: Am Empfang meiner Praxis sehe ich einen Patienten bei der Terminvergabe, der mir bekannt vorkommt: Ein junger, sportlicher und agiler Mann. Ich konnte ihn allerdings nicht sofort in meine Erinnerung einordnen. Lächelnd erklärt er mir, dass ich ihn wohl deshalb nicht mehr erkenne, weil er vor 5 Jahren im Alter von 27 Jahren völlig gelähmt im Rollstuhl in meiner Praxis war. Herr E. I. litt unter dem Stiff-Man-Syndrom. Im Jahre 1956 beschrieben erstmals zwei Ärzte das Stiff-Man-Syndrom, das mit einer fortschreitenden Muskelsteifheit und schmerzhaften Krämpfen einhergeht. Beim Stiff-Man-Syndrom (SMS) handelt es sich um eine seltene neurologische Erkrankung mit Autoimmunität gegen das eigene Nervensystem. In den Muskeln kommt es langsam fortschreitend zu einer hochgradigen Verhärtung. Die daraus folgende Versteifung der Erkrankten war Anlaß zur Namengebung. Für die Schulmedizin ist diese Erkrankung bisher nicht heilbar. Auch die Schulmedizin erkennt: „Auf Grund der schwierigen bzw. falschen Diagnosestellung werden immer noch Patienten in die Psychiatrie überwiesen. Es ist daher dringend geboten, weitere Aufklärungsarbeit zu leisten!". Gesichertes Wissen ist, daß es sich um eine Autoimmun-Erkrankung handelt. Hierdurch ergeben sich wie selbstverständlich Querverbindungen zu den Zahnmetallen und ihrer immunologischen Wirkung. Lassen wir Herrn E. I. die Kurzform seiner Genesungsgeschichte selbst erzählen:

Vor über fünf Jahren verlor ich auf einem Messestand in München schlagartig das Bewusstsein, und schlug stocksteif nach hinten fallend auf dem Boden des Messestandes auf. Die Diagnose in einer Münchner Klinik lautete „Grand-Mal-Anfall", also ein einmaliger epileptischer Anfall. Kurze Zeit später zeigten sich seltsame Symptome, von Muskelspasmen bis zu Angstattacken war alles dabei. Kein einziger Arzt, vom Orthopäden bis zum Neurologen, wusste einen Rat. Alle bekannten Krankheiten, von Hirntumor über Lungenkrebs bis hin zur Multiplen Sklerose, konnten ausgeschlossen werden. Das war dann der Zeitpunkt, wo selbst Freunde und Familie mir anrieten, in eine psychiatrische Klinik zu gehen.

Ich selber suchte nächtelang im Internet nach ähnlich Betroffenen und stieß nach langer Suche auf das „Stiff-Man-Syndrom". Da die Ursachen aber nicht bekannt sind, wollte und konnte keiner der Schulmediziner weiterbehandeln. Für die Krankenkasse brauchte ich dringend eine Bestätigung, weil ich ja — auf allen Vieren kriechend oder im Rollstuhl sitzend — gar nicht mehr arbeitsfähig, ja kaum mehr lebensfähig war.

Der wichtigste Schritt in meiner Genesungsgeschichte war die komplette Gebiss-Sanierung. Durch den nächtlichen Stromfluß „löste" sich das Palladium im Zahngold bei mehreren Zähnen, um sich im Zentralnervensystem abzusetzen. Es wurden alle Metalle (natürlich auch das noch vorhandene Amalgam) entfernt. Außerdem wurden wurzelbehandelte Zähne entfernt, die teilweise mit Zysten u.ä. behaftet waren und die laut ganzheitlichem Zahnschema auch wieder größtenteils mit dem Zentralnervensystem „verbunden" waren.

Die vorausgehende Schlafplatzsanierung und die umfangreiche Zahnsanierung waren die solide Basis für die weiteren Fortschritte.

Randbemerkung: Da die Privatversicherung (Name gelöscht) nur einen Bruchteil der (alternativen) Behandlungskosten und Tagegeldkosten übernommen hatte, ließ sich der Weg zum Rechtsanwalt nicht vermeiden. Etwa 3 Jahre suchte das Gericht nach einem geeigneten Gutachter, es ging bei diesem Verfahren immer noch um die Zahnbehandlung. Alle seriösen, vom Gericht angeschriebenen Gutachter, lehnten die Arbeit ab. Das Eisen war ihnen zu heiß. Es fand sich dann aber ein Professor (Name gelöscht), der sich als Nichtmediziner kompetent genug fühlte, zur Freude der Privatversicherung (Name gelöscht) und zum Mißfallen meines Rechtsanwalts Dr. L., der Veröffentlichungen von Herrn XY kannte. Trotzdem rief ich den Gutachter an, um einen Termin zu vereinbaren. Er war vollkommen entsetzt über diesen Anruf und glaubte an eine Einflussnahme meinerseits, was er auch noch am gleichen Tag dem Gericht mitteilte. Auf meine Frage, wie er denn ohne einen Termin begutachten wolle, dass ich geheilt sei, antwortete er: „Darum geht es hier nicht".

Worum geht es denn in der Medizin, wenn nicht um die Heilung des Patienten? Der Leser mag sich zu Recht fragen, warum sich auf „Wissenschaftlichkeit" berufende Gutachter eine solch unbewegliche Haltung zu Genesungsgeschichten geheilter Patienten einnehmen. Der Patient setzte aber seine Hoffnung auf die Ganzheitliche Medizin. Nicht vegeblich: Mein erster Therapieschritt war die Enfernung von drei wurzelgefüllten Zähnen und die Sanierung von fettig-degeneriertem Kieferknochen in zwei Operationssitzungen. Dabei zeigte die spektrometrische Untersuchung des Kieferknochens im Unterkiefer eine Erhöhung von Gold um das Dreieinhalbfache, von Platin um das Fünfache und von Silber um das Siebenfache des Maximalwertes. Diese Anreicherung von Zahnmetallionen im Kieferknochen beweist, dass sich Metalle lösten und sich im Inneren des Körpers ansammeln. Das Immunsystem des Patienten wird dadurch ständig von Metallen bombardiert. Als zweiter Therapieschritt wurden die metallhaltigen Zahnkronen entfernt und der Zahnersatz in metallfreier Vollkeramik wiederhergestellt. Weitere Therapien haben nach der Zahnsanierung im Rahmen eines ganzheitlichen Behandlungskonzeptes auch ihren Beitrag zur Gesundung des Patienten geleistet, wie Ausleitung der Impftoxine und eine Familienaufstellung. Als Ergebnis der Zahnsanierung fünf Jahre später ist der damals 27-jährige Frühinvalide natürlich von mir nicht mehr wiederzuerkennen.

- Er bewegt sich völlig normal und baut sich gerade als frisch gewordener Familienvater selbst sein eigenes Haus.

Über immunologische Steuerung der Abwehr ist auch unsere Haut eingebunden in chronische Belastungen durch Goldmetalle. Wie sonst könnte Frau N. T., Alter 51 Jahre, von ihrer Hauterkrankung berichten: Sie ist seit dem 14.Lebensjahr von Psoriasis, der Schuppenflechte geplagt. Psoriasis ist eine der häufigsten Hautkrankheiten. In Deutschland sind rund zwei Prozent der Bevölkerung davon betroffen. Die Schuppenflechte hat als chronische und unheilbare Erkrankung oft erhebliche Folgen für Gesundheit, Lebensqualität und Beruf. Frau T. N. berichtet vom Ergebnis nach ihrer Metallentfernung:

Meine lebenslange Schuppenflechte verschwindet nach Austausch von Gold gegen metallfreie Zirkonoxidkeramik in kurzer Zeit ganz.

Ohne ganzheitliche Erklärungsmodelle, die das Ineinandergreifen von Abwehr, vegetativer Steuerung und Informationsverarbeitung in dem hochkomplexen System Mensch erklären, muss auch der folgende Fall ins Reich der Magie oder der Scharlatanerie verwiesen werden. Herr G. I., Alter 45 Jahre schreibt mir verzweifelt vor seinem ersten Termin:

Ich selbst fühle mich mittlerweile zum Krüppel therapiert und hoffe, bei Ihnen endlich Hilfe zu finden.

Mitte 1990 wurde alles an Amalgam entfernt, leider der größte Teil ohne Kofferdamm. Cirka 2-3 Wochen später wurden die vielen Goldkronen und Füllungen eingebaut. Inzwischen waren 3 schmerzhafte Jahre vergangen, mein rechtes Kiefergelenk wurde immer schmerzhafter und Essen war kam noch möglich. Ich ernährte mich mit Heilnahrung, Brei usw. Leider war keine Besserung meiner Gesundheit in Aussicht. Mein neuer Zahnarzt sagte, wir bearbeiten nochmals die Zahnstümpfe und beginnen mit der Goldversorgung. Verwendet wurde die Goldlegierung XY. Nach dem Einbau wurde noch alles viel schlimmer:

Meine Fortbewegung war kaum noch möglich. Tag für Tag wurde ich immer bewegungsunfähiger bis zur absoluten Blockade. Nach 7 Wochen sperrte mein Körper total. Vergiftung durch Goldlegierung, Altlasten, tote Zähne???

Die linke Körperseite ist komplett blockiert, nach 20 Metern kann ich fast gar nicht mehr laufen, starke Hüftschmerzen links, starke Schwellungen am Hals links, heftige Kniegelenksbeschwerden rechts. Ständige Verschiebung der Wirbel, extreme Muskel- und Kopfschmerzen, Ständige Entzündungen (Prostata, Kieferhöhle), Ausschläge, ganz schlimme Magen- und Darmbeschwerden ...eingeklemmte Nerven, Konzentrationsprobleme und und und. Meine Energie ist auf Null, meine Nerven und Kräfte am Ende.

Bitte helfen Sie mir!!!!

Drei Monate nach der Entfernung der Goldlegierungen beschreibt er seinen Zustand so:

Im Oktober 2005 kam ich schwerbehindert in Ihre Praxis, selbstständiges Autofahren war nicht mehr möglich, da mein Körper immer mehr sperrte und die Lähmungen und Blockaden über die letzten Wochen und Monaten immer schlimmer wurden. Der Grund wurde von Ihnen erkannt und Sie handelten in der akuten Situation, Gott sei Dank, sehr spontan: <u>Das Gold wurde entfernt und mit der Entgiftung begonnen</u>.

Über diverse Bluttests wurde eine Schwermetallvergiftung durch die eingebaute Goldlegierung bestätigt. <u>Nach einigen Entgiftungen in Ihrer Praxis und deren Fortführung ist eine spürbare Genesung gegeben</u>.

Selbstverständlich freue ich mich über jede Empfehlung. Denn mein Konzept einer Ganzheitlichen Zahnheilkunde ist keine „sanfte Medizin". Um eine aufwändige Zahnsanierung würde gerne jeder meiner Patienten einen grossen Bogen machen, wenn er nicht verzweifelt an anderer Stelle oft jahrelang vergeblich Hilfe gesucht hätte. So ist es auch mit dem eben zitierten Patienten Herr G. I.. Er schreibt einleitend zu seinem Brief:

Eine vorbildliche Empfehlung bekam ich von Frau D. A.: Ihr geht es durch Ihre Hilfe sehr, sehr gut und sie steht wieder erfolgreich im Berufsleben.

Wie ging es nun Frau D. A. und wie konnte ich ihr helfen? Sie kommt im Jahre 1995 in folgendem Zustand und folgender Krankengeschichte in meine Praxis:

Zwei Jahre nach Durchführung einer Zahnbehandlung kommt es bei Frau D. A., Alter 30 Jahre, zum Auftreten von Abgeschlagenheit, Müdigkeit, Gewichtsabnahme von 47 kg auf 37 kg Körpergewicht bei einer Körpergröße von 187 cm. Dies wird auf die unverträglichen Palladium-Legierungen der Kronen zurückgeführt.

Seit dem Sommer 1993 werden bei Frau A. deshalb in einer süddeutschen Universitätszahnklinik neue Kronen aus einer Gold/Platin-Legierung eingesetzt. Zusätzlich wurden mehrere Wurzelbehandlungen und eine Antibiotikatherapie für 4 Wochen eingeleitet. Doch statt einer Besserung verschlimmern sich die Symptome der Patientin weiter:

Zur chronischen Angeschlagenheit und zum Gewichtsverlust gesellen sich jetzt noch Herzrhythmusstörungen und Angstzustände und Verfolgungswahn. Sie hat Angst, "die Autos auf der Straße würden jeden Augenblick in sie reinfahren".

Nachdem durch den Austausch der Gold/Platin-Legierungen gegen Vollkeramik Frau A. sowohl ihre Herzrhythmusstörungen, ihre psychischen Symptome, ihre chronische Müdigkeit verliert und ihr normales Gewicht wieder zurückgewinnnt, kommt es wie es kommen muss:

Die private Versicherung will den Austausch nicht bezahlen. Im Rahmen des nun ablaufenden Gutachterverfahrens schreibt die Bayerische Zahnärztekammer im Jahre 1995 an die zahlungsunwillige Versicherung:

Nach Überprüfung kam die Bayerische Landeszahnärztekammer zu folgendem Standpunkt: Wir sind davon überzeugt, daß Herr Dr. L. sich sowohl hinsichtlich seiner Dokumentation als auch seiner Verhandlungsweise deutlich von anderen Kollegen, die auf diesem Gebiet tätig sind abhebt und eine seriöse ergänzende Diagnostik und Therapie zur Schulmedizin betreibt.

Die von Herrn Dr. L. durchgeführten Teste sind wissenschaftlich nicht allgemein anerkannt. Jedoch betreib er eine ernstzunehmende, die Schulmedizin ergänzende, Diagnostik und Therapie, mit nachweisbaren Erfolgen.

Der nachweisbare Erfolge besteht darin, dass seit meiner ganzheitlichen Therapie im Jahre 1995, also vor 11 Jahren diese Patientin bis heute sich so wiederhergestellt fühlt, dass sie andere hilfesuchende Betroffene mit einem ähnlichen Zahn-Schicksal an meine Praxis weiterempfiehlt.

E] Migräne und Zahnmetalle

Auf die enge Verbindung von Zahnmetallen mit dem Gehirn habe ich schon hingewiesen. Da ist es auch kein Wunder, wenn die Volksseuche Migräne auch mit Zahnmetallen zusammenhängen kann. Meine Patientin Frau N. C. 41 Jahre alt, berichtet:

Vom 20. bis cirka 30. Lebensjahr war ich Amalgamträgerin an ungefähr 10 Zähnen. Danach 10 Jahre Gold-Metall Kronen an über 12 Zähnen.

An chronischen Beschwerden litt ich:

- **seit 20 Jahren: Migräne mit Übelkeit und Erbrechen cirka 3 mal im Monat. Die letzten 7 Jahre waren sehr schlimm:**
- **zunehmender Ausfall meines rechten Armes. Ich wollte und konnte den Arm wegen der Schmerzen nicht mehr benützen oder bewegen (Tennisarmsysndrom)**
- **rechter Arm inklusive rechte Kopfhälfte immer Schmerzen**
- **Tinnitus, Ohrensausen- und Töne mit Schmerzen im rechten Ohr**
- **chronische Müdikeit**
- **Darmprobleme - immer zu Durchfall neigend**
- **und Hormonprobleme: Immer zu wenig Menstruationsblut**

Am 12.3.2003 erste Störfeldsanierung, in den Wochen darauf komplette Ent- Metallisierung mit auffallenden Entgiftungssymptomen: Nach jeder Metallkrone die entfernt wurde, hatte ich angeschwollene Lymphen und Lymphschmerzen.

Besserung der Migräneanfälle um 80 %, vereinzelt traten nur noch Kopfschmerzen auf. Ohrensausen und Tinnitus sind weg. Am meisten haben mich meine chronische Müdigkeit und mein rechter Arm belastet und die betroffene rechte Kopfhälfte mit dem rechten Ohr.

- **Alles ist jetzt - nach 8 Monaten – immer noch um etwa 70 % besser.**

F] Herz und Zahnmetalle

Was passiert, wenn ein Arzt selbst Herzbeschwerden bekommt? Herr Dr. A. T. schreibt mir ein Jahr nach seiner Sanierung:

Sehr geehrter Herr Kollege

Seit November 2004 leide oder litt ich an zum Teil massiven Extrasystolen. Vom Kardiologen als nicht gefährlich eingestuft, aber äußerst unangenehm und zum Teil lang andauernd. Keine Therapie schlug an. Konventionelle Medikamente wie Betablocker vertrage ich nicht. Und die Beschwerden wurden immer schlimmer!

Im Dezember 2004 machten sie mir den Störfeldtest und darauf hin Anfang 2005 zwei Kieferoperationen zur Entfernung von Kieferostitis. Es ging mir jedes Mal besser,

aber der Zustand hielt nicht an. Im August 2005 entfernten Sie den alten Zahnersatz einschließlich aller Metalle im Ober- und Unterkiefer. Ich erhielt im September von Ihnen eine Keramikversorgung. Es ging mir dadurch wieder besser aber die Herzbeschwerden waren nicht völlig weg. Ich suchte einen Naturheilkundlichen Arzt der massive Giftablagerungen im Herz feststellte. Seit der Ausleitung der Gifte geht es mir zunehmend noch besser.

Ich bin überzeugt, dass ohne Ihre Sanierung der Kieferostitis und der Zahnmetalle meine Genesung nie möglich gewesen wäre. Ihre Sanierung war die Basis, Therapieblockaden aus dem Kieferbereich zu entfernen und dem Körper die Möglichkeit zur Selbstheilung zu geben. Ganzheitliche Zahnmedizin wie Sie sie betreiben war ein Segen für mich.

Mein Patient Herr Dr. R. F., ebenfalls selbst Arzt und 35 Jahre alt, schreibt mir nach seiner Amalgamsanierung:

Ich litt seit ca. 10 Jahren an Verdauungsbeschwerden und seit ca. 5 Jahren an funktionellen Herzbeschwerden. Selbst eine Untersuchung im Organischen Herzzentrum München ergab keinen Befund, was auch in meinem Alter sehr verwunderlich gewesen wäre. Jegliche Therapiemaßnahmen zeigten bisher keinen Nutzen. Dann kam ich zu Dr. L. Er machte vor cirka 6 Wochen eine Amalgamsanierung, meine Beschwerden sind seither, sogar ohne Ausleitungstherapie, wesentlich besser geworden.

- **Meine Herz- und Verdauungsbeschwerden sind fast vollständig verschwunden.**

Für den Physiker Herr Dr. S. A. war die Idee, seine Zahnmetalle durch Vollkeramik-Kronen ersetzen zu lassen sofort höchst einleuchtend: Sowohl die Frage des Ionenflusses als auch der Wechselwirkung von elektromagnetischen Feldern mit Zahnmetallen waren für den Doktor der Physik keine Frage.

Nachdem ich konsequent bei Herrn Dr. S. A. die Zahnmetalle entfernt und einige wurzelgefüllte Zähne saniert habe, verbesserte sich die Befindlichkeit von Herrn Dr. A. deutlich:

- **Keine Kopfschmerzen mehr.**
- **Keine Schlafstörungen mehr.**
- **Keine Herzbeschwerden mehr.**

Wieweit war die Zahnsanierung nun medizinisch notwendig? Wer weiß, welche Formen die Herzbescherden bei einem vielbeschäftigten Physiker Ende 50 annehmen hätten können? Möglicherweise ein Herzinfarkt, nachdem in dieser Altersgruppe bei Männern der plötzliche Herztod zu den häufigsten Todesursachen zählt.

3.5 Teste der Zahnmetalle
Oder: Liegt eine Zahnmetall-Belastung vor?

Der verunsicherte Patient wird rufen: Gibt es denn keine anderen Stimmen zur gesundheitlichen Belastung durch Amalgam? Was sagt die Wissenschaft zur Toxizität und immunologischen Wirkung von Goldlegierungen? Ein umfangeiches Literaturverzeichnis zu dieser Frage ist aufgeführt unter **www.zahnmetalle.de**.

Dennoch erstelle ich grundsätzlich das individuelle Belastungsprofil jedes einzelnen Patienten. Dies gilt für die Chronische Kieferostitis (siehe Kapitel 2.3) genauso, wie für die Zahnmetalle. Welche Teste auf Metallunverträglichkeit gibt es? Wer kann Ihnen sagen, ob Ihre Zahnmetalle die Abwehr blockieren und hemmen oder Ihre Abwehr sensibilisieren und allergisieren?

A] Der Speicheltest

Selbstverständlich gehen in einer bioaktiven Flüssigkeit, wie sie der Speichel darstellt, Metallionen in Lösung. Noch mehr gilt dies für Amalgam, das nur eine instabile Mischung aus Quecksilber, Silber und Kupfer oder Zinn ist. Beim Speicheltest wird in einem medizinischen Labor der Speichel auf den Gehalt an gelösten Zahnmetallen untersucht. Dies ist eine wissenschaftliche Methode. Es kann zusätzlich eine Provokation stattfinden, indem der Patient erst Kaugummi kaut, um den normalen Essvorgang zu simulieren und die Lösung der Metalle zu stimulieren. Dann ist der Metallgehalt im Speichel natürlich noch höher.

Das praktische Ergebnis eines solchen Speicheltests vom Oktober 2005 aus dem Medizinischen Labor Bremen zeigt sich bei meinem Patienten, dessen Krankengeschichte ich in Kapitel 3.5 D] „Abwehr und Zahnmetalle" schildere:

- **Er zeigt im – unstimulierten – Speichel einen Goldgehalt von 62,7 μGramm pro Liter Speichel.**
- **Der international anerkannte Referenzbereich für Gold im Speichel liegt bei unter 0,2 μGramm pro Liter Speichel.**
- **Der Patient hat also einen 300-fach überhöhten Wert an gelöstem Gold im Speichel.**

Die Frage ist nun: Schadet diesem Patienten dieses Gold? Gesundheitlich leidet der athletische 40-jährige Mann darunter, dass er weder beschwerdefrei stehen, noch normal laufen kann. Das befriedigende Ergebnis: Nach der Entfernung von 16 Goldkronen kann der Patient wieder laufen und stehen.

Für Patienten, die noch Amalgamfüllungen im Mund haben, ist der Speicheltest ein ungefährliches Verfahren zur Bestimmung der chronischen Quecksilberzufuhr. Wissenschaftlich erwiesen ist, dass zwischen Gehalt im Speichel und Konzentration in der Atemluft ein Sättigungsausgleich stattfindet, der aus dem Quecksilbergehalt des Speichels Rückschlüsse auf die allgemeine Belastungssituation durch dessen Quelle – die Amalgamfüllungen – erlaubt.

- Letztendlich stellt der Speicheltest eine einfache Methode für die Praxis dar, die tatsächliche Quecksilberzufuhr zu erfassen.
- Er zeigt aber nicht, wie weit diese Zufuhr tatsächlich den Betroffenen krank macht.

B] DMPS-Belastungstest

Dieser Test zeigt, wieviel Quecksilber im Gewebe gebunden ist. DMPS ist ein nach Literaturangaben harmloses Mittel, das mit Metallen leicht Komplexe bildet, die dann über Niere und Darm ausgeschieden werden. Je mehr Quecksilber durch DMPS im Urin ausgeschieden wird, desto höher ist die Belastung, die im Gewebe vorliegt. Die Durchführung des DMPS-Belastungstestes verläuft folgendermaßen:

- Nach Abgabe einer neutralen Urinprobe werden 5 ml DMPS langsam intravenös gespritzt. Nach 50 Minuten wird eine weitere Urinprobe abgenommen. Beide Proben werden an ein Labor verschickt und dort auf den Quecksilbergehalt hin überprüft.

- Liegt der Quecksilbergehalt über 50 Mikrogramm, kann man von einer chronischen Quecksilberbelastung sprechen.

Der DMPS-Belastungstest gibt also eine mengengebundene Aussage über die Höhe der Quecksilberbelastung. Es gibt auch Grenzen des DMPS-Tests:

- Wie stark der Einzelne dieses Quecksilber als toxisch und belastend empfindet, sagt der DMPS-Belastungstest nicht aus.

- Grundsätzlich können aber auch minimale Mengen von Quecksilber auf das Immunsystem im Sinne einer Sensibilisierung belastend wirken (siehe Kapitel 2.2), bei individueller Überempfindlichkeit.

Obwohl DMPS nach Literaturhinweisen an sich ein gut verträgliches Mittel zu sein scheint, kann die schlagartig mobiliserte Schwermetallmenge das Ausscheidungs- und Regulationssystem vorsensibilisierter Patienten sehr stark belasten. Es kann dann zu unerwünschten Nebenwirkungen kommen.

C] Epikutantest oder Hauttest

Die klassische Nachweisreaktion einer Überempfindlichkeit ist der Hauttest: Die Testsubstanz wird auf die Haut aufgebracht und das Ergebnis nach 72 Stunden abgelesen. Kritisch werden seine eingeschränkte Reproduzierbarkeit und die Subjektivität der Bewertung beurteilt. Ein eindeutig positiver Epikutantest erübrigt aber weitere Testmethoden.

- Allerdings: Beim Epikutantest können durch den direkten Kontakt mit dem Allergen vorhandene Sensibilisierung verstärkt werden.

Hier tut sich für den betroffenen Patienten ein medizinisch nicht zu vertretender Teufelskreis auf: Die Metalle haben sein System bereits völlig aus dem Gleichgewicht gebracht. Um den Krankenkassen diesen Zusammenhang zu beweisen, muss er sich einem Test unterziehen, der genau den krankheitsauslösenden Prozeß verstärkt. Die Kasse verlangt also von ihm eine weitere Schädigung seiner Gesundheit, um einen Nachweis für Kostenerstattung zu bekommen. Lohnt sich das Risiko? Eher nicht, denn der Epikutantest wird von seriösen Medizinern kritisch betrachtet: Der Allergologe Dr. K. Müller schreibt zum Epikutantest: „Es gibt keinen Hinweis dafür, daß diese Methode geeignet ist, Sensibilisierungen mit hinreichender Genauigkeit zu untersuchen... Im Falle des Amalgams ...erweist sich der Epikutantest ebenfalls als ausgesprochen unzuverlässiges Instrument." Gibt es da noch Hoffnung für den amalgam- und zahnmetallbelasteten Patienten?

D] Lymphozytentransformations-Test (LTT)

Der Lymphozytentransformations-Test (LTT) oder auch MELISA-Test ist aus der immunologischen Grundlagenforschung seit langem bekannt und wird zur Abklärung von Arzneimittelallergien vom Gesetzgeber vor der Zulassung verpflichtend vorgeschrieben. Beim LTT werden die aus dem Patientenblut isolierten Lymphozyten mit dem jeweiligen Metall über mehrere Tage zugesetzt. Die Reaktion der Zellen auf das zugesetzte Metall kann erfaßt und genau bestimmt werden. Die Proben werden automatisch gemessen und statistisch bearbeitet. Die Objektivität ist in jeder Phase der Methode gewährleistet.

- Da es sich um eine Labortechnik handelt und der Patient durch den Test selbst nicht mit den schädlichen Metallen in Verbindung kommt, entfällt die Möglichkeit der gefährlichen Sensibilisierung – wie beim Epikutan-Test.

- Jedoch ist es auch mit dem LTT nicht möglich, eine sich entwickelnde Unverträglichkeit nach der Versorgung mit Zahnersatzmaterial vorherzusagen.

Mit dem LTT wurden vom Labor Bieger, München (www.milab.de) über 1000 Personen untersucht, bei denen klinisch der Verdacht auf eine Hypersensibilisierung gegenüber Zahnersatzmaterialien bestand. Überraschend auffällig ist, dass als zweithäufigstes Allergen Gold (12 %), noch vor Quecksilber (10 %) und Palladium (6 %) auftritt. Aus immunologischer Sicht gibt es keine Erklärung dafür, daß der LTT für die Abklärung von Arzneimittelallergien als äußerst zuverlässig gewürdigt wird (Allergo-Journal), andererseits bei der Untersuchung von Sensibilisierungen auf Zahnmetalle dieses Verfahren nicht brauchbar sein soll.

Letztendlich stellt der LTT die zuverlässigste Methode dar, eine Metall- Sensibilisierung zu erfassen.

- Er zeigt aber nicht, wie weit auch toxisch bedingte Blockaden von Neurotransmittern und Enzymen beim Betroffenen vorliegen.

- Ein negativer LTT zeigt nur, dass die Schiene der Abwehr nicht durch Zahnmetalle irritiert ist.

- Es kann aber trotzdem noch die Giftwirkung der Zahnmetalle vorliegen.

Merksatz für den Betroffenen

- *Auch im Bereich der Laboruntersuchungen gerät der Patient und sein Ganzheitlicher Zahnarzt zwischen die Fronten eines Wissenschaftsstreits, in dem alle Beteiligten Recht behalten wollen, ohne die Risiken von Zahnmetallen aus der Vielzahl an Betroffenen angemessen zu bewerten.*

- *Merkwürdig für den Betroffenen ist, dass alle oben genannten Teste ihren Sinn zur Dokumentation der Metallbelastungen haben, von Wissenschaftlern bestätigt und erfunden wurden,*

- *aber gleichzeitig von anderen Wissenschaftlern in dem Moment bestritten werden, in dem der offensichtlich kostenträchtige Bereich der Zahnmetallbelastungen angesprochen wird.*

- *Der unschädliche, höchst sensible und aussagekräftige LTT wird von gesetzlichen und privaten Krankenkassen nicht anerkannt.*

E] Bioenergetische Testverfahren

Die vierte Art der Metallteste sind die bioenergetischen Testverfahren, zu denen die Elektroakupunktur, die Kinesiologie und der Armlängenreflex Test gehören (siehe auch Kapitel 2.3. D]). Diese Teste zeigen, wie stark sich der Körper durch das Zahnmetall belastet „fühlt". Dass gleichartige Belastungen nicht von jedem gleichwertig, sondern unterschiedlich empfunden werden, sollte für einen Mediziner keine Neuigkeit sein. Diese „subjektiven Empfindungsteste" ergänzen in meiner Praxis die objektiven Teste wie oben geschildert. Eine solche Praxis ergänzt die objektiven und auf wisssenschaftlichen Kriterien aufbauenden Methoden. Diese komplementären bioenergetischen Teste können

- nur situationsbedingte und augenblicksgebundene Aussagen liefern.
- keine Aussage über die Langzeitverträglichkeit – d.h. über die Reaktion des Immunsystems auf Dauerexposition mit dem untersuchten Material – liefern. Wer kann schon die Reaktionen des Immunsystems vorhersagen?

Sie sind nur tauglich zur individuellen Entscheidungsfindung. Diese Teste können aber eine Aussage über die Stressfreiheit oder Belastungstendenz von aktuell im Mund befindlichen Materialien gut treffen, wenn das Verfahren beherrscht wird.

Für den weiter Interessierten:

Das Testen von Zahnmetall- oder Amalgam-Belastungen ist ausführlich beschrieben in dem Buch:
J. Lechner: „Störfelddiagnostik, Medikamenten- und Materialtest, Teil 2

Das SkaSys® Testsystem: Ein ökonomisches digitales Testsystem basierend auf modernster Skalarwellen-getragener Übertragungs-Technologie"; ISBN: 3-927344-44-3; 470 Seiten, Hardcover zweifarbig

3.6 Wie werde ich Zahnmetalle wieder los?

Um die Zahnmetalle wieder los zu werden, sind drei Schritte notwendig:

- Bei vorliegender Belastung muss das Metall entfernt werden, um die materielle Quelle des Einstroms von Schwermetallionen in das Gewebe auszuschalten: **Dies wird durch die Entfernung der Metallkronen erreicht**.

- Die in das Bindegewebe, in die Organe und auch in das Nervengewebe eingeschwemmten Metallionen müssen ausgeleitet werden: **Dies wird durch eine Ausleitungs- bzw. Entgiftungsbehandlung erreicht (s.w.u.)**

- Das durch die Schwermetalle sensibilisierte Immunsystem muss wieder auf eine normale Empfindlichkeit zurückgeführt werden: **Dies erfolgt über eine homöopathische Behandlung.**

A] Herausbohren von Amalgam

Leider ist das Entfernen von Amalgamfüllungen (siehe auch www.amalgamfüllungen.de) nicht belastungsfrei: Die im Amalgam enthaltenen 50%igen Quecksilberanteile verdampfen bereits bei Zimmertemperatur. Viele Studien zeigen, dass im Mund der Quecksilberdampfgehalt nach Zähneputzen und Kaubelastungen um das bis zu 15-fache ansteigt. Man mag es fast nicht glauben: Bei Amalgamfüllungen sollte daher Zähneputzen wegen Vergiftungsgefahr verboten werden! Untersuchungen aus der Universität Tübingen zeigen, dass altes Amalgam – zumindest in den oberflächlichen Schichten – weitestgehend von ausgegastem Quecksilber frei ist. Wohin ist denn das Quecksilber gegangen? Dass das Herausbohren von Amalgamfüllungen diese Quecksilber-Dampfbelastung noch weiter um ein Vielfaches ansteigen lässt, ist wegen der Hitzeentwicklung beim Bohren offensichtlich. Die Belastung durch Amalgam ist daher eine zweifache:

- Zunächst die chronische durch das Vorhandensein des Amalgams.

- Dann die akute Zusatzbelastung, die durch das Herausbohren entsteht. Diese ist auch bei Anwendung aller Schutzmaßnahmen immer mehr oder weniger vorhanden.

Um die gesundheitlichen Folgeschäden durch diese Quecksilberdämpfe möglichst niedrig zu halten, gibt es verschiedene Schutzmaßnahmen.

- Wo immer möglich lege ich einen Kofferdam an. Dies ist eine Gummiabdeckung Ihres gesamten Mundraumes. Allerdings ist ein Kofferdam meist für Quecksilberdämpfe durchlässig, so dass er zwar gegen Amalgamteile schützt, aber den gefürchteten Quecksilberdampf durchlässt.

- Am besten bewährt sich bei mir ein Spezialabsauger aus Schweden mit dem Namen Clean Up. Dabei wird über den Zahn eine kleine Kappe gestülpt, die mit dem Sauger verbunden ist. Nach schwedischen Untersuchungen ergibt dies den besten Schutz gegen Quecksilberdampf.

- In meiner Praxis wird grundsätzlich keine hochtourige Turbine verwendet. Durch niedertouriges Schleifen werden Überhitzung, Freisetzung von Quecksilberdampf und Feinstverteilung des Schwermetallstaubes vermindert.

- Grundsätzlich versuche ich die Amalgamfüllungen nicht heraus zu bohren, sondern über eine randständige Schnittführung die Amalgammasse vom Zahn zu trennen und dann herauszubrechen. Dabei sollte grundsätzlich möglichst wenig gebohrt und möglichst viel gehebelt werden.

- Aufgrund der unausweichlichen Belastung durch die Schnittführung am Amalgam sollten Amalgamfüllungen nur in kleinerer Anzahl in einer Sitzung entfernt werden mit entsprechenden Ausleitungsintervallen.

B] Ersatz mit metallfreier Vollkeramik

Der Leidensdruck zahlreicher Patienten mit Metallunverträglichkeit hat mich in Kooperation mit den Zahntechnischen Labors Schaal (www.schaal-dental.de) und Trampert (www.trampert-dental.de) bereits 1997 zur Einführung eines computergesteuerten Frässverfahrens für Zirkonoxidkeramiken in Deutschland geführt. Der Eröffnungsvortrag des Bayrischen Zahnärztetages im Jahr 2000 beschäftigte sich mit der immunmodulierenden Wirkung von Gold und Platin. Es kam aber zum Ausdruck, dass wenig Möglichkeiten zur Lösung des Problems bereit stehen.Dieser düsteren Aussicht kann aus ganzheitlicher Sicht widersprochen werden: Das biokompatibelste Material ist die Vollkeramik, insbesondere Zirkonoxid-Vollkeramik, die sich dadurch auszeichnet, dass sie

- sich hochpräzise, mit befriedigendem Randschluß herstellen lässt,

- aufgrund des guten Randschlußverhaltens mit herkömmlichen Zementen und nicht mit potenziell allergisierenden Kunststoffklebern eingesetzt werden kann.

- das Material selbst hoch bruchfest ist und sich auch für grössere Brückenspannen eignet.

- Aus meiner eigenen Praxis liegen in fast zehnjähriger Erfahrung sehr positive Langzeitergebnisse vor (siehe auch www.dr-lechner.de/ Metallfreie Kronen, Brücken und Implantate aus Zirkonoxid).

Heute wird unsere Pionierarbeit von allen großen Dentalfirmen fortgesetzt. Dass sich diese letztlich gelohnt hat, zum Nutzen metallgeschädigter Patienten, zeigt folgender Fall aus meiner Praxis: Meine Patientin Frau E. G. schreibt:

Meine Beschwerden fingen schon in meiner Jugend mit einer starken Migräne an. Jahrelang hatte ich Missempfindungen im Gesicht, Taubheitsgefühle, eine pelzige Zunge und eine steife Stirn. Aus diesen Gründen war ich bei mehreren verschiedenen Ärzten und Professoren. Ein Neurologe verschrieb mir Psychopharmaka, die ich cirka 10 Jahre lang regelmäßig eingenommen habe. Das einzige, das mir etwas geholfen war, war eine Akupunkturbehandlung. Diese hat aber letztlich auch nur für 2 Jahre vorgehalten.

Ich habe jegliche Metalle, die sich in meinem Mund befanden, entfernen und durch Vollkeramik ersetzen lassen. Seit 2 Jahren treten keine dieser Beschwerden mehr auf.

Seit mehr als zehn Jahren stelle ich in meiner ganzheitlich geführten Zahnarztpraxis eine zunehmende Sensibilisierung der Patienten auf metallische Werkstoffe fest. Dies mag mit zunehmendem Elektrosmog durch Mobilfunk und Computerisierung der Arbeitswelt, als auch mit einer Vorsensibilisierung durch kolloidales Platin und Palladium aus den Abgaskatalysatoren der Automobile zusammenhängen. Die langjährige Suche nach nichtmetallischen und kunststofffreien Ersatzstoffen hat mich zu einer mittlerweile erfolgreichen Lösung in Vollkeramik geführt.

Merksatz für den Betroffenen

- *Sensibilisierungsreaktionen des Immunsystems sind weder vorhersehbar, noch steuerbar.*
- *Daraus leitet sich meine Empfehlung ab: Wer einmal mit Zahnmetallen – insbesondere Amalgam – in Kontakt gekommen ist, sollte möglichst keine Versorgung mit Zahnmetallen mehr bekommen.*

Moderne Oxidkeramikwerkstoffe bieten eine völlig neue Perspektive bei der zahnärztlichen Versorgung sensibilisierter Patienten. Dennoch zirkulieren Vorbehalte gegen diese Materialien, die unter gängigen Erkenntnissen aus Physik und Chemie nicht nachvollziehbar sind und die ich im Interesse einer seriösen Darstellung komplementärmedizinischer Therapieansätze entkräften kann: „Keramiken enthalten Metalle und sind deshalb nicht metallfrei". Keramische Werkstoffe sind anorganisch und nichtmetallisch. Keramiken enthalten die Metalle Aluminium, Zirkonium, Silizium und Yttrium in Form ihrer Oxide. Die Oxide der Metalle haben aber grundsätzlich andere physikalische Eigenschaften, als die Metalle selbst. Keramiken sind deshalb frei von den typischen metallischen Eigenschaften, wie elektrischer Leitfähigkeit und elektromagnetischer Induktibilität und Ionenabgabe. Durch den Brennvorgang bei über 1400 Grad Celsius verlieren die Metalle ihr freies Elektron. Metalle definieren sich aber über das freie Elektron, das beispielsweise die typische elektrische Leitfähigkeit der Metalle bedingt. Keramiken sind auf Grund des fehlenden freien Elektrons elektrische Isolatoren, wie an jeder Hochspannungsleitung zu sehen ist. Keramiken sind daher „nichtmetallisch" und damit „frei von metallischen Eigenschaften". Sie eignen sich daher besonders zur Zahnversorgung bei elektrosensiblen Personen.

Gegenüber oft gehörten Behauptungen „Keramiken enthalten Aluminium und führen durch herausgelöstes Aluminium zu einer schleichenden Intoxikation" kann ich meine Leser und Patienten beruhigen: Demnach würden wir alle beim Essen von unseren keramischen Tellern durch Aluminium vergiftet werden. Aluminiumoxid und Zirkoniumoxid sind bei den Hochleistungskeramiken in ein hochfestes Kristallgitter eingebunden, das chemisch nur unter extremen Bedingungen (z.B. durch starke Säuren) aufgelöst werden kann. Eine Freisetzung dieser Metalloxide unter Zusammenbruch oder schleichender Auflösung des Kristallgitters ist unter physiologischen Bedingungen – z.B. des Mundmilieus – nahezu unmöglich. Zirkonoxidkeramiken zeichnen sich durch optimale Verträglichkeit und Beständigkeit im Körper aus. Keramiken sind eine der wenigen Materialien, die dauerhaft und stabil genug sind, den korrosiven Effekten von Körperflüssigkeiten standzuhalten. Weil keine Ionenabgabe aus den Oxidkeramiken an den Körper stattfindet, ist eine weitere Sensibilisierung des Immunsystems bei vorbelasteten Patienten ausgeschlossen. Oxidkeramikwerkstoffe eignen sich daher besonders bei vorsensibilisierten Patienten als Ersatzmaterialen zu metallischen Werkstoffen.

Merksatz für den Betroffenen

Die einzigartigen Vorteile einer Brücken- und Kronenversorgung aus Vollkeramik sind:

- *Brücken- und Kronenversorgung aus Vollkeramik sind eine Alternativversorgung ohne Resonanzfelder*
- *Brücken- und Kronenversorgung aus Vollkeramik sind eine Alternativversorgung ohne Sensibilisierungspotential*
- *Brücken- und Kronenversorgung aus Vollkeramik sind eine Alternativversorgung ohne Toxizitätspotential*

Dass die Probleme mit Zahnmetallen weit verbreitet sind, zeigt ein Schreiben, das mir ein Betroffener schickt:

Interessant ist in meinem Fall der Gold-Entfernung auch der Umstand, dass seit 1995 bis heute in meiner unmittelbaren Umgebung (ca. 150 bis 300 Meter von meinem Haus entfernt) drei Mobilfunkmasten errichtet wurden.

Jedoch dürfte ein eindeutiger Beweis für einen Zusammenhang zwischen meinen Zahnproblemen und der gepulsten Hochfrequenzstrahlung schwierig sein. Von der Hand zu weisen ist ein ursächlicher Zusammenhang m. E. aber nicht!

Ihre Erkenntnisse zu den Resonanzphänomen mit Metallkronen haben sich in meinem Fall jedoch in vollem Umfang bestätigt. Vielleicht können Sie mit meinen Erfahrungen etwas anfangen. Für Ihre weitere Arbeit wünsche ich Ihnen auf jeden Fall viel Erfolg.

Von meiner ganzheitlichen Seite läßt sich als Zielvorststellung formulieren: Dem Problem der Materialunverträglichkeit in Form von Sensibilisierungen, subtoxischen Belastungen und Elektrosensibilität muß ein größerer Raum in der medizinischen Forschung und ein größeres Gewicht im medizinischen Bewußtsein eingeräumt werden. Der zunehmende Leidensdruck der Patienten erfordert mehrere Lösungsansätze: Als kurzfristige und bereits praktizierte und praktikable Lösung stellt sich die Verwendung biokompatibler Materialien dar. Dies können augenblicklich nur Vollkeramik-Versorgungen sein. Die Position der Kostenträger – auch der privaten – erschwert für den Betroffenen die finanzielle Situation erheblich und schließt in manchen Fällen eine derartige medizinische Hilfe aus. Die Sachlage ist eigentlich für jeden Patienten und auch für jeden Zahnarzt eine katastrophale: Nach dem gültigen Medizinprodukte-Gesetz trägt allein der Zahnarzt die Verantwortung für die Wirkung der verwendeten Materialien. Dieser gesetzlich verankerten Verantwortung kann der Zahnarzt in der Praxis bislang nur durch Teste nachkommen, um seiner gesetzlich auferlegten Sorgfaltspflicht zu genügen. Welche Teste ihm aber zur Verfügung stehen, und wie diese in der Kritik stehen, habe ich im vorausgehenden Kapitel 3.6 geschildert.

C] Entgiftung von Zahnmetallen

Betrachtet man die Metallbelastungen als systemisch wirkendes Störfeld, dann genügt die Entfernung der Zahnmetalle nicht. Es sind noch weitere Schritte notwendig, um das Störfeld „Zahnmetalle" vollständig zu beseitigen. Das Problem ist ja, dass abhängig von den verschiedenen Möglichkeiten der angeborenen Entgiftungssysteme individuell unterschiedlich große Mengen toxischer Metalle toleriert werden, bis sich schließlich Krankheiten entwickeln.

Nicht „die Dosis macht das Gift" sondern die „Dauer der Einwirkung des Gifts und die Fähigkeit dieses Gift wieder zu entgiften". Für eine notwendige Schwermetallentgiftung stehen viele medikamentöse Maßnahmen zur Verfügung: Algenpräparate (Chlorella) binden Schwermetalle und leiten sie über den Darm aus; Koreander-Petersilie- und Bärlauchhaltige Substanzen zeigen positive Wirkung bei schwermetallbelasteten Patienten. Zusätzlich helfen Infusionsbehandlungen, die ich seit über zehn Jahren mit gutem Erfolg in folgender Form durchführe (siehe auch www.dr-lechner.de/Amalgamsanierung und Ausleitungsbehandlung):

Mit Ozon angereichertes Venenblut bewirkt eine Steigerung der immunologischen Situation über Zunahme von Interferon und stimmuliert gleichzeitig die durch die Schwermetalle blockierten Enzyme (Zur Ozonanwendung siehe Kapitel 2.5 unter C] Die immunstimulierende Nachbehandlung – der Erfolgsfaktor Nummer 3)

Glutathion ist die Schlüsselsubstanz zur intrazellulären Entgiftung; ohne ausreichendes Glutation kann keine Zelle entgiften. Untersuchungen an über 100 Patienten in meiner Praxis ergaben einen erschreckend niedrigen Glutathionspiegel bei fast allen betroffenen Patienten.
Deshalb muss Glutathion substituiert werden. Glutathion ist eine körpereigene Substanz, die vorhandene, körpereigene Defizite und erhöhten Verbrauch ausgleicht. Denn ein einziges Quecksilberatom verbraucht zwei Moleküle Glutathion. Bedauerlicherweise haben gerade die menschlichen Nervenzellen einen sehr geringen Gehalt an natürlichem Glutathion, so dass sich insbesondere die neurologischen Fälle in Kapitel 3.4 daraus erklären.

Vitamin C ist ein bekannter Fänger für schädliche Produkte. In der Zelle entstehen bei der Entgiftung Oxidationsprodukte, die relativ giftig sind. Diese Oxidationsprodukte werden durch Vitamin C abgefangen. Der Mensch kann Vitamin C nicht selbst herstellen und ist deshalb auf Zufuhr von Aussen angewiesen. Dies ist ein Faktor, der den Menschen gegenüber den Effekten von Metallen anfällig und die Ergänzung von Vitamin C bei der Entgiftung notwendig macht.

Zink ist ein wesentliches Spurenelement zur Schwermetallausleitung und induziert ebenfalls die notwendigen Entgiftungsmechanismen.

Selen geht mit Quecksilber im Organismus eine chemische Verbindung ein und inaktiviert das Quecksilber. Dauert die ständige Zufuhr von Quecksilber über einen längeren Zeitraum an, kann ein Selenmangel eintreten. Selen und Vitamin C sollten aber nicht gleichzeitig gegeben werden.

Gibt es Risiken bei einer solchen Infusions-Behandlung? Wie bei jeder medizinischen Behandlung kann es zu Unverträglichkeitsreaktionen kommen. Ich konnte allerdings ernsthafte Zwischenfälle in meiner Praxis noch nie beobachten.

Eine ganz hervorragende Möglichkeit der Behandlung von Amalgamschäden bietet die Homöopathie. Wie keine andere Therapieform eröffnet sie in vielen Fällen einen Weg, ganz individuell, auf das jeweilige Krankheitsgeschehen dieses Patienten bezogen, die Selbstheilungskräfte anzuregen und ein Wiedererstarken des Organismus zu fördern. Zusätzlich kann zur Unterstützung der jeweils am meisten geschädigten Organe, für die Linderung des Symptombildes, zur Regulierung des Lymphabflusses usw. eine breite Auswahl von homöopathischen Arzneimitteln eingesetzt werden. Grundsätzlich gilt: Je saurer das Bindegewebe ist, desto leichter speichert es Metallionen. Zur erfolgreichen Entgiftung und Ausleitung von Schwermetalldepots kann also auch eine Entsäuerungstherapie gehören. Sie selbst können durch basische Ernährung – wenig Fleisch, viel Gemüse – diesen Prozess erfolgreich unterstützen.

Zur weiteren wirksamen Ausleitung eines Schwermetalldepots stehen Komplexbildner zur Verfügung, die eine direkte Bindung eingehen in Form eines Metallkomplexes. Die Substanzen **DMPS** (Dimercaptopropionsulfonsäure) und **DMSA** (Dimercaptosuccinylsäure) sind in Kapselform in Gebrauch gekommen, um als Gegengifte chronische Schwermetallbelastungen – insbesondere bei Amalgamintoxikation – zu behandeln.

Wie lässt sich individuell klären, welche Mittel der Betroffene benötigt? Bei der Zusammenstellung einer derart umfassenden Medikation ist die bioenergetische Testung mit dem Armlängenreflextest und dem Testcomputer SkaSys (weitere Informationen hierzu unter www.mindlink.info) eine bedeutende Hilfe. Mit ihr lässt sich gezielt ermitteln, welcher Wirkstoff dem Gesamtorganismus oder auch einzelnen Organen am ehesten zuträglich ist. Beachtet man alle diese Aspekte, ist ein umfangreiches therapeutisches Vorgehen nötig.

Für den weiter Interessierten:

Die Techniken der Ausleitung von Amalgambelastungen sind ausführlich beschrieben in dem Buch:
J. Lechner: „Störfelddiagnostik, Medikamenten- und Materialtest, Teil 2

Das SkaSys® Testsystem: Ein ökonomisches digitales Testsystem basierend auf modernster Skalarwellen-getragener Übertragungs-Technologie"; ISBN: 3-927344-44-3; 470 Seiten, Hardcover zweifarbig

Das Modell eines praxisbezogenen Vorgehens finden Sie unter www.focodent.de.

Die Verblockung des Schädels als Störfeld

Oder: Der Schädel atmet

4. Die Verblockung des Schädels als Störfeld
Oder: Der Schädel atmet

An den Vorurteilen gegenüber der ganzheitlichen Medizin mag es auch liegen, dass eine bemerkenswerte Entdeckung erst mit immenser Verzögerung in Deutschland bekannt wurde: Anfang dieses Jahrhunderts hat der amerikanische Osteopath William Sutherland erstmals ein Phänomen beobachtet, das der Chirurg Dr. Upledger seit 1970 im Rahmen eines ganzheitlichen Modells auf eine wissenschaftlich anerkannte Grundlage gestellt hat. Diese Pioniere haben entdeckt, dass es neben dem Herz- und dem Atemrhythmus einen dritten Rhythmus gibt, der bereits im fünften Schwangerschaftsmonat beginnt und vier Stunden über den Tod hinaus andauert. Sie haben diese Zyklen „breath of life" oder „primäre Atmung" oder „cranio-sakralen Rhythmus" genannt, wobei Cranium den knöchernen Schädel bezeichnet und Sakrum das Kreuzbein.

- Dieses cranio-sakrale System ist ein wichtiges Glied in der Kette von zusammen wirkenden Untersystemen, die die Schulmedizin gerne als isolierte Dinge behandelt.

- Deshalb ist die Beachtung dieser Rhythmen ein wesentlicher Bestandteil einer Ganzheitlichen Zahnheilkunde.

Nachdem ich gemeinsam mit van Assche und Rossaint bereits 1991 das erste Buch über diese Entdeckung in deutscher Sprache veröffentlicht habe, hat sich die Craniale Osteopathie auch in Deutschland verbreitet und als ebenso sanfte, wie auch erfolgreiche Behandlung viele Patienten und Therapeuten überzeugt. Heute – 15 Jahre später – werden auch an der Universität München Kurse über die anatomischen Grundlagen der Cranialen Osteopathie abgehalten. Für den zahnärztlichen Patienten ergeben sich aus den neuen Erkenntnissen natürlich auch neue Lösungen für alte und unerkannte Probleme.

Für den weiter Interessierten:

Ausführlich stelle ich die Bewegungen der Schädelknochen dar in dem Buch:
Rossaint/Lechner/v.Assche:" Das cranio-sakrale System" Hüthig-Verlag Heidelberg,
(2. Auflage 1996 vergriffen)

Der Zustand der Wirbelsäule einschließlich Kiefergelenke, Kopfgelenke und Kreuzbein ist demnach wichtig für das Funktionieren von Organen, Muskeln und Nerven. Störungen der Wirbelsäule können viele Krankheiten – von Asthma bis zu Bluthochdruck – verursachen. Leben ist rhythmischer Wechsel von Ausdehnung und Zusammenziehen und beschreibt damit ein zweiphasiges Prinzip, das jedem Leben innewohnt: Ausatmung und Einatmung, Schlafen und Wachen, Ruhe und Aktivität, Ausscheidung und Aufnahme, Vergehen und Wachsen, Beweglichkeit und Starre, Leben und Tod. Die pulsierenden Veränderungen der Schädeldimensionen wirken sich auch auf die darunterliegenden Organe aus: Auf das Zentrale Nervensystem und auf die Drüsen, die die gesamten Hormone steuern. Auch die Zirkulation der Gehirn- und Rückenmarksflüßigkeiten sind von dem „Atemrhythmus" des knöchernen Schädels abhängig. Praktisch jeder Patient berichtet nach einer cranio-sakralen Behandlung von tiefgreifendem Wohlgefühl. Es mag für den Laien kaum glaubhaft klingen: Obwohl sich Zahnheilkunde doch im menschlichen Schädel abspielt, kümmert sich der Zahnarzt in aller Regel nicht um die Bewegungen dieses Schädels. Herzrhythmus, Atemrhythmus und Verdauungsrhythmus sind uns in der Medizin schon allzu selbstverständlich geworden, als dass wir noch viel darüber nachdenken würden:

- Der Schädel ist nicht ein knöcherner Stahlhelm, der ausschließlich Schutz- und Haltefunktion für die darunterliegenden Hirnanteile hat.

- Aber in der Zahnmedizin sind der knöcherne Schädel und die Schädelatmung ein weitgehend vernachlässigter Faktor.

- Die Zahnmedizin hat das Problem, das hochkomplexe Schwingungsgefüge eines cranialen „Atemrhythmus" mit der starren Mechanik von Zahnersatz und Zahnspangen zu verbinden.

Wenn wir uns durch die vorausgegangenen Überlegungen für das grazile Schwingungsgefüge des Schädels sensibilisiert haben, muss die Vorstellung festsitzender Apparaturen gerade im sich entwickelnden kindlichen Gebiss innere Widerstände hervorufen. Wieweit die für jeden sichtbaren Metallbänder unserer Kinder zur Zahnregulierung die Schwingungsfähigkeit und den Bewegungsrhythmus des gesunden Schädels einschränken, ist leicht vorstellbar. Die Frage für jeden Betroffenen ist: Wie gehen Kieferorthopädie und Zahnheilkunde mit dieser neuen Erkenntnis um? Besteht nicht die Gefahr, dass die starre Verbindungen von Zahn zu Zahn im Kieferbereich eine Fixierung schafft, die ein chronischer Stressfaktor für den Körper sein kann? Wie stark Gesundheit und Leistungsfähigkeit eines Kindes durch die starre Verblockung üblicher festsitzender Zahnspangen eingeschränkt und irritiert sein können, zeigt die Krankengeschichte eines 13-jährigen Mädchens: Der Vater meiner kleinen Patientin C. C. schreibt an die Schule seiner Tochter:

Sehr geehrter Herr Direktor,

unsere Tochter C. möchten wir hiermit, nach längerer Krankheit, wieder zum Unterricht zurückmelden. C. mußte in den Monaten Oktober bis Dezember des letzten Jahres oftmals den Unterricht wegen großer Kreislaufprobleme, Übelkeit, Schwindel und Konzentrationsstörungen, bis hin zu kurzfristigem Blackout, abbrechen.

Die unterschiedlichsten Ärzte konnten das Befinden nicht diagnostizieren und alle Behandlungsansätze liefen ins Leere. Im Dezember wurde C. stationär in die Kinderklinik eingewiesen, wo sie mit kleinen Unterbrechungen für fast vier Wochen war. Erst jetzt konnte der Beschwerdenverursacher diagnostiziert werden:

Die Festsitzende Zahnspange – die C. seit über einem Jahr 1992 trug!

Langzeitstudien in Amerika ergaben, dass die heute oftmals verwendeten festsitzenden Zahnspangen, die sogenannte Schädelatmung blockieren und dadurch insbesondere bei Kindern zu sich steigernden Krankheitssymptomen wie bei meiner Tochter C. führen können.

C.s Zahnspange wurde zwischenzeitlich entfernt. Sie fühlt sich dadurch bereits etwas besser

An die Krankenkasse schreibt der Vater folgenden Verlaufsbericht:

Kurze Chronologie:

Anfang September:
Einsetzen der festsitzenden Zahnspange im Oberkiefer.

Ende September - Anfang Januar:
Plötzliche Kreislaufprobleme, Übelkeit, Schwindel, Bauchschmerzen, Konzentrationsstörungen, bis hin zu kurzfristigen Blackouts. Dadurch häufiger Unterrichtabbruch und teilweise Schulunfähigkeit.

Einen Zusammenhang mit der festsitzenden Zahnspange bestritt Herr Dr. X aufs schärfste.

Ambulante Untersuchungen und Behandlungen bei diversen Fachärzten. Die Häufigkeit und Intensität o.g. Beschwerden nimmt zu.

Vom Mitte Dezember bis Mitte Januar stationäre Untersuchung in Kinderklinik zur Diagnostik.

Entfernung der Zahnspange Anfang Januar nach heftiger Auseinandersetzung, auf eigenen Wunsch.

Auf der Suche nach Hilfe für das Kind wurde uns von ganzheitlichen Zahnärzten diagnostiziert, dass es sich bei C. um eine ausgeprägte Störung des „Cranio-sakralen Systems" handelt (d.h. es liegt eine Blockade der Schädelatmung vor), die mit großer Sicherheit durch die festsitzende Zahnspange ausgelöst wurde. Als Spezialisten wurden uns als Ganzheitlicher Zahnarzt Dr. L., München und Dr. B. empfohlen. Die Behandlung wurde bei beiden Ärzten umgehend aufgenommen. Der Zahnarzt Dr. L. verordnete an Stelle der festsitzenden Spange einen „Bionator" (eine herausnehmbare Kiefer- und Zahnregulierung). Die Beseitigung der bestehenden Störungen und Blockaden des „cranio-sakralen-Systems" erforderte zusätzlich eine spezielle Behandlung. Dank der Therapien dieser ganzheitlichen Ärzte, geht es heute unserer C. wieder gut.

Sie ist das gleiche fröhliche und unbeschwerte Kind wie vor der festsitzenden Zahnspange.

Wir hätten nicht gedacht, dass eine solch festsitzende Spange soviel Unglück über ein Kind bringen kann und der Krankenkasse unnötige und hohe Kosten verursachen kann.

Wenn die heranwachsenden Kinder unter der starren Verblockung der Schädelknochen leiden, warum nicht auch Erwachsene durch festsitzende Brücken? Im Bewegungsgefüge des Schädels verläuft in der Mitte des Oberkiefers eine wichtige Linie. Diese Mittellinie zieht sich am höchsten Punkt des harten Gaumengewölbes von vorne nach hinten zum weichen Gaumen. Sie beginnt zwischen den oberen mittleren Schneidezähnen und bildet eine Art Scharnier, um das sich die beiden Gewölbeteile des Oberkieferknochens bewegen. Die Bewegungen laufen dabei so, dass das Gaumengewölbe einmal breiter und etwas flacher wird und bei der Gegenbewegung höher und schmäler. Das Problem für die Zahnärzte ist, dass sie für eine Brücke im Oberkiefer häufig diese Mittellinie im Oberkiefer fest verblocken müssen, um fehlende Zähne ersetzen zu können. Was daraus für Gesundheit und Wohlbefinden folgen kann, zeigt der Fall meiner erwachsenen Patientin Frau J. Z.:

Sie hat vor zwei Jahren von einem anderen Zahnarzt eine neue Brücke im Oberkiefer bekommen. Wegen mehrerer fehlender Frontzähne reicht diese Brücke in einem Bogen vom rechten hinteren Backenzahn zum linken hinteren Backenzahn. Sie hat damit die Form eines festen Hufeisens aus Metall. Neben anderen Problemen mit dieser Brücke – wie falscher Aufbiss und Metallgeschmack im Mund – hat Frau Z. seit der Eingliederung des „Hufeisens" folgende Probleme:

- **ständige Kopfschmerzen,**
- **ständige Müdigkeit,**
- **sie verspürt eine „Riesenspannung" im gesamten Oberkiefer,**

- **deutlich verschlechterte Sehleistung,**
- **ein leicht vorhandener Tinnitus hat sich deutlich verstärkt.**

Die starre mechanische Verblockung der Schädelatmung durch die Brücke steht ganz offensichtlich im Vordergrund. Nach Entfernung dieser Brücke kommt Frau Z. strahlend in meine Praxis und berichtet:

- **Ihre Sehleistung hat schlagartig wieder zugenommen; sie sieht wieder besser.**
- **Der Kopfdruck und die Spannung sind wie weggeblasen.**
- **Ihre Familie und ihre Bekannten blicken sie verwundert an und stellen fest „Du siehst ja ganz anders und viel frischer aus, als sonst".**

Frage: Ist dieses Patientenschicksal nun ein Einzelfall oder beruht der über zweijährige Krankheitszustand der Patientin auf der Unkenntnis wichtiger biologischer Prinzipien?
Antwort: Verblockung der Mittellinie kann Beschwerden auslösen, die in aller Regel falsch gedeutet und falsch behandelt werden, weil die Ursache nicht erkannt wird. Ähnlich geht es meiner Patientin Frau C. T., Alter 42 Jahre, die von der Belastung durch starren Zahnersatz gehört hat und hofft, von ihrem dramatischen Zustand nach Gehirnerschütterung, verursacht durch einen Autounfall im Jahre 2003 etwas befreit zu werden, denn sie hat im Oberkiefer eine Brücke mit starrer Verblockung der Mittellinie.

In den Befundberichten ihres Nervenarztes stehen folgende Beschwerden:

- **Stimmungsschwankungen und Minderbelastbarkeit,**
- **Schlafstörung,**
- **Einschlafen der Hände mit Gefühlsstörungen,**
- **verminderte Temperatur- und Schmerzempfindlichkeit,**
- **Schwindel und Zittern, Koordinationsstörung und Reizbarkeit,**
- **Sprechstörungen beim Aussprechen von komplizierteren Wörtern,**
- **zeitweise Halswirbelsäulen Beschwerden,**
- **verbunden mit Problemen der Harnverhaltung und Ganzkörperschmerzen.**

Zur Therapie verschreibt der Neurologe unter anderem auch VIOXX, das wegen auffällig vieler Todesfälle mit hohen Schadenersatzforderungen gegen die produzierende Firma vom Markt genommen werden musste. Ein Orthopädie-Zentrum in der Heimatstadt der Patientin kommt zu der Feststellung, dass "es sicher notwendig ist von der neurologischen oder psychiatrischen Seite kontrollierend und unterstützend mit einzuwirken." Einerseits erkennt der Orthopäde, dass Einflussmöglichkeiten auf die Empfindungsstörungen von Frau T. auch durch einen Fehlbiss und die Kiefergelenksproblematik vorhanden sind. Andererseits vermutet er die Ursache – wie auch der Neurologe – im Stammhirn.

- Nur an die durchgehende Brücke und die damit verbundene Blockade der Schädelatmung denkt niemand.

Nachdem ich im Juli 2004 die störende Brücke entfernt habe, äussert die Patientin spontan ein nie gekanntes Wohlgefühl im gesamten Kopfbereich. Sie teilt mir im August 2006 folgendes mit:

Meine Beschwerden vor der Entfernung der Brücke waren:

- **Ich bin während des Gehens hingefallen**
- **Mir ist alles plötzlich aus der Hand gefallen, völlig unkontrolliert**
- **Die Versuche mit Akupunktur mir zu helfen waren ohne Erfolg**

Seit die Verblockung im Oberkiefer weg ist, haben sich meine neurologischen Beschwerden um cirka 80 % gebessert. Die Entfernung der Brücke, die die Mittellinie blockierte, war buchstäblich ein Wendepunkt in meinem Leben. Meinem Kopf geht es seither viel besser.

Erinnert dieser Fall nicht an meine Patientin N. F. aus Kapitel 1.4? Bei oberflächlicher Betrachtung ist auch hier alles klar: Frau T. hat durch einen Autounfall ein Schädeltrauma mit Nervenschäden erlitten. Die Ursache ist wieder offensichtlich, was sollen da die Zähne? Der aktuelle Auslöser des Hinfallens während des Gehens und der Gefühlsstörungen in den Händen, so dass ihr alles runterfällt, ist eindeutig der Autounfall.

- Aber die starre Verblockung durch die Brücke verstärkt die Belastung durch den Unfall.
- Das bereits über Jahre vorhandene Störfeld „Brücke über der Mittellinie" addiert sich zum Unfalltrauma und summiert sich zu den obigen Beschwerden, die den Neurologen nun zu VIOXX greifen lassen.
- Durch die Beseitigung des Störfeldes „Brücke über der Mittellinie" kann das Nervensystem der Patientin die Unfallfolgen besser verarbeiten; sie kommt dadurch zu einer erheblichen Besserung ihrer gesamten Befindlichkeit.

Magie? Mystik? Placebo? Keines von allem, nur vernünftig verstandene und angewandte Störfeldentfernung, die eine ungewisse Fortsetzung der Nervenstörungen bei einer 42-jährigen Frau verhinderte oder weitgehend überflüssig machte.

Was haben Zahnstörfelder mit meiner Gesundheit zu tun

Oder: Vom Störfeld zum Störfall

5. Was haben Zahnstörfelder mit meiner Gesundheit zu tun
Oder: Vom Störfeld zum Störfall

Der moderne Bürger weiss, welch einen komplexen Mechanismus ein Kernkraftwerk darstellt. Die dramatischen Folgen eines nuklearen Störfalls, kennen wir spätestens seit Tschernobyl. Die Idee, dass ein Störfeld einen Störfall in Ihrem Körper auslöst, ist da nicht sehr abwegig, zumal ein Atomkraftwerk immer noch weit hinter der Komplexität Ihres Organismus zurücksteht.

Da die Ganzheitliche Zahnheilkunde im gesamten Medizingebäude noch nicht den ihr zustehenden Stellenwert einnimmt, sollten Sie – als mündiger Patient – selbst lernen mit möglichen Zahnstörfeldern richtig umzugehen. Hier die wichtigsten Leitsätze und Tips, damit ein Störfeld für Sie nicht zum Störfall wird:

K 5.1

5.1 Jede Krankheit kann durch ein Kieferstörfeld verschlechtert werden.

Dies betrifft besonders die Intensität einer Krankheit. Wir sind abgekommen vom starren Prinzip einer direkten Kette von Ursache und Wirkung bei allen chronischen Krankheiten. Ich greife nochmals verkürzt den Unfall von Frau N. F. aus Kapitel 1.4 auf:

Seit einem Autounfall vor zwei Jahren mit einer Splitterfraktur des rechten Sprunggelenks leidet sie an massiven Schmerzen in diesem rechten Bein. Nach meiner Störfeldtestung zeigt sich eine deutliche Belastung, von den Zähnen ausgehend. Unmittelbar nach der operativen Sanierung der Kieferherde verschwinden die Schmerzen im rechten Sprunggelenk von Frau N. F. Die von den Kliniken geplanten Operationen und Versteifungen erübrigen sich, da das Sprunggelenk von selbst schmerzfrei bleibt.

Warum dieses, da doch die Schmerzen eindeutig von der unfallbedingten Splitterfraktur herkommen? Dieses Beispiel zeigt die Unzulänglichkeit des einseitig auf Ursache und Symptom abgerichteten Denkens in der herrschenden Medizin. Ganz anders die Ganzheitsmedizin: Für sie wird der aktuelle Zustand der Selbststeuerung zum bestimmenden Rahmen jeder Krankheit. Die durch Zahnstörfelder vorbelasteten Regelkreise sind nicht mehr in der Lage, weitere Belastungen zu verarbeiten. Der vorbereitenden Störfeldbelastung gesellt sich die „Ursache" zu und löst die Krankheit dort aus, wo der schwächste Punkt des Patienten liegt – in diesem Fall beim unfallgeschädigten Sprunggelenk.

Merksatz für den Betroffenen

- *Das heißt: Der ganzheitliche Therapeut richtet sein Augenmerk nicht auf die Ursache des Symptoms, sondern auf die Bedingungen, die zur Entstehung des Symptoms beitragen.*
- *Man kann medizinisch sagen: Ganzheitliche Zahnheilkunde fixiert sich nicht auf die Auslöser – bei der obigen Patientin ein Unfall –, sondern auf die Bedingungen einer Krankheit – z. B. die durch Zahnstörfelder eingeschränkte Selbstheilungskraft.*
- *Sie sollten deshalb immer dann an ein Zahnstörfeld denken, wenn eine Krankheit oder Unfallfolgen nicht ausheilen.*

5.2 Bei chronischen Krankheiten ist an zusätzliche Störfelder zu denken.

Sie sollten immer dann an ein Zahnstörfeld denken, wenn Sie „chronisch krank"sind. Denn der Blick des hochentwickelten Facharztes hängt in der Regel am schmerzenden Organ: Probleme mit Gelenken führen den Patienten zum Orthopäden, Probleme mit der Leber zum Internisten, Probleme mit dem Herzen zum Kardiologen und Probleme mit der Psyche zum Neurologen oder Psychiater. Störfeldwirkungen sind aber unspezifisch und erfordern vom Therapeuten den Mut und die Weitsicht, die Auslöser einer Erkrankung auch jenseits seines Fachgebietes zu suchen. Dass das Zahn- und Kiefergebiet dabei eine vorrangige Rolle spielt, zeigt dieses Buch. Der gute Therapeut denkt deshalb bei chronisch-degenerativen Krankheiten immer an Störfeldbelastungen, auch wenn diese in keiner direkten Verbindung zum erkrankten Organ stehen. Die Störfeldbelastung ist immer der vorbereitende Faktor, aber selten der Auslöser. Verschiedene solcher Belastungen laufen über Jahre völlig beschwerdefrei und stapeln sich aufeinander, bis der Körper an der schwächsten Stelle zusammenbricht.

Merksatz für den Betroffenen

- *Jeder chronischen Krankheit liegt eine unspezifische Bahnung durch Störfelder zugrunde; die Sanierung von Störfeldbelastungen ist daher bei jeder Form von chronischer Krankheit sinnvoll.*

- *Der Organismus funktioniert anders, als es der klassischen Facharzteinteilung entspricht.*

In einer Zeit, in der feinste Steuerungsprozesse unsichtbar und unhörbar in den Computern ablaufen, dürfte die Vorstellung nicht schwerfallen, dass auch der menschliche Organismus ein gesteuertes System mit vielfältigen Verbindungen und Vernetzungen seiner einzelnen Teile ist.

- Störfelder sind in der Regel nicht am Ort des Schmerzes aufzufinden. Die Fernwirkung ist das Kennzeichen eines Störfeldes; deshalb heisst es auch so.

- Störfelder sind haufig nicht durch Laboruntersuchungen üblicher Art aufzudecken: Der Körper passt sich an die chronische Belastungssituation langsam an und verdeckt diese. Wir nennen dies „Adaptation"(siehe Kapitel 1.4).

- Bei länger dauernder Belastung ensteht aber das „Adaptations-Syndrom". Dieses ist in aller Regel die sekundäre Erkrankung, die primär vom Störfeld ausgelöst wird.

- Störfelder zeigen in aller Regel im Zahn – und Kieferbereich keine sichtbaren Veränderungen; sie sind deshalb vom Zahnarzt schwer zu entdecken.

- Störfelder zeigen oft wechselnde Beschwerdebilder und passen daher häufig nicht in das klassische Diagnostik-Schema der Schulmedizin: Störfelderkrankte werden deshalb oft in die „Psycho-Ecke" geschoben.

Wann sollten Sie an Zahnstörfelder denken? Wenn Sie sich krank fühlen und Sie von medizinischer Seite keine ausreichende Hilfe bekommen, denken Sie immer an Ihre Zähne als mögliche unerkannte Krankheitsursache. Lassen sie Ihr energetisches Profil überprüfen und Ihre Regulationsfähigkeit: Sie wissen dann, welchen Anteil chronisch belastende Prozesse aus dem Kieferbereich bei Ihnen haben.

- Wenn Sie sich müde, ausgebrannt und ständig überfordert fühlen, denken Sie an die Enzymhemmung, die von Zahngiften ausgeht und an den Satz: „Wir sind so alt wie unsere Enzyme".

- Wenn Ihr Arzt oder Zahnarzt sagt, dass „nichts ist, weil auf dem Röntgenbild nichts zu sehen ist", denken Sie daran: Weder Gifte noch chronische Entzündungen sind auf dem Röntgenbild sichtbar.
- Zahngifte und Metallionen aus Zahnlegierungen (siehe Kaptel 3) können Ihre Nervenfunktion, Ihre Hormone, Ihre Enzyme und Ihre Gehirnregeneration blockieren.

5.3 Störfelder wirken als Therapiebremse

Bei vielen energetischen und regulatorischen Methoden wie Akupunktur, Homöopathie und Neuraltherapie verhindern Störfelder häufig den gewohnten Erfolg. Daß eine auf das Symptom gerichtete Akupunktur erst dann wirkt, wenn „Therapiebremsen" in Form von Störfeldern beseitigt werden, zeigt das folgende Beispiel aus meiner Praxis:

Frau I. N. leidet an einer hartnäckigen Trigeminusneuralgie. Da medikamentöse Therapien mit Neuroleptika keinen Erfolg zeigen, wendet sie sich an einen Akupunktur-Arzt. Sofort nach der ersten Akupunktur bleiben die Gesichtsschmerzen für drei Monate aus; sie kehren allerdings wieder und die nächste Akupunktur hilft für vier Wochen, danach für eine Woche, dann für einen Tag und schließlich wirkt die Akupunktur gar nicht mehr.

Der Akupunkteur denkt systemisch und ganzheitlich und schickt die Patientin zu mir zur Abklärung auf Zahnstörfelder. Wie üblich, zeigt das Zahnröntgen neben den wurzelbehandelten Zähnen wenig Auffälligkeiten, die in Zusammenhang mit der Neuralgie stehen könnten. Meine Teste zeigen allerdings mehrere deutliche Zahnstörfelder.

Nach der jetzt erfolgenden Störfeldsanierung mit Entfernung etlicher toter Zähne und der Bereinigung von ostitischen Leerkieferstrecken, benötigt Frau N. nur noch eine einzige Akupunktursitzung um die Neuralgie auf Dauer zu verlieren.

Warum genügt jetzt plötzlich eine einzige Akupunktur, um die Neuralgie-Schmerzen zum Verschwinden zu bringen? Die Zahnstörfelder wirken als Therapiebremse und haben die Wirkung der Akupunktur verhindert. Störfelder wirken als Therapiebremse für die Selbstheilungskräfte und auch für die Abwehrlage des Organismus. Diese Immun- und Abwehrschwächen betreffen massiv die vieldiskutierte Kostenstruktur unseres Gesundheitswesens: Dr. Perger bewies bereits 1987 als Chefarzt der Betriebskrankenkasse der Austria-Tabakwerke A.G., daß Störfelder für die Arbeitswelt sehr teuer sind:

Bei 156 Betriebsangehörigen bestand eine chronische Mandelentzündung. 102 dieser Mitarbeiter konnten zur operativen Entfernung der störfeldbelasteten Mandeln motiviert werden, 54 lehnten diesen Eingriff ab. Die Operation bei den 102 Betriebsangehörigen wurde rund 4 Jahre nach ihrer Aufnahme durchgeführt.

Bis dahin betrug die Krankenstandsdauer aller 156 Patienten durchschnittlich 17.8 Tage pro Jahr (d/a). In den folgenden 10 Jahren entwickelten sich die Krankenstände zwischen Operierten und Nichtoperierten völlig verschieden: Die der Operierten sank auf 12.86 Tage pro Jahr ab, die der Nicht-operierten stieg auf 27.4 Tage pro Jahr an. Dabei fiel der Anteil rheumatischer Erkrankungen als Ursache von Krankenständen bei den Operierten von 3.02 Tage pro Jahr auf 1.89 Tage pro Jahr ab, stieg dagegen bei den Nichtoperierten auf 9.56 Tage pro Jahr an - d.h., dass

- **die Krankenstände der Nicht-Störfeld-sanierten allein wegen rheumatischer Erkrankungen etwas mehr als 5x höher waren.**

- **Bei den sonstigen Erkrankungen stiegen die Krankenstände der Sanierten auf 3.97 Tage pro Jahr, bei den Nichtsanierten aber auf 7.63 Tage pro Jahr.**

Die erzielte Einsparung an Krankengeldern war schon nach 10 Jahren mit rund 2.7 Millionen öS, die Gesamteinsparung an allen Kassenleistungen mit rund 8.0 Millionen öS festzustellen. Bei Einbeziehung des Zahn-Kiefer-Bereichs in die Sanierung erwies es sich, dass die Kosten-Nutzen-Schere noch weit mehr auseinanderklafft.

Welch unerkannte und ungenutzte Möglichkeiten für die Krankenkassen! Hinter diesen Zahlen verbergen sich aber auch menschliche Schicksale, deren Immunsystem, Leistungsfähigkeit und Lebensqualität durch störfeldbedingte Regulationsstörungen unnötig belastet und eingeschränkt wurde.

Merksatz für den Betroffenen

- *Das Störfeld frisst die Selbstheilungskräfte weg und hemmt die Abwehrkraft des Organismus.*

- *Sie – und auch Ihre Krankenkasse – sollten deshalb immer dann an ein Zahnstörfeld denken, wenn Ihre Abwehr und Ihr Immunsystem nicht gut sind.*

5.4 Durch Störfelder wird jeder Regelkreis instabil und unökonomisch.

Die Ökonomie unserer Lebensfunktionen ist ein ganz wichtiger Aspekt für Leistungsfähigkeit, Lebenslust und Kreativität. Wer kennt nicht die Klagen über zuviel „Stress“? Ich gehe heute davon aus, dass nicht die Arbeitsbelastung oder die soziale Umwelt „Stress“ erzeugen, sondern dass derjenige, der unter eingeschränkter Regulation leidet, Belastungen als „Stress“ empfinden muß, die er durchaus klaglos ertragen sollte. Das erste Zielorgan einer Störfeldstörung ist das vegetative Nervensystem. Dieses steuert auch unseren Blutdruck, unsere Durchblutung und auch unsere Stimmungslagen. Welch unterschiedliche Symptome auf Grund der Störfeldbereinigung deshalb verschwinden können zeigt der Bericht meines Patienten Herr R. L., Alter 39 Jahre:

Bericht über die zahnmedizinische Behandlung von Dr. L.:

Seit meinem schweren Unfall habe ich neben den ganzen durch die multiplen Knochenbrüche (Beine, Arme, Wirbel, Rippen), inneren Verletzungen, Plexusschaden, etc. verursachten Schmerzen auch sehr starke Probleme mit meinem kompletten Immunsystem. So habe ich pemanente, in der Stärke ihres Auftretens variierende ziehende Schmerzen im ganzen Körper (ähnlich den Gliederschmerzen bei einer starken Grippe), insbesondere in den Extremitäten und oftmals sehr starke Kopfschmerzen, die auch den Kieferbereich betreffen. Bei jeder noch so kleinen Belastung fängt der Körper an zu reagieren (z.B. starkes Schwitzen, so dass ich mich in manchen Nächten 2 - 3 mal umziehen musste; plötzlich auftretende rote „Pusteln“ verbunden mit Juckreiz an den verschiedensten und auch immer wechselnden Stellen des ganzen Körpers; fast jeder „ Windhauch“ führt dazu, dass ich Halsschmerzen, Husten, Schnupfen, etc. bekomme und eben diese besagten ziehenden Schmerzen im Körper und ich habe große Schlafprobleme), ich habe immer das Gefühl, dass das Immunsystem meines Körpers gegen „etwas“ kämpft, aber dies nicht in den Griff bekommt.

Diese Reaktionen haben sich cirka eineinhalb Jahre nach dem Unfall, als ich eine Infektion im linken Oberarm (offener Bruch) hatte und deswegen erneut wochenlang mit Antibiotika behandelt wurde, bzw. nochmals operiert wurde, noch verstärkt.

Zwischenzeitlich hatte ich seit dem Unfall auch immer wieder Probleme mit verschiedenen wurzelbehandelten Zähnen. Nachdem mein „Hauszahnarzt“ nicht mehr weiter wusste bin ich dann in die Uniklinik gegangen, wo mehrere Wurzelspitzenresektionen (Entfernung von Eiterherden) durchgeführt wurden. Nach diesen Eingriffen war auch immer mein Gesamtbefinden (Immunsystem, Schmerzen) für 5 - 8 Wochen deutlich besser, hat sich aber dann wieder verschlechtert und war wie davor. Mit dem Professor der Kieferchirurgie hatte ich dann eine Diskussion über den Zusammenhang der wurzelbehandelten Zähne mit meinen permanenten gesundheitlichen Problemen (miserables Immunsystem, permanenten ziehenden Schmerzen, Juckreiz, Schlafstörungen, etc.). Nachdem ich da aber auf keinerlei Verständnis gestoßen bin, kam ich über eine Empfehlung zu Dr. L.

Er hat von vornherein nicht nur die Zähne betrachtet, sondern sofort die gesamte „Krankengeschichte“ in seine Diagnose einfliesen lassen. Seine Diagnose und seine Therapie, einen Teil der wurzelbehandelten

Zähne zu entfernen hat sich im Nachhinein als absolut richtig herausgestellt. Denn mein Immunsystem ist seither deutlich stabiler, der Juckreiz hat sich deutlich verbessert und vor allem sind die Gliederschmerzen bei weitem nicht mehr so stark.

Meines Erachtens ist das ein absolut hervorragendes Ergebnis, weil sich meine Lebensqualität wesentlich verbessert hat.

Was mich maßlos ärgert, ist die Tatsache, dass nun von der Privatversicherung diese sehr erfolgreiche Behandlung nicht akzeptiert wird und die Begleichung der Rechnung von Dr. L. in Frage gestellt wird. Eine Krankenversicherung ist dazu da den Patienten zu unterstützen, seine Gesundheit wiederzuerlangen oder zumindest seine Lebensqualität zu verbessern, wenn das erste Ziel schon nicht vollständig erreichbar ist.

Wichtig für Sie zu wissen ist: Die typischen Erst-Symptome eines Zahnstörfeldes sind Leistungsschwäche, Überreaktionen und Überempfindlichkeit des vegetativen Systems. Sie sollten deshalb immer dann an ein Zahnstörfeld denken, wenn Ihr Befinden starken Schwankungen unterliegt: „Mal geht es mir super, dann bin ich wieder ganz unten". Oder „ich bin immer müde und erschöpft". Dies betrifft die innere Ökonomie unserer Lebensfunktionen. Noch vor jedem anderen Organsystem sind es gerade Kreislauf und Durchblutung, die als empfindlicher Seismograph für die Ökonomie des vegetativen Gleichgewichts dienen. Wie können wir das besser verstehen? Ökonomisch richtig verhält sich ein Autofahrer, der seine Geschwindigkeit so einstellt, dass beim Kurvenfahren die Reifen nicht quietschen. Wenn Zahnstörfelder Sie zu Überreaktionen Ihres vegetativen Systems zwingen, dann bewegen Sie sich ständig mit quietschenden Reifen und hohem Verschleiss um die Kurven. Dies hat eine zweifache Folge: Mit jedem Lebensprozess in jeder Sekunde Ihres Daseins verstossen Sie gegen das biologische Grundgesetz der Ökonomie und verschleudern Ihre Lebensenergie. Der Reifenhändler wird Ihnen gerne immer wieder neue Reifen verkaufen, wenn diese bis zur Felge abgefahren sind, anstatt Ihnen den Rat zu geben, den Fuss vom Gaspedal zu nehmen. So verhält sich auch die Medizin: Sie verschreibt die Pillen und vergißt, mittels einer Störfeldsanierung den Fuss vom Gas zu nehmen.

Merksatz für den Betroffenen

- *Das erste Symptom einer beginnenden Störfelderkrankung ist übermäßiges „Stress-Empfinden".*
- *Wetterfühligkeit ist mangelnde Regulation auf den „Stress" veränderter atmosphärischer Bedingungen und ein wichtiger Hinweis auf das Vorliegen von Störfeldern.*
- *Ungeklärte vegetative Unruhe, Reizbarkeit und Überempfindlichkeit sind typische Störfeldzeichen.*

Erfahrungen, wie sie die Krankengeschichte meiner Patientin Frau O. K. widerspiegeln, sollten zu einem Umdenken führen: Bei Frau O. K. verschwinden unmittelbar nach einer Operation im linken Unterkiefer sämtliche neurovegetativen Beschwerden, wie Kreislaufprobleme und Wetterfühligkeit. Der Erfolg hält auch Monate nach der Sanierung unvermindert an. Sie schreibt:

Ich habe normalerweise einen sehr instabilen Kreislauf, der sackt manchmal nachts schrecklich ab, dass es mir richtig schwummerig wird.

Doch nach der Operation war das erstaunliche, dass nach ein bis zwei Tagen der Kreislauf einfach stabil blieb. Ich hatte die Kreislaufprobleme schon seit Jahren. Es war ein sehr großes fundamentales Problem für mich. Dieses Problem habe ich erst jetzt mit Herrn M., meinem Heilpraktiker angefangen aufzuarbeiten. Ich habe immer das Gefühl, bei mir stimmt was nicht und die Ärzte haben immer gesagt:"bei ihnen am Herz ist alles normal." Aber eben dieser schwankende Kreislauf macht einen total irre und fertig. Auch vorher hat mich der Föhn total schlapp und fertig gemacht. Trotz des Föhns blieb mein Kreislauf nach der Operation stabil.

Die Diagnose vom Herrn M. war Neurovegetative Dysthymie. Das ist wirklich erstaunlich, dass sich das sofort stabilisiert hat.

Sogenannte „vegetative Störungen" sind häufig die Vorwarnung zur Entwicklung chronischer Erkrankungen. Ihre Störfelder könnten sich dann so auswirken, wie bei meiner Patientin Frau F. T. Alter 51 Jahre:

Sie hatte vor der Sanierung jahrelang Kopfschmerzen und massive Verspannungen im Nacken und Rücken, Erkältungsbeschwerden im Hals und in den Nebenhöhlen. Noch Jahre nach der operativen Sanierung sind die Kopfschmerzen um mehr als 75% besser. Die hartnäckigen Erkältungsbeschwerden sind vollständig verschwunden.

Bei den großen chronischen Erkrankungen Multiple Sklerose, Krebs, Diabetes, ALS etc. ist die Abklärung eines Zahn-Störfeldes immer sinnvoll, um mögliche Therapieblockaden für den Heilungsprozess zu beseitigen. Störfelder spielen imsbesondere bei folgenden Krankheiten eine wichtige Rolle:

- Alle Formen von Rheuma (aber nur im frühen Stadium, wenn noch keine Gelenksveränderungen eingetreten sind).
- Funktionelle Beschwerden an Gelenken und Muskeln.
- Neuralgiforme Beschwerden.
- Migräne und Kopfschmerzen.

Merksatz für den Betroffenen

Der Verdacht auf ein Zahnstörfeld sollte bei Ihnen immer dann aufkommen, wenn eine allgemeine Erkrankung

- *als „vegetativ" oder als „Befindlichkeitsstörung ohne Befund" abläuft,*
- *chronisch und dauerhaft ist,*
- *sich jeglicher – insbesondere naturheilkundlicher – Therapie widersetzt oder*
- *im Falle einer Heilung der Krankheitszustand erneut eintritt, in Form eines sogenannten „Rezidivs".*

5.5 Die Bereinigung eines Störfelds garantiert noch keinen Erfolg

Auch das kommt selbstverständlich vor: Wenn die Zahnsanierung nichts bringt, was dann? Oder der Patient sagt: Mir geht es nach der Zahnsanierung genauso schlecht wie vorher! Selbst wenn nach einer Störfeldsanierung nicht die erwünschte Besserung der Beschwerden eintritt, wird durch die Sanierung dennoch die Gesamtenergie der biodynamischen Grundfunktionen des Organismus gesteigert. Dies bedeutet fast immer eine verbesserte gefühlte Situation. Meine Patienten äußern sich häufig mit dem Satz:

„Ich habe mich noch nie in meinem Leben so leistungsstark gefühlt, wie in den letzten Jahren nach der Sanierung".

Die Enttäuschung war zunächst auch bei meiner Patientin Frau F. O. Alter 60 Jahre, sehr groß. Sie schildert Ihre Probleme:

Seit November 2005 Gelenkschmerzen im rechten Arm, besonders im Ellbogengelenk. Seit Juli2006 kommen massive Schmerzen im Oberarm, ein stechender und den ganzen Arm blockierender Schmerz im Bizepsbereich dazu. Ihr Internist stellt nach einem Bluttest die Diagnose: Gelenkrheuma. Leider bestätigten Ihre Teste die Entzündungsherde im Zahn- und Kieferbereich.

Die erste Entfernung der zwei oberen Backenzähne und die Entfernung des rechten oberen Entzündungsherdes haben noch keine Erleichterung gebracht.

Der erste Eingriff bleibt also völlig ohne positives Ergebnis. War jetzt der ganze Störeldtest falsch und unsinnig? Ist es doch so, dass für eine „Störfeldsanierung keinerlei Wirksamkeitsnachweise" erbracht werden können und dass es sich bei meinem Eigriff doch „um wissenschaftlich nicht allgemein anerkannte Behandlungsmethoden" handelte? War mein Eingriff doch wieder nur ein Beispiel dafür, wie „erhaltungswürdige Zähne gezogen oder sogar Kieferknochen zur vermeintlichen Befreiung von „negativen Energien" ausgefräst wurden" (siehe Kapitel 1)? Gott sei Dank verstand die Patientin meine Erklärungen, dass der erste Eingriff das Immunsystem und die Regulation noch nicht genug entlastet hatte, um ein spürbares Ergebnis zu erzielen. Denn sie unterzieht sich einem weiteren Sanierungseingriff und dieser bringt uns dann den gemeinsamen Erfolg, wie die Patientin dankbar selbst schreibt:

Die zweite Entfernung des linken unteren Backenzahnes und die darunter liegende Entzündungsentfernung hat ca. 1 Stunde später die Blockade an meinem rechten Oberarm bis heute aufgehoben.

Merksatz für den Betroffenen

- *Ausbleibender Erfolg heißt nicht, dass das gesamte Konzept der Störfeldsanierung falsch ist.*
- *Wann immer der spürbare Erfolg nicht oder nicht vollständig eintritt, war die Zahn- und Kiefersanierung nur der erste Schritt.*
- *Eine Zahn- und Kiefersanierung alleine garantiert niemals die vollständige Wiederherstellung der Regulation und damit der Heilung.*
- *Eine Weiterbehandlung unter den Gesichtspunkten der Regulationsmedizin ist dann von anderen Fachärzten oder naturheilkundlichen Therapeuten notwendig.*

5.6 Was können Sie selbst vorbeugend gegen Zahnstörfelder tun?

Wie jede Erkrankung ist auch die Störfelderkrankung ein Summationseffekt: Verschiedene Belastungen stapeln sich aufeinander bis der Körper an der schwächsten Stelle zusammenbricht und seine selbstständige, von Ärzten und Medikamenten unabhängige Steuerungskompetenz verliert. Die Summe der gesundheitlichen Belastung lässt sich mindern, indem man gegensteuert: Ansonsten baut sich ein Teufelskreis auf, der in der Einzelbetrachtung der Symptome nicht zu durchbrechen ist. Die Wirkungen vorhandener Störfelder lassen sich also vorbeugend kompensieren durch:

- richtige Ernährung,
- Einnahme von Vitaminen, Mineralstoffen und entgiftenden Aminosäuren,
- ausreichende Bewegung,
- Vermeidung von zu viel Zucker und Kohlehydraten,
- wenig Elektrosmog-Belastung,
- Abbau von Gewebsübersäuerung.

Ganzheitliche Steuerungskompetenz beschränkt sich nicht auf eine rein mechanistische Symptombeseitigung. Steuerungskompetenz bezieht sich auch auf selbstverantwortliche Lebens - und Gesundheitsgestaltung, insbesondere auf individuelle Entfaltung jedes Einzelnen. Gesundheit begreift sich damit als Gestaltung individueller Lebensbezüge im Sinne einer positiven Bewältigung des ganzen menschlichen Daseins unter Einbeziehung autonomer Steuerungsprozesse.

5.7 Was sollte Ihr Zahnarzt möglichst nicht tun?

Er sollte möglichst nicht sagen, dass kein Problem vorliegt, weil auf dem Röntgenbild nichts zu sehen ist. Wenn dort eine Belastung nicht sichtbar ist, heißt das nicht, dass keine vorhanden ist: Niemand kann ein Gift auf einem Foto erkennen (siehe Kapitel 2.1).

Er sollte nicht bedenkenlos viele Wurzelfüllungen machen: Sie könnten Ihnen schaden (siehe Kapitel 2.1).

Er sollte keine Amalgamfüllungen machen, ohne Ihre Entgiftungsfähigkeit überprüft zu haben (siehe Kapitel 3.1).

Er sollte keine Amalgamfüllungen herausbohren, ohne anschließend eine Ausleitung zu machen oder machen zu lassen (siehe Kapitel 3.6).

Er sollte nicht obere Frontzahnbrücken so anfertigen, dass die Mittellinie verblockt und nicht frei ist (siehe Kapitel 4).

Er sollte keine modernen Dental-Kunststoffe bei Ihnen verwenden, ohne Sie vorher aufgeklärt zu haben, dass diese in ihrem toxischen und allergischen Verhalten noch nicht ausreichend erprobt sind. Sie könnten bei Ihnen zusätzliche Belastungen auslösen. Verlangen Sie zu Ihrer Sicherheit einen LTT oder MELISA-Test (siehe Kapitel 3.5).

Er sollte keine Metall-Legierungen und insbesondere keine hochgoldhaltigen Legierungen – auch sogenannte Biogolde – bei Ihnen verwenden, ohne die individuell abhängige Belastung Ihres Immunsystems angesprochen zu haben. Möglicherweise sind diese Belastungen krankheitsfördernd. Denken Sie an die metallfreien Alternativen der Vollkeramik. Verlangen Sie zu Ihrer Sicherheit einen LTT oder MELISA-Test (siehe Kapitel 3.5).

Er sollte vor und während einer chirurgischen Störfeldsanierung keine Antibiotika verschreiben. Denken Sie an die Alternativen! (siehe Kapitel 2.5). Bei gestörter Wundheilung können Antibiotika aber medizinisch notwendig sein. Dies entscheidet selbstverständlich der behandelnde Arzt oder Zahnarzt.

Die Ganzheitliche Vision des Autors

6. Die Ganzheitliche Vision des Autors

Welche Betrachtungen lässt dieses Buch am Schluss zu? Wäre nicht jeder Zahnarzt stolz mit seinem Beruf die Wirkungen erzielen zu können, die ich in diesem Buch aufzählen konnte? Kein Problem: Jeder Zahnarzt weiss im Grunde, was zu tun ist und kann es tun. Auch ich als ganzheitlich orientierter Zahnarzt arbeite lokal im Mund, genauso wie der mehr schulmedizinisch orientierte Kollege. Wo ist dann der Unterschied? Dieser liegt in der Orientierung des Denkens: Der Zahnarzt kann lokal handeln, um lokale Probleme zu beheben: Zum Beispiel eine Wurzelfüllung dort anfertigen, wo ein Zahn zerstört ist. Der ganzheitlich orientierte Zahnarzt fragt zusätzlich auch nach der Wirkung dieses abgetöteten Organs auf das Gesamtsystem. Dieser Zahnarzt begrenzt den medizinischen Horizont seines Denken und seiner Fürsorge nicht auf den gut passenden Kronenrand, sondern sorgt sich auch um die Reaktion des Gesamtsystems auf das Metall des Zahnersatzes.

- Maßgeblich für die Nöte des Gesundheitswesens ist nicht ein Mangel an zahnärztlicher Perfektion.

- Maßgeblich für die Nöte des Gesundheitswesens ist ein Mangel an ganzheitlichem Denken.

Es muß erkannt werden, dass gegenüber einem natürlichen Regelsystem, für das der schottische Moralphilosoph und Ökonom Adam Smith die Metapher „unsichtbare Hand" geprägt hat, Grundvertrauen angebrachter ist als Skepsis. Das neue Denken der Ganzheitsmedizin sieht sich als unerlässlichen Beitrag, für einen von chronischem Ballast befreiten Menschen, dessen Körper Kräfte freisetzt zu einer Höherentwicklung und Weiterentwicklung im geistigen und seelischen Bereich.

Rätselhaft ist, warum den Grundideen auf denen die ganzheitliche Medizinphilosophie aufbaut, die wissenschaftlichen Grundzüge immer wieder abgesprochen werden. Warum machen sich Heilskonzepte verdächtig, die die Vernetzung und Vielschichtigkeit eines modernen Menschenbildes betonen? Blicken wir über den medizinischen Tellerrand hinaus, stellen wir überrascht fest, dass Welt-, Wirtschafts- und Sozial-Ökonomen sich vom Denken eines allgemeinen Gleichgewichts sofort angezogen fühlen. Warum nicht die Mediziner und die Zahnmediziner?

Wie formuliere ich deshalb meine Vision und meine Aufgaben als Ganzheitlicher Zahnarzt? Ich möchte in der täglichen Praxis eine vernachlässigte Dimension der Medizin realisieren, in der der Zahnarzt Verantwortung auch für chronische Leiden außerhalb seines Fachgebietes übernimmt: Die Begrenzung auf das, was an und in den Zähnen geschieht, möchte ich überwinden und den Blick erweitern auf die Ganzheit. Dadurch wird aufdeckt, ob Ursachen chronischer Erkrankungen im Zahn- und Kieferbereich liegen. Und dem Patienten werden Alternativen geboten zur blossen Einnahme von Medikamenten, die

- nur Schmerzen ausschalten – wie es die klassische Rheumabehandlung mit Cortison macht.

- nur Entzündungen niederschlagen – wie es die klassische Antibiotikabehandlung macht.

- nur Zellwucherungen abblocken – wie es die klassische Krebstherapie mit Zytostatika macht.

- nur vegetative Störungen sedieren – wie es die klassische Herztherapie mit Betablockern macht.

Daraus entsteht meine persönliche Vision: Mit diesem Buch gebe ich – nach sieben publizierten Fachbüchern – dem interessierten Laien Information und Einblick in die Leistungen einer ganzheitlich orientierten Zahnheilkunde. Ich bedaure, bekennen zu müssen: Nicht das Studium der wissenschaftlichen Zahnmedizin hat mich auf diesen Weg gebracht, sondern die Berichte meiner Patienten, was alles an unglaublichen medizinischen Ereignissen passieren kann nach Zahnsanierungen. Ich möchte, dass der provozierende Titel dieses Buches ein doppelter Appell ist: An jeden Patienten im Interesse seiner eigenen Gesundheit und an Ärzte und Zahnärzte im Interesse ihrer chronisch kranken Patienten, die „Kauwerkzeuge" als bestimmenden Gesundheitsfaktor zu sehen. Ich bin glücklich, mit meinem zahnärztlichen Beruf die Brücke zu einem ganzheitlichen Menschenbild bauen zu können. Ich bin glücklich, mit meiner ganzheitlichen Orientierung vielen Menschen geholfen zu haben, auch wenn es selbstverständlich Misserfolge gab und auch weiter geben wird. Ich bin glücklich, wenn ich hilfesuchenden Patienten mit diesem Buch eine Orientierung geben kann. Ich wäre überglücklich, wenn dieses Buch auch meine Kollegen von dem humanitären Charme und der Notwendigkeit eines erweiterten Denkens überzeugen könnte.

Vom Autor empfohlene Literatur und Informations-Quellen

7. Vom Autor empfohlene Literatur und Informations-Quellen

Es mag ungewöhnlich sein, aber für ein Buch, das in erster Linie als Ratgeber und Aufklärung für Patienten gedacht ist, sehe ich keinen Anlass ein umfangreiches wissenschaftliches Literaturverzeichnis zu erstellen. Die Quellen sind alle in meinen zitierten Büchern nachzulesen. Lieber stelle ich die Bücher vor, die mir selbst geholfen haben und die ich dem weiter Interessierten empfehlen möchte:

K 7.1

7.1 Eigene Bücher des Autors

ISBN: **3-7785-2521-2**

J. Lechner: Rossaint, A.; van Assche, R.:
« Das cranio-sakrale System »
Hüthig-Verlag, Heidelberg 2. Auflage 1996

ISBN: **3-927344-47-8**

J. Lechner: „Störfelder im Trigeminusbereich und Systemerkrankungen –
Ein systemisches Sanierungskonzept für odontogene Störfelder";
504 Seiten, zahlreiche Fotos und Grafiken

ISBN: **3-7760-1728-7**

J. Lechner: „Herd, Regulation und Information- Störfelder im Zahn-, Mund- und Kieferbereich";
HAUG Verlag Heidelberg, 2. Auflage 1998;
202 Seiten, Hardcover

ISBN: **3-935767-01-3**

J. Lechner: „Armlängenreflex-Test und Systemische Kinesiologie
Das Handbuch: Eine effektive Möglichkeit des bioenergetischen Testens";
VAK Verlags GmbH Kirchzarten bei Freiburg;
255 Seiten, Hardcover zweifarbig

ISBN: **3-927344-20-6**

J. Lechner: „Störfelddiagnostik, Medikamenten- und Materialtest, Teil 1
Pathogenese und Salutogenese";
208 Seiten, Hardcover zweifarbig

ISBN: **3-00-012539-9**

J. Lechner: „Dialog mit dem Inneren Bewusstsein – Resonanz-Psychologie mit SkaSYNC, MindLINK"Mit moderner Skalarwellen-Technologie zu emotionaler Selbstbalance und autonomen Bewusstseinsstrategien";
200 Seiten, Hardcover zweifarbig

ISBN: **3-927344-44-3**

J. Lechner: „Störfelddiagnostik, Medikamenten- und Materialtest, Teil 2
Das SkaSys® Testsystem: Ein ökonomisches digitales Testsystem basierend auf modernster Skalarwellen-getragener Übertragungs-Technologie";
470 Seiten, Hardcover zweifarbig

Bestellungen und Inhaltsangaben unter
www.dr-lechner.de

7.2 Vom Autor eingerichtete Informations-Websites

Für die Ganzheitliche Zahnheilkunde:

www.dr-lechner.de
www.kieferostitis.de
www.totezähne.de
www.zahnmetalle.de
www.zahnstörfelder.de
www.amalgamfüllungen.de

Für den Therapeuten:

www.mindlink.info
www.topas-test.de
www.aim-integrativemedizin.de

Für an Ganzheitlicher Medizin, psycho-emotionaler Balance und Bewusstseinsmedizin Interessierte:

www.mindlinktest.de
www.focodent.de
www.skasync.de
www.lernstörung.de
www.raum-harmonie.com
www.stressreduction.de
www.selbstbalance.de
www.bewusstseinsmedizin.de

7.3 Bücher anderer wichtiger ganzheitlicher Autoren

Adler, E.: „Störfeld und Herd im Trigeminusbereich - 5. Auflage"; GGM; 2004; ISBN 3-00-013678-9

Casdorph, R.: "Toxic Metal Syndrome"; Avery Publishing Group; 1995; ISBN 0-89529-649-7

Clark, H.R; Ph.D., N.D.: „Heilung aller fortgeschrittenen Krebsarten"; New Century Press; 2001

Daunderer, M.: Handbuch der Amalgam-Vergiftung; Diagnostik-Therapie-Recht, ecomed-Fachverlag, Landsberg 1992

Dietrich, A.: „Propädeutik der ganzheitlichen Medizin und Zahnmedizin-Medizinische und physikalische Grundlagen der Regulationsmedizin"; Haug; 1998; ISBN 3-7760-1726-0

Döll, M.: „Entzündungen Die heimlichen Killer"; Herbig Verlag; ISBN 3-7766-2436-1

Ebm, E.: „Gift im Mund-Amalgam gefährdet die Gesundheit"; Medizin&Neues Bewusstsein Verlags GmbH; ISBN 3-925610-00-6

Eder, M.: „Herdgeschehen – Komplexgeschehen"; Haug; 1977; ISBN 3-7760-0405-3

Fischer, M.: „Death and Dentistry"; Charles C Thomas, Publisher, LTD.; 1940

Füß, R.: "Die Induktionstherapie Ganzheitliche Regulation mit den Frequenzen des menschlichen Gehirns"; Energetik Verlag; ISBN 3-925 806-33-4

Fußer, M.: „Ruinöse Zahnwerkstoffe"; Atemraum Verlag; 2001

Glaser, M.; Türk R.: „Herdgeschehen"; vfm Verlag für Medizin Dr. E. Fischer; 1982; ISBN 3-8846-023-7

Gleditsch, J.: „Mundakupunktur Ein Schlüssel zum Verständnis Regulativer Funktionssysteme"; Biologisch-Medizinische Verlagsgesellschaft; ISBN3-921988-22-5

Gosau, H.: „Herderkrankungen"; Akademie für biokybernetische Ganzheitsmedizin; 1988;

Graf, K.: „Ganzheitliche Zahnmedizin"; Sonntag; 2000;
ISBN 3-87758-161-7

Hanzl, G.: „Ist unsere Medizin noch zu retten?"; LinguaMed Verlags-GmbH; 2006;
ISBN 3-928610-48-1

Hartmut, H.: „Grundregulation und Extrazelluläre Matrix/Grundlagen und Systematik";
70 Abbildungen und 21 Tabellen; Hippokrates Verlag;
ISBN 3-7773-1230-4

Issels, J.: „Mein Kampf gegen den Krebs"; C. Bertelsmann; 1981;
ISBN 3-570-04736-9

Kares, H.; Schindler, H.; Schöttl, R.: „Der etwas andere Kopf- und Gesichtsschmerz";
International College Of Cranio-Mandibular Orthopedics;
ISBN 3-00-008243-3

Keine, H.: „Komplementärmedizin-Schulmedizin Der Wissenschaftsstreit am Ende des
20. Jahrhunderts"; Schattauer;
ISBN 3-7945-1592-7

Kramer, F.: „Lehrbuch der Elektroakupunktur" Band 3-Diagnostik und Therapie mit
homöopathischen Mitteln; Mit 26 Abbildungen und 51 Tabellen; Haug Verlag;
ISBN 3-7760-0572-6

Kropiunigg, U.; Stacher, A.: „Ganzheitsmedizin und Psychoneuroimmunologie";
Facultas; 1997;
ISBN 3-85076-409-5

Mandel, P.: „Energetische Terminalpunkt-Diagnose";Kosmo Medizin Band 1; Synthesis-Verlag;
ISBN 3-922026-19-2

Mastalier, O.: „Immunologische Aspekte in der Zahn-, Mund- und Kieferheilkunde";
quintessenz Bibliothek; 1989;
ISBN 3-87652-218-8

Meinig, G. D.D.S, F.A.C.D.: „Root canal cover-up"; 1993;
ISBN 0-945196-19-9

Mieg, R.: „Krankheitsherd Zähne". Haug Verlag Heidelberg
ISBN 3-431-03556-6

Mutter, J.: „Amalgam: Risiko für die Menschheit"
Erhältlich bei www.Amazon.de

Nürnberg, M.: „Dentogene Herdinfektion: Zusammenhänge zwischen Zahnerkrankungen und anderen Krankheiten bis zur Einführung des Begriffs „Focal Infection" im Jahre 1911 – Band 33"; Peter Lang; 1994

Oschman, James L.: „Energiemedizin - Konzepte und ihre wissenschaftliche Begründung."
Elsevier Verlag

Pflaum, H.: Pflaum, P.: „Synopsis der Regulation-(Zahn-)Medizin"; Haug; 2000;
ISBN 3-8304-7033-9

Pischinger, A.: „Das System der Grundregulation" Mit 38 Abbildungen und 12 Tabellen;
Haug Verlag;
ISBN 3-7760-1091-6

Reichert, P.: (Hrsg.); „Biologische Zahnmedizin"; Hüthig; 1990;
ISBN 3-7785-1992-1

Reuter, U.; Oettmeier, R.: „Biologische Krebsbehandlung heute"; ProLeben Fachverlag;
ISBN 3-935883-00-5

Rossaint, A.: „Ganzheitliche Zahnheilkunde"; Hüthig; 1997;
ISBN 3-7785-2551-4

Runte, H.R.: ...Und an den Zähnen hängt der Mensch; Das Wesen einer ganzheitlichen Zahnheilkunde, Reihe Krankheit-Gesundheit Band 7a,
ISBN 3-932 161-34-3

Scheiner, H., Scheiner, A.: „Mobilfunk die verkaufte Gesundheit"; Michels Verlag;
ISBN 10: 3-89539-170-0 ISBN 13: 978-3-89539-170-5

Stacher, A.: Marktl, W. (Hrsg.): „Ganzheitsmedizin in der Zukunft";
Facultas Verlag (Band 24); 2002;
ISBN 3-85076-606-3

Stacher, A.: „Ganzheitsmedizin und Schmerz-Dritter Wiener Dialog"; Facultas Verlag;
ISBN 3-85076-344-7

Strittmatter, B.: „Identifying and Treating Blockages to Healing";
Georg Thieme Verlag; 2004;
ISBN 3-13-127871-4

Störtebecker, P. M.D.,Ph.D.: "Mercury poisoning from dental Amalgam – a Hazard to Human Brain"; Störtebecker Foundation for Research; 1985;
ISBN 91-86034-05-7

Thomsen, J.: „Odontogene Herde und Störfaktoren";
Medizinisch Literarische Verlagsgesellschaft mbH Uelzen; 1985;
ISBN 3-88136-109-X

Wolff, H.: „Das medizinische Ozon"; Mit 215 Abbildungen und 46 Tabellen; vfm;

Volkamer, K.: „Feinstoffliche Erweiterung der Naturwissenschaft";
Weißensee Verlag;
ISBN 3-89998-037-9

Volkmer, D.: „Jenseits der Molaren"; Edition Energetik; 1988;
ISBN 3-925806-02-4

Voll, R.: „Wechselbeziehungen von Odontonen und Tonsillen zu Organen, Störfeldern und Gewebssystemen"; 5. Auflage; ML Verlag;
ISBN 3-88136-052-2

7.4 Publikationen des Autors in Fachzeitschriften

	Artikel	Zeitschrift
	Craniale Oseopathie und odotontogene Regulationsstörung	Text
	Orthocraniale Prothetik	Text
1979/1	Neuraltherapie und odontogene Herdsanierung	Acta medica empirica
1980/5	Spektralanalytische Untersuchung von chronisch entzündlich verändertem Kieferknochen und eine Wirkung auf das Mineraliengleichgewicht des Vollblutes	Acta medica empirica
1981/3	Chronisch entzündliche Veränderungen im Kieferknochen und ihre Darstellung im Röntgenbild und Spektralanalyse	Die Quintessenz
	Chronische Kieferostitis und Systemerkrankung	
1992	Quecksilberbelastung, Strommessung und Nosodentherapie – eine kritische Gegenüberstellung	Dtsch. Zeitschr.f. Biol. Zahnmed.
1992	Exposition und Disposition Untersuchungen zur differenzierten Betrachtung von Amalgambelastung und Nosodentherapie	Panta
1993	Holistische Aspekte der Zahn-Metalle, Teil 1	Dtsch. Zeitschr. f. Biol. Zahnmed.
1993/4	Bewegung an der Amalgamfront	Dtsch. Zeitschr. f. Biol. Zahnmed.
1994/1	Bioenergetische Phänomene als Spiegel medizinischen Störfeldgeschehens	Grenzgebiete der Wissenschaft/Resch
1994/12	Ganzheitliche Zahnheilunde: Alternativ oder komplementär?	Zahnärztliche Praxis
1995	Immunstress durch Zahnmetalle und Elektrosmog	Raum & Zeit
1995/4	Immunstress durch Zahnmetalle und Elektrosmog	Naturheilpraxis
1995/4	Zur Wirkung von DMPS und DMSA	Dtsch. Zeitschr. f. Biol. Zahnmed.
1995/10	Grundsystem und Regulationsweise, Teil A	ZWR

	Artikel	Zeitschrift
1995/11	Grundsystem und Regulationsweise, Teil B	ZWR
1996/1,2	Diagnostik und Regulationsstörungen, Teil C	ZWR
1996/3	Diagnostik und Regulationsstörungen, Teil D	ZWR
1996/2	Odontogene Störfeldsuche und kinesiologischer Armlängenreflextest	Medizin Transparent
1996/3	Störfeldsanierung, Teil III	GZM
1996/1	Orthocraniale Prothetik	GZM
1996/2	Ist der physionergetische Armlängenreflextest zur odontogenen Störfeldsuche geeignet?	GZM
1997/1	"Vom Amalgam zum Gold" oder "Vom Regen in die Traufe"	GZM
1997/3	Die Werkzeuge zur bioenergetischen Medizin	GZM
1997/4	Das Accu-Liner-System – James E. Carlson, DDS	GZM
1998/1	Neuartige energetische Harmonisierung mittels "Chip"	GZM
1998/3	Die Werkzeuge zur bioenergetischen Medizin	Co Med
1999/3	Das SkaSys-Testsystem, Teil 1	GZM
1999/4	Das SkaSys-Testsystem, Teil 2	GZM
2000/1	Das SkaSys-Testsystem, Teil 3	GZM
2000/2	"Hyposensibilsierender" Zahnersatz	GZM
2000/10	Biochemisch völlig inert	Zeitschrift für Umweltmedizin
2000/10	Zirkonoxid in empfindlichen Patienten Zirconia works in sensitive patients	Heavy Metal Bulletin D/E
2000/12	Systemische Kinesiologie	CoMed
2000/12	Testen der "Biosozialen Persönlichkeit" nach Cloninger mit SkaSys	GZM

	Artikel	Zeitschrift
2001/1	Systemische Kinesiologie mit dem SkaSys- Testsystem	Der Freie Arzt Natur Heilkunde
2001/3	Diagnose und Wirkung von Zahntoxinen	Arzt, Zahnarzt & Naturheil- verfahren
2001/2	Erweiterte Ausleitungs-Strategien	Arzt, Zahnarzt & Naturheil- verfahren
2001/8	Das Ubel an der (Zahn-) Wurzel packen	Naturarzt
2001/10	The SkaSys Testing System – Part I	Explore Magazine I ENGLISCH
2001/11	Die Hemisphären des Gehirns	Hier und Jetzt
2002/02	Das SkaSys Testsystem	Arzt, Zahnarzt & Naturheil- verfahren
2002/05	Multiple Sclerosis and the SkaSys Testsystem Dr. Lechner und Dr. Harald Faltz	Explore Magazine I ENGLISCH
2002/06	Synchronisation der Gehirnhemisphären und Autonome Selbstbalance Theo Fußgänger und Dr. J. Lechner – Teil I	GZM Praxis und Wissenschaft
2002/06	Autonome Selbstbalance	Raum & Zeit
2002/08	Dialog mit dem Unbewußten	Naturheilpraxis
2002/10	Synchronisation der Gehirnhemisphären und Autonome Selbstbalance Theo Fußgänger und Dr. J. Lechner – Teil II	GZM Praxis und Wissenschaft
2002/10	Autonomic Self Balance with SkaSYNC and Energy Tapping	Explore Magazine I ENGLISCH
2002/11	Systemic Kinesiology with the SkaSys Testsystem	Explore Magazine I ENGLISCH

	Artikel	Zeitschrift
2003/01	Reflektorisch-neuromuskuläre Bestimmung der Kieferrelation	Arzt, Zahnarzt & Naturheilverfahren
2003/02	Access to the Blood Brain Barrier	Explore Magazine I ENGLISCH
2003/07	Titan aktiviert Entzündungsmediatoren	Zeitschrift für Umweltmedizin Heft 3/2003
2003/07	Fakt oder Fiktion? Kieferostitis und Systemerkrankungen – Dokumentation des NICO Störfeldes	RegulationsMedizin 8 Heft 2 (2003)
2003/07	Ist Zahnersatz aus Zirkonoxid radioaktiv und krebserregend?	GZM – Praxis und Wissenschaft 8. Jg. 2/2003
2004	Verträglichkeit von Titan lantaten	GZM – Praxis und Wissenschaft 9. Jg. 1/2004
2006	Wenn nicht die Okklusion, was ist es dann?	GZM – Praxis und Wissenschaft 11. Jg. 1/2006
2006	The Chronic Mandibular Dysfunction (CMD) Pain Patient: If IT Is Not the Occlusion, What then?	Explore! – For the professional Volume 15/Number 5

8. Biografie des Autors

Dr. med.dent. Johann Lechner, Jahrgang 1948, verheiratet, zwei Kinder.

Seit 1980 in eigener Praxis niedergelassen in München mit Tätigkeitsschwerpunkt **Ganzheitliche Zahnmedizin:**

- Störfeld-Diagnostik (www.zahnstoerfelder.de) mit
  - CAVITAT-Ultraschall für NICO (www.kieferostitis.de)
  - TOPAS-Test für Zahntoxine (www.totezaehne.de)
  - Bioenergetisch/kinesiologisch mit SkaSys-Testsystem (www.skasys.de)
  - Psycho-emotionale Begleitbehandlung mit MindLINK TEST (www.mindlinktest.de)

- Störfeld-Sanierung mit Ozon-Immunstimulation
- metallfreie Versorgung (www.zahnmetalle.de)
- Ausleitungstherapien
- CMD-Diagnostik mit Elektromyographie
- orthocraniale Prothetik mit ACCU-Liner
- Vollkeramik-Implantate (www.zirconium-implants.com)

Von 1980 bis 1995 Vorstandsmitglied der DAH
(Deutsche Arbeitsgemeinschaft für Herd- und Regulationsforschung).

Seit 1985 im Vorstand der GZM (Internationale Gesellschaft für Ganzheitliche Zahnmedizin) als Wissenschaftsreferent (www.gzm.org).

1998 erste Anwendungen der **CAD/CAM Zirkonoxidfrästechnik** in Deutschland.

1999 Vorstellung des **SkaSys-Testsystems** (www.skasys.de).

2001- Einführung der **SkaSYNC-Kopfhörer zur Gehirn-Synchronisation und Stressreduktion** (www.skasync.de).

2002 Gastdozent an der Capital University of Washington DC, USA.

2003 Gastdozent an der Donau-Universität Krems.

Zahlreiche nationale und internationale Seminare und Vorträge u.a. an Symposien der Universität Basel (Dezember 2004), Universität Bukarest (Oktober 2005), Universität Graz (September 2006).

2004 Vorstellung des psychoemotionalen Testsystems **MindLINK TEST®** (www.mindlinktest.de).

Seit 2004 als Heilpraktiker medizinischer Leiter im **Zentrum für Integrative Störfelddiagnose FocoDent** (www.focodent.de).

2004 Gründung und Leiter der **Akademie für Integrative Medizin, Zahnmedizin und Bewusstseinstechniken – AIM** (www.aim-integrativemedizin.de).

2006 Patenterteilung für die MindLINK Übertragungssysteme.

2007 Vorstellung der Software **PrevenTEST®** zum Testen von Supplementen zur Erhaltung und Wiederherstellung gesundheitlicher Prozesse (www.preventest.de).

Bisher sind insgesamt 7 Bücher zum Thema Ganzheitliche Zahnmedizin von Dr. J. Lechner erschienen (Inhaltsangaben unter www.dr-lechner.de).

Zuschriften und Kritiken:

FocoDent
Marketing & Vertrieb
Grünwalder Straße 10 a
D-81547 München

Tel.: +49 89. 693 862 67
Fax: +49 89. 693 862 56

Mail: info@focodent.de
www.focodent.de

Anschrift des Verfassers:

Dr. med. dent. Johann Lechner
Grünwalder Str. 10 a
D-81547 München

Tel.: +49 89. 697 00 55
Fax: +49 89. 692 58 30

Mail: drlechner@aol.com
Mail: ZADrLechner@t-online.de
www.dr-lechner.de